中枢神经系统MRI和CT诊断图解

《中国中西医结合影像学杂志》　组织编写

修建军　于台飞　曾庆师　主编

化学工业出版社

·北京·

本书介绍了中枢神经系统常见疾病的影像学特点及鉴别诊断。由于磁共振检查在中枢神经系统疾病中应用更具优势，因此多数疾病主要以MRI表现为主，部分疾病辅以CT表现。书中对各类疾病具体介绍了疾病概述、病例讨论、诊断要点和鉴别诊断四部分。疾病概述介绍疾病的病因、机制、分类、病理、治疗、预后等临床相关知识；病例讨论通过真实病例、影像图片展示疾病的典型影像学表现；诊断要点总结归纳本病的影像学特点；鉴别诊断提供与本病影像学表现相似的常见疾病的鉴别要点。

　　本书含大量影像诊断MRI和CT图片，内容简洁实用，要点归纳条理分明，便于读者快速掌握。本书可作为影像科医师和神经内科、外科医师快速入门的参考工具书。

图书在版编目（CIP）数据

中枢神经系统MRI和CT诊断图解/修建军，于台飞，曾庆师主编.
—北京：化学工业出版社，2020.6
ISBN 978-7-122-36414-2

Ⅰ.①中⋯　Ⅱ.①修⋯②于⋯③曾⋯　Ⅲ.①中枢神经系统疾病−核磁共振成象−影象诊断−图解②中枢神经系统疾病−计算机X线扫描体层摄影−影象诊断−图解　Ⅳ.①R741.04-64

中国版本图书馆CIP数据核字（2020）第040711号

责任编辑：陈燕杰　　　　　　　　　　　文字编辑：何　芳
责任校对：边　涛　　　　　　　　　　　装帧设计：王晓宇

出版发行：化学工业出版社（北京市东城区青年湖南街13号　邮政编码100011）
印　　　刷：北京京华铭诚工贸有限公司
装　　　订：三河市振勇印装有限公司
787mm×1092mm　1/16　印张24$\frac{1}{2}$　字数614千字　2020年8月北京第1版第1次印刷

购书咨询：010-64518888　　　　　　　　售后服务：010-64518899
网　　　址：http://www.cip.com.cn
凡购买本书，如有缺损质量问题，本社销售中心负责调换。

定　　价：168.00元

本书编写人员

主　编　修建军　于台飞　曾庆师
副主编　侯中煜　谷　涛　王慧煜　彭洪娟

编　者

董　印　山东第一医科大学附属省立医院医学影像科
高　杨　山东第一医科大学附属省立医院医学影像科
谷　涛　北京医院放射科
侯中煜　山东第一医科大学附属省立医院医学影像科
刘治玲　山东第一医科大学附属省立医院医学影像科
彭洪娟　山东省医学影像学研究所
桑　莉　山东第一医科大学附属省立医院医学影像科
宋吉清　山东第一医科大学附属省立医院医学影像科
王慧煜　山东大学齐鲁医院放射科
王其军　青岛西海岸新区人民医院放射科
王　舟　山东第一医科大学附属省立医院医学影像科
修建军　山东第一医科大学附属省立医院医学影像科
杨　欢　山东第一医科大学附属省立医院医学影像科
杨江飞　山东第一医科大学附属省立医院医学影像科
于台飞　山东省医学影像学研究所
曾庆师　山东大学齐鲁医院放射科
张　洁　山东第一医科大学附属省立医院医学影像科
张忠和　山东第一医科大学附属省立医院医学影像科
申科奇　山东第一医科大学附属省立医院医学影像科

前言 Preface

　　磁共振成像（MRI）是利用H原子核在磁场内发生共振现象产生的信号，经图像重建的一种成像技术。MRI对神经系统、腹部骨骼、肌肉、肌腱、关节软骨等的分辨率高，可用于相关疾病的临床检查。CT影像检查具有密度分辨力高，检查方便、快速等优点，对肺部、骨骼、外伤、出血等病变的显示和鉴别诊断具有优势。MRI和CT常规检查一般包括平扫和增强扫描。MRI和CT成像作为临床医学检查的基础手段，是影像专业的医师需要掌握的必备技能。

　　中枢神经系统疾病复杂，本书介绍了中枢神经系统先天性疾病，神经皮肤综合征，颅脑损伤，脑卒中，血管性病变，颅内肿瘤，鞍区及垂体，桥小脑角区病变，脑积水，颅内囊肿性病变，颅内感染，脱髓鞘疾病，遗传代谢性疾病，获得性中毒、代谢和变性疾病，颅骨肿瘤与肿瘤样病变，脊髓病变，髓外硬膜下病变，椎管内硬膜外病变等疾病。每章详述疾病的临床知识、影像学特点及鉴别诊断要点。内容简明扼要，有助于影像专业临床医师快速入门提高。

　　本书编者均为长期在临床一线工作的影像科医师，同时是住院医师培训导师或研究生导师，有丰富的临床工作经验和带教经验。本书总结了他们的临床经验与心得，希望为影像科医师提供一本快速上手的使用指南，同时本书也可供神经内科、外科医师学习参考。

　　由于编者知识水平和工作经验所限，某些临床罕见疾病书中并没有全部述及，同时由于某些疾病的病因、机制不明或难以归类，部分章节及疾病的分类难免出现疏漏之处，望广大读者批评指正。

编者

2020年5月

目录 Contents

第 **1** 章 先天性疾病

概述

先天性脑疾病大多数病因不明，中枢神经系统的发育从妊娠第 3 周开始，到第 10 周时就可观察到大部分结构，妊娠第 16 周后，神经系统已发育完全，大体结构已经不会发生很大变化。脑的先天性畸形根据胚胎的发育阶段分为以下几个阶段。

（1）背侧导入阶段　发生在妊娠第 3 ～ 4 周，此阶段出现的脑先天畸形有神经管闭合障碍、无脑畸形、脑膨出、Chiari 畸形、脊髓裂等。

（2）腹侧导入阶段　发生在妊娠第 5 ～ 10 周，此阶段出现的脑先天畸形有前脑无裂畸形、视隔发育不良、Dandy-Walker 综合征等。

（3）神经元增殖、分化、组织发生阶段　发生在胚胎发育的第 2 ～ 5 月，出现的脑先天畸形包括脑小畸形、巨脑畸形、血管畸形、神经皮肤综合征等。

（4）神经元移行　此阶段发育障碍可出现脑裂畸形、无脑回、巨脑回、多小脑回、神经元异位、胼胝体发育不良等脑先天畸形。

（5）组织发生阶段　妊娠的 6 个月至出生，是髓鞘形成和成熟的阶段，此阶段可出现髓鞘形成障碍、代谢障碍，可能会出现中毒、炎症、孔洞脑等。

第 **1** 节　Chiari畸形

一、疾病概述

Chiari 畸形亦称小脑扁桃体下疝畸形、小脑扁桃体延髓联合畸形等，基本病因和发病机制尚不清楚。本病基本特征为桥小脑发育不全，常同时伴有脑部其他畸形。基本表现为小脑扁桃体和后颅窝内结构通过枕大孔向下疝入上段颈椎管内。小脑扁桃体下疝和蛛网膜粘连可导致第四脑室流出孔狭窄，产生梗阻性脑积水，引起临床症状，易导致脊髓空洞形成。

二、病例分析

病例1 女，50岁，头晕不适、肢体麻木1个月。

影像表现：MRI矢状位显示小脑扁桃体变尖，呈舌状下突，下端低于枕骨大孔水平约7mm，小脑延髓池受压变窄，所示颈髓中央管扩张（图1-1中A为T_1WI；B为T_2FLAIR）；MRI横轴位T_2WI枕骨大孔水平，双侧小脑扁桃体位于延髓后方（图中C）；T_2WI双侧侧脑室积水扩张（图中D）。

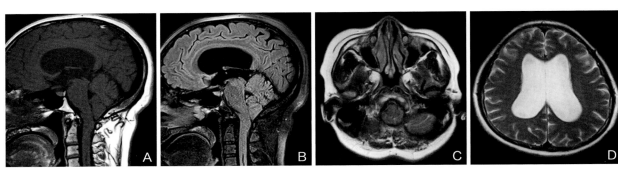

图1-1 Chiari畸形（Ⅰ型）一

病例2 女，42岁，双上肢麻木20余年。

影像表现：MRI矢状位显示小脑扁桃体变尖、下移；颈髓中央管扩张（图1-2中A为T_1WI；B为T_2WI；C为T_1WI）。

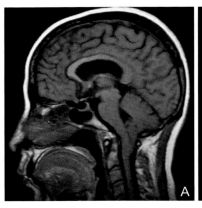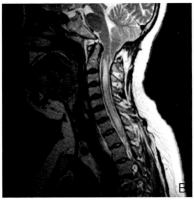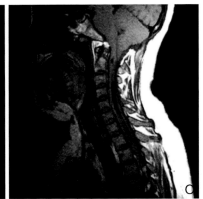

图1-2 Chiari畸形（Ⅰ型）二

三、诊断要点

（1）Chiari畸形Ⅰ型 小脑扁桃体及小脑下蚓部变尖、下移并疝入椎管内，小脑扁桃体低于枕骨大孔5mm以上，第四脑室与延髓位置基本正常；常合并脊髓积水空洞症、轻度脑积水及颅底凹陷等。

（2）Chiari畸形Ⅱ型　小脑扁桃体及小脑下部下移的同时，延髓、脑桥也向下移位并疝入椎管内；延髓后方瀑布样组织经枕骨大孔向下疝出；第四脑室变形、拉长，易引起梗阻性脑积水；大部分伴有脊膜脊髓膨出。

（3）Chiari畸形Ⅲ型　在Chiari Ⅱ型基础上合并枕部或上颈部脑膜脑膨出；常伴有上部脊椎裂；或延髓、小脑以及第四脑室疝入枕部或上颈段脑（脊膜）膨出之中。

（4）Chiari畸形Ⅳ型　小脑严重发育不全，但不向下膨出。有人将该型归类于小脑发育不良。

四、鉴别诊断

（1）正常年龄相关的小脑扁桃体下降　正常小脑扁桃体下降一般小于5mm，无临床症状。

（2）获得性小脑扁桃体下疝　各种原因如脑肿瘤、脑外伤等引起的颅内压升高或椎管相对低压时可导致小脑扁桃体下疝。

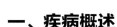

第2节　胼胝体发育不全

一、疾病概述

胼胝体发育不全是常见的先天性颅脑畸形，包括胼胝体完全缺如或部分缺如，可单独存在，也可以合并其他中枢神经系统先天畸形。胎儿感染或缺血是胼胝体发育不全的重要原因，胚胎早期的宫内感染、缺血等原因可使大脑前部发育失常，致胼胝体缺失，晚期病变致胼胝体压部发育不全。正常情况下，胼胝体膝部先发育，然后是体部、压部，胼胝体嘴最后发育。如果在胼胝体发育过程中出现有害因素，就可能导致胼胝体完全或部分缺失，当胼胝体部分缺失时，表现为先形成的部分存在，后形成的部分缺失，或膝部和体部存在，压部和嘴缺失。

二、病例讨论

病例1　男，21岁，头晕、头痛。

影像表现： MRI矢状位T$_2$WI示胼胝体体部、压部及嘴部部分缺如（图1-3中A）。横轴位示第三脑室位置上移，纵裂抵达第三脑室后缘，双侧侧脑室体部分离，体部及后角扩大、变形（图中B、C为T$_1$WI；D为T$_2$WI）。

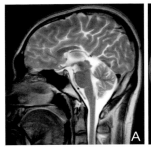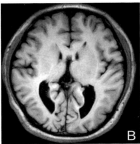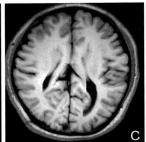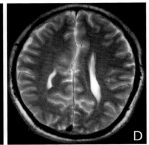

图1-3 胼胝体发育不全一

病例2 女，19岁，癫痫。

影像表现：MRI矢状位T$_2$WI示胼胝体缺如（图1-4中A）。纵裂抵达侧脑室边缘，双侧侧脑室体部分离，右侧侧脑室变形（B为T$_1$WI；C为T$_2$WI）。

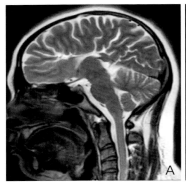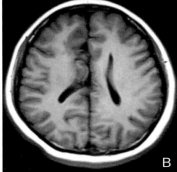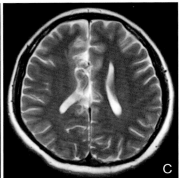

图1-4 胼胝体发育不全二

病例3 男，2岁，发育迟缓。

影像表现：MRI矢状位T$_2$WI示胼胝体扁薄呈线样（图1-5中A）；MRI横轴位T$_2$WI双侧侧脑室变形、上移、分离（图中B、C）。

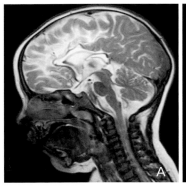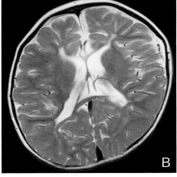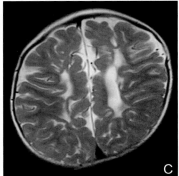

图1-5 胼胝体发育低下

三、诊断要点

① 胼胝体完全或部分缺如，半球间裂（纵裂）抵达第三脑室或侧脑室。

② 两侧侧脑室分离、平行，体部或后角扩大、变形。

③ 第三脑室位置上移。

④ 胼胝体发育低下：胼胝体各部分存在，但较薄弱。

四、鉴别诊断

（1）胼胝体破坏、坏死　手术、外伤等引起胼胝体破坏；缺氧、缺血等引起胼胝体梗死、出血；其他代谢性脑病引起的胼胝体坏死、空洞。

（2）胼胝体牵拉　如脑积水压迫致胼胝体变薄等。

第3节　颅内脂肪瘤

一、疾病概述

颅内脂肪瘤为成熟的脂肪组织肿块，是中枢神经系统先天畸形，而非真正的肿瘤。变异类型较多，常见的包括血管脂肪瘤、冬眠瘤等。其好发于中线部位，多数位于幕上，大小不一，形态各异。部分可伴发胼胝体发育不全、脑膨出、脊柱裂等畸形。多无明显临床症状，查体偶尔发现；当脂肪瘤较大压迫周围脑组织时，可产生相应的症状和体征。

二、病例讨论

病例1 男，51岁，头晕、头痛1周。

影像表现：MRI示胼胝体上缘可见条状短T_1、长T_2高信号灶；脂肪抑制T_1WI病变呈低信号（图1-6中A、B为T_1WI；C为脂肪抑制T_1WI）。

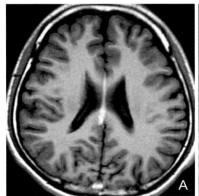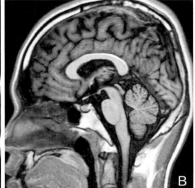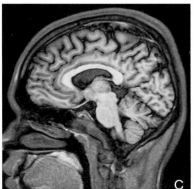

图1-6　颅内脂肪瘤一

病例2 女，46岁，头晕。

影像表现：CT示左侧小脑幕区可见小斑片状低密度灶，CT值约−45HU（图1-7中A）；MRI左侧小脑幕区可见小斑片状短T1、长T_2信号灶（B为T_1WI；C为T_2FLAIR）。

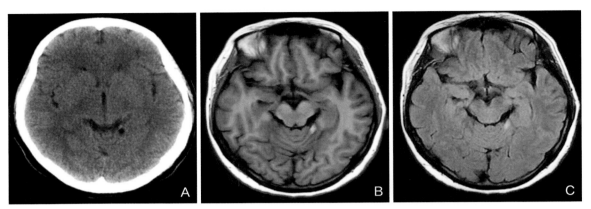

图1-7　颅内脂肪瘤二

病例3 女，44岁，查体。

影像表现：CT示大脑镰−小脑幕交界区见片状低密度灶（图1-8），CT值约−94HU。

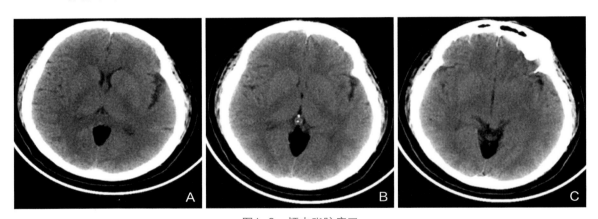

图1-8　颅内脂肪瘤三

三、诊断要点

① 位于颅内脑实质外，边界清晰，大小不一；胼胝体为最好发部位，环池、四叠体池、鞍上池等也是较常见部位。

② CT表现为低于脑脊液的密度；MRI呈短T_1、长T_2高信号，脂肪抑制序列为低信号；增强扫描无强化。

四、鉴别诊断

（1）皮样囊肿　皮样囊肿密度较脂肪瘤高，并常可见钙化，由于含有脱屑的上皮组织以及其他成分，信号可不均匀。

（2）畸胎瘤　部位与脂肪瘤相似，但畸胎瘤密度及信号更混杂，增强扫描可见轻度强化。

（3）肿瘤的脂肪分化　部分脑肿瘤内偶尔可有脂肪变性，但其常含有其他肿瘤成分。

第4节　Dandy-Walker畸形

一、疾病概述

　　Dandy-Walker畸形病因不明，可能与遗传、感染、代谢等内外界因素有关，导致胚胎第5～12周时第四脑室正中孔、侧孔闭锁和小脑蚓部发育不全及脑脊液（CSF）动力学异常。常见的临床表现为脑积水或后颅窝巨大囊肿引起的症状体征，包括呕吐、头围增大、癫痫发作、共济失调、智力低下等。本病可合并其他一些先天性畸形，如胼胝体发育不良、脑膜膨出等。目前将经典Dandy-Walker畸形、小脑蚓发育不全伴扭转（Dandy-Walker变异型）、持续存在的Blake囊肿、巨大小脑延髓池（大枕大池）归为一类，统称为囊性后颅窝畸形或Dandy-Walker谱系疾病。

二、病例讨论

病例1　男，3个月，双眼下视。

　　影像表现：MRI示小脑下蚓部发育不全，第四脑室扩张，与增大的枕大池相通；双侧侧脑室及第三脑室扩张积水（图1-9中A为矢状位T_2WI；B、C为横轴位T_2WI）。

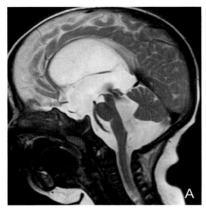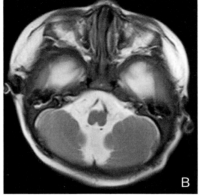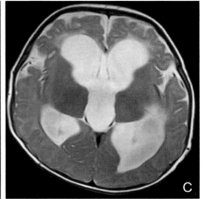

图1-9　Dandy-Walker畸形

病例2 男，39岁，头晕，步态不稳。

影像表现：MRI示小脑下蚓部分缺如，第四脑室与扩大的后颅窝池相通（图1-10中A为矢状位 T_2WI；B为横轴位 T_2WI；C为 T_1WI）。

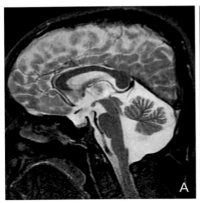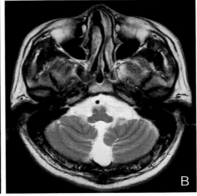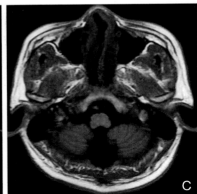

图1-10　Dandy-Walker畸形（变异型）

三、诊断要点

（1）经典Dandy-Walker畸形　小脑蚓部发育不全；第四脑室扩张与增大的后颅窝池相通；幕上脑室系统扩张积水。

（2）Dandy-Walker变异型　小脑下蚓部分缺失，第四脑室上部与小脑上蚓部相对正常，伴或不伴有后颅窝池扩张，一般不出现脑积水。

（3）经典Dandy-Walker畸形与Dandy-Walker变异型尚未有准确的诊断标准，有学者认为Dandy-Walker畸形小脑蚓部缺如大于小脑蚓部体积的50%，而Dandy-Walker变异型小于50%。Dandy-Walker变异型较经典型更常见。

四、鉴别诊断

（1）后颅窝蛛网膜囊肿　小脑蚓部可受压移位，但无发育异常；第四脑室形态正常，一般无脑积水；小脑幕位置正常；大脑镰和小静脉不穿过蛛网膜囊肿。

（2）Blake囊肿　由于第四脑室正中孔未形成而导致从小脑蚓部下方向后颅窝池突出形成囊肿，其本质为扩大的第四脑室形成的憩室样改变。Blake囊肿后方与小脑延髓池分离，小脑蚓部形态完整，可见第四脑室扩张并小脑蚓部上移；第四脑室脉络丛常位于囊肿顶部；小脑幕位置正常。

（3）大枕大池　小脑蚓部完整，第四脑室形态正常，无脑积水，小脑幕位置正常，可有枕骨的扇贝样压迹。

第5节 视隔发育不良

一、疾病概述

视隔发育不良（septo-optic dysplasia，SOD）是一种以透明隔缺如、视神经发育不良、下丘脑-垂体发育不全为特征的疾病，仅30%患儿同时具有上述3种异常改变。临床诊断SOD需要两个必要条件：透明隔缺如及视路发育异常。该病一般在婴儿期发现，男女发病率无明显差异；病因不明，多为散发，部分与基因突变有关。临床常表现为身材矮小、内分泌功能异常、尿崩症、视觉障碍、精神发育迟缓等症状。视神经80%为单侧受累，20%为双侧同时受累，约2/3患者伴有下丘脑-垂体功能低下。可伴有其他畸形如灰质异位、脑裂畸形、胼胝体发育不良等。

二、病例讨论

病例 女，5月；双眼不能追视物体，伴眼球震颤2个月。

影像表现：T_2WI示双侧视神经纤细（图1-11中A）；透明隔缺如，两侧侧脑室相通（图中B、C）；垂体变薄，垂体柄、视交叉纤细；垂体后叶T_1WI高信号消失（图中C、D）。

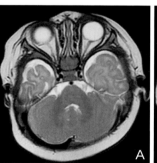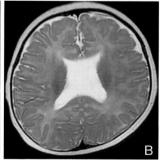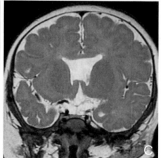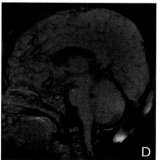

图1-11 视隔发育不良

三、诊断要点

（1）透明隔缺如 双侧侧脑室相通变成一个单脑室，额角成方形。

（2）视路发育异常 视交叉、视神经细小或萎缩；单侧或双侧受累，可伴有视神经管狭窄。

（3）下丘脑-垂体发育不全 如垂体变薄、空蝶鞍、垂体后叶异位；垂体柄纤细，漏斗部发育低下等。

四、鉴别诊断

（1）Kallmann综合征　表现为嗅神经缺失，嗅球、嗅沟发育低下，部分伴垂体异常、视觉异常、透明隔异常。

（2）前脑无裂畸形　两者非常相似，视隔发育不良被认为是脑叶型前脑无裂畸形一种轻型形式。

第6节　灰质异位

一、疾病概述

脑灰质异位是一种先天性神经组织发育异常，约在胚胎第12周左右，室管膜下生发基质的神经元沿放射状的胶质纤维向外移行形成皮质，由于感染、缺血、各种理化因素等导致神经元移行过程受到阻碍，停留在自室管膜至大脑皮质之间的任何部位形成异位的灰质结节。本病常与脑裂畸形、胼胝体发育不良等颅内畸形并发，是引起顽固性癫痫发作、精神智力发育障碍等的原因。MRI是诊断脑灰质异位的首选检查方法。

二、病例讨论

病例1　男，36岁；发作性抽搐7～8年。

影像表现：MRI示左侧额顶叶见两条带状异常信号，自左侧室管膜下向脑表面走行，其各序列信号与脑灰质一致。CT见一条状灰质密度带自半卵圆中心向脑表面延伸（图1-12中A、B为T_1WI；C为T_2WI；D为CT平扫）。

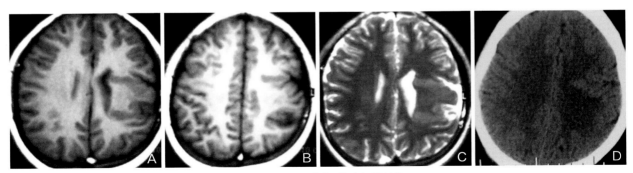

图1-12　左额顶叶灰质异位

病例2 男，20岁。

影像表现：MRI示左侧额顶叶见多发结节样异常信号灶，与脑灰质信号一致；左侧侧脑室后角区见囊状长T_1、长T_2信号；胼胝体缺如，两侧脑室分离（图1-13中A为T_1WI；B、C为T_2WI；D为T_2FLAIR冠状位）。

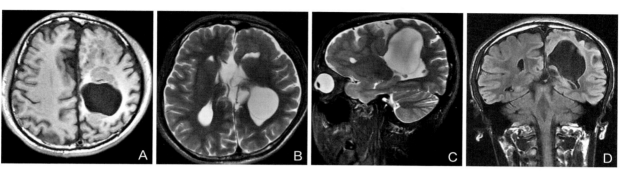

图1-13　左侧额顶叶灰质异位、左侧侧脑室囊肿及胼胝体发育不全

病例3 女，28岁，癫痫。

影像表现：MRI示双侧侧脑室旁见多发结节样异常信号灶，与脑灰质信号一致（图1-14中A、B为T_2WI；C为T_1WI；D为DWI）。

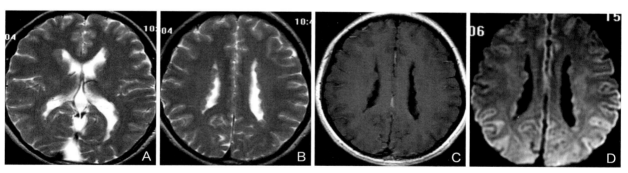

图1-14　灰质异位

三、诊断要点

① 病变形态、大小不一，从微小到巨大，从孤立到弥漫。

② 在T_1WI和T_2WI等各序列上病灶与灰质信号一致，可均匀也可不均匀，增强扫描没有异常强化。

③ 常伴有其他颅脑畸形，如脑裂畸形、胼胝体发育不良等。

四、鉴别诊断

（1）结节性硬化　病灶多在皮质下白质及室管膜下，可见散在或多发小结节灶，结节常见钙化，一般无强化；临床可见颜面部皮脂腺瘤。

（2）脑肿瘤　信号改变与灰质信号不相同，且常有占位征象及周围水肿，而异位的灰质与正常的灰质信号相同。

第7节　脑裂畸形

一、疾病概述

脑裂畸形属于皮质构建异常的一类脑发育畸形。大脑皮质的神经元源于胚胎时期脑室壁的神经管上皮，大约在第6周末，原始神经管的单层柱状上皮分化成生发基质层。在第7～20周，生发基质层的神经母细胞向脑表面移行，分化成为各类神经元，皮质板最后发育成大脑皮质。脑裂畸形的发生与遗传、感染、缺血、缺氧等损伤有关，在神经元移行的过程中如果受到各种损害及基因突变，可影响生发基质层发育、神经元移行，导致脑裂畸形。根据裂隙是否分离分为闭唇型和开唇型。

二、病例讨论

病例1　女，61岁。

影像表现：MRI示左侧顶叶见一横行裂隙，自脑表面延伸至纵裂，周围灰质增厚、脑回粗大（图1-15中A为T_2WI；B为T_1WI；C为T_2FLAIR；D为DWI）。

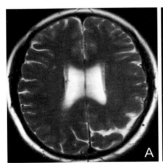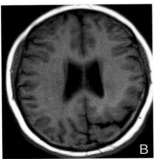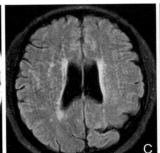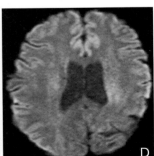

图1-15　脑裂畸形一

病例2　女，31岁。

影像表现：MRI示左顶叶见一脑沟延伸至深部白质区，局部脑皮质增厚（图1-16中A为T_2WI；B为T_1WI；C为T_1WI增强扫描；D为DWI）。

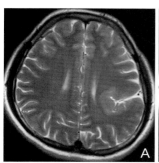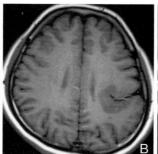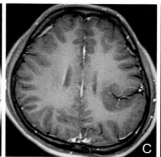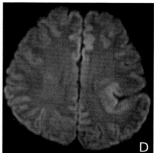

图1-16　脑裂畸形二

病例3 女，53岁。

影像表现：MRI示左额叶见一裂隙自脑表面延伸至室管膜下区，有灰质覆盖，左侧侧脑室增宽变形，双侧脑室间透明隔缺如（图1-17中A为T_2WI；B为T_1WI；C为T_1WI；D为T_2WI冠状位）。

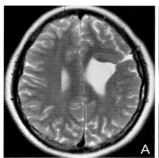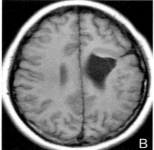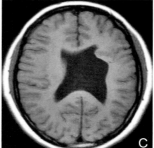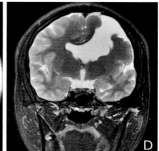

图1-17　脑裂畸形并透明隔缺如

三、诊断要点

① 裂隙走行方向不一，从脑表面向深部延伸，或与室管膜相连接；灰质沿裂隙折入，可在裂隙内及脑表面不规则灰质增厚。

② 闭唇型表现为线条样裂隙，开唇型表现为前后壁分开的异常裂隙，裂隙周边相衬的灰质厚薄不均，裂隙间为脑脊液。

③ 常伴其他颅脑畸形如多微脑回畸形、灰质异位、透明隔缺如等。

四、鉴别诊断

① 闭唇型脑裂畸形的裂隙不明显时应注意与灰质异位区别，裂隙内侧端相邻的侧脑室壁常见尖角状突出，外侧端脑表面可见楔形凹迹。

② 开唇型脑裂畸形应与脑穿通畸形鉴别，脑裂畸形的裂隙两侧衬有灰质层，裂隙两端扩大，最窄处离开两端，呈双凹形。脑穿通畸形虽可有裂隙，但裂隙两侧无皮质内褶。

第8节 脑穿通畸形

一、疾病概述

脑穿通畸形又称脑穿通性囊肿或孔洞脑，其特点为大脑半球内有空洞或囊肿与脑室系统和（或）蛛网膜下腔相通，可分为先天性和获得性两大类，先天性是胎儿期由于脑组织破坏所造成的局部丧失，常伴有其他脑发育畸形。获得性可由外伤、手术后、血管性或感染性等原因导致局部正常脑组织坏死、液化。

二、病例讨论

病例1 男，28岁。

影像表现：CT示右侧顶叶可见巨大囊性低密度灶，与右侧侧脑室相通，右侧侧脑室增宽（图1-18）。

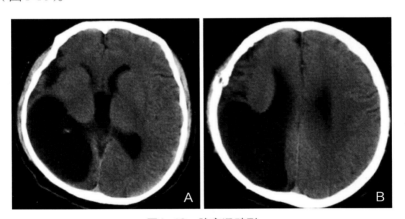

图1-18 脑穿通畸形

病例2 女，7月，癫痫、智力低下。

影像表现：MRI示左侧颞顶部见囊性长 T_1、长 T_2 信号区，通过宽大裂隙与左侧侧脑室相通，裂隙两侧无灰质覆盖；横轴位可见侧脑室之间透明隔缺如（图1-19中A、B为 T_2WI；C、D为 T_1WI；E、F为 T_1WI 冠状位）

三、诊断要点

① 脑内见边界清晰的脑脊液密度/信号囊腔。
② 囊腔与脑室和（或）蛛网膜下腔相通。

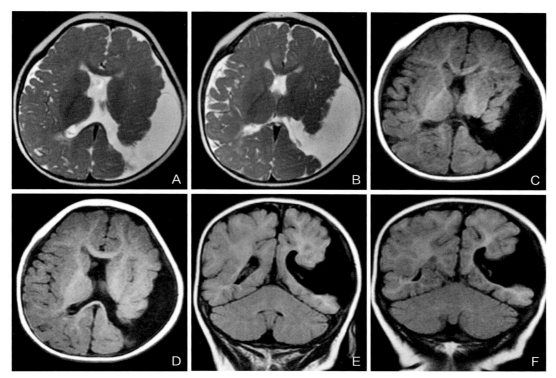

图1-19　脑穿通畸形并透明隔缺如

③ 脑池造影显示对比剂可以进入囊腔。

四、鉴别诊断

（1）脑裂畸形　为横跨脑组织的裂隙，皮质灰质覆盖裂隙表面为特征性改变。脑穿通畸形虽可有裂隙，但裂隙两侧无皮质内褶。

（2）蛛网膜囊肿　蛛网膜囊肿不与脑室相通，邻近脑实质受压推挤，有一定的占位效应；脑穿通畸形常是损伤后脑实质坏死软化并与脑室或蛛网膜下腔相通形成，占位效应不明显，同侧侧脑室常扩大。

第9节　无脑回/巨脑回畸形

一、疾病概述

无脑回畸形也称光滑脑，是指大脑表面光滑，未形成脑回结构；巨脑回畸形是指大脑停留在原始阶段，脑回宽大、扁平；两者仅为畸形程度不同，可同时存在于脑的不同部位。镜下前者大脑皮质结构异常，皮质分层不完全或不分层，常见不成熟的神经细胞；后者皮质保留了原始皮质的四质神经细胞结构，神经细胞分化不成熟。白质中常发现异位的神经细胞，有时呈结节状。

二、病例讨论

病例1 女，2月。

影像表现：MRI示大脑皮质表面光滑，皮质明显增厚，灰白质分界不清，脑沟回减少。双侧脑室增宽（图1-20中A为T_2WI；B为T_1WI；C为T_2FLAIR；D为T_2WI矢状位）。

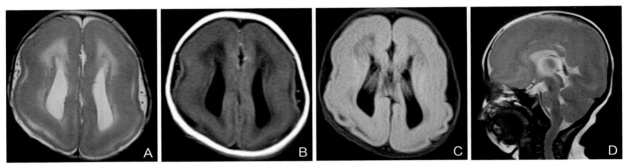

图1-20　无脑回畸形

病例2 女，10岁。

影像表现：MRI示双侧额颞叶可见脑回宽大、皮质增厚，脑灰质明显增多，脑白质减少（图1-21中A、B为T_2WI；C为T_2WI冠状位；D为T_1WI）。

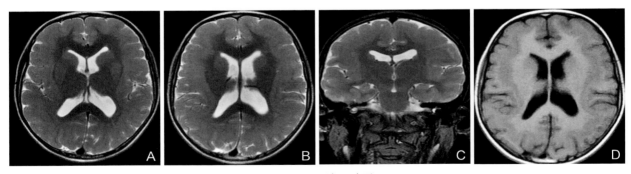

图1-21　巨脑回畸形

三、诊断要点

① 无脑回畸形表现为脑表面光滑，脑回、脑沟消失，皮质增厚，白质减少。

② 巨脑回畸形表现为脑回增宽、数量减少，皮质增厚，外侧裂变浅、增宽，白质减少。

四、鉴别诊断

（1）灰质异位　可位于脑内不同部位，表现为大小和数量不等的灰质结节，与皮质等信号，增强扫描不强化。

（2）多小脑回畸形　表现为由蜿蜒曲折的脑沟分隔所形成的细小、密集、增多的脑回，由于脑沟常不能达脑表面，常有融合，故大体表现类似巨脑回。

第 **10** 节　多小脑回畸形

一、疾病概述

多小脑回（也称多微脑回）畸形是在晚期神经元迁移和皮质形成阶段出现的异常，神经元到达皮质但是分布异常，形成多个小波浪样脑回，皮质含有多个细小的脑沟，在大体病理和影像上常表现为融合状态。多小脑回畸形常与脑裂畸形并存。临床最常见症状包括癫痫发作、发育迟缓等。

二、病例讨论

病例1 女，13岁。

影像表现：MRI示左侧大脑额顶叶脑回细小、密集，脑沟裂显示欠清，左侧侧脑室变形，脑室旁见多发脑回样灰质信号（图1-22中A为T_1WI；B为T_2WI；C为T_2FLAIR）。

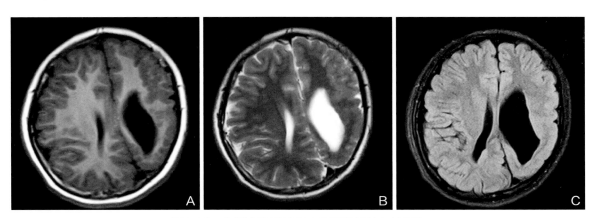

图1-22　左侧大脑半球多小脑回畸形并灰质异位

病例2 男，46岁。

影像表现： MRI示右侧额、顶、颞叶局部脑回细小、增多，皮质变薄，脑沟裂变浅（图1-23中A、B为T₁WI；C为T₂WI；D为DWI）。

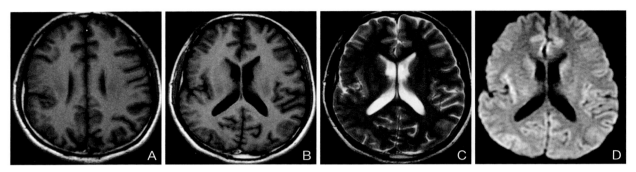

图1-23 右侧额、顶、颞叶多小脑回畸形

三、诊断要点

① 多发微小、密集的不规则脑回聚集、卷积。
② 脑沟变浅或显示不清。
③ 累及范围大小不一。

四、鉴别诊断

需与巨脑回畸形鉴别：范围广泛，脑回宽大、脑沟稀少，皮质增厚较均匀；而多小脑回畸形范围小，皮质厚薄不一，皮质边缘高低不平，皮质下可见胶质增生。

第11节 脑膜膨出和脑膜脑膨出

一、疾病概述

脑膜膨出或脑膜脑膨出为颅内容物自颅骨缺损或不完全闭合的颅缝处疝出。按膨出的内容物不同分为三种，只有脑膜和脑脊液膨出的称为脑膜膨出，脑组织也同时膨出的称为脑膜脑膨出，最重者部分脑室也膨出，称为脑膜、脑和脑室膨出。颅裂的发生与神经管的闭合不全有关，多属先天性异常，少数为创伤后产生。常并发颅脑其他先天畸形，如脑积水、胼胝体发育不良等。

二、病例讨论

病例1 女，4月。

影像表现：MRI示额骨局部骨质缺损，相应区域见半球样突出的脑脊液信号，T_2FLAIR呈低信号，DWI未见扩散受限（图1-24中A为T_1WI；B为T_2WI；C为T_2FLAIR；D为DWI）。

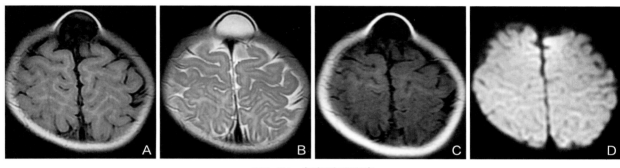

图1-24　额部脑膜膨出

病例2 男，16岁，外伤后鼻腔流清涕1个月。

影像表现：MRI示鼻根部见液体信号为主的囊状混杂信号影，其内有少量脑组织突入（图1-25中A为T_1WI；B为T_1WI矢状位增强；C为T_1WI冠状位增强）。

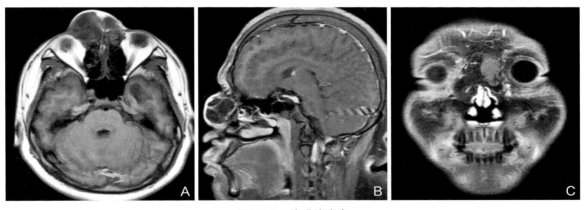

图1-25　脑膜脑膨出

三、诊断要点

① 可见颅骨缺损，颅内组织通过缺损处疝出颅外。

② MR可明确膨出物中是否含脑脊液或脑组织，从而确定是脑膜膨出还是脑膜脑膨出。

③ MR显示颅骨缺损情况不如CT。

四、鉴别诊断

（1）颅骨皮样囊肿/表皮样囊肿　常位于骨缝附近，无颅骨缺损区；CT病变密度低于脑脊液密度，MR可有脂肪信号。

（2）颅骨膜血窦　为顶部与上矢状窦相通的血窦形成的颅外软组织肿块，平卧和头低位时增大，直立位时减小或消失，CT可见软组织肿块下多个小孔状的颅骨缺损，增强后强化的上矢状窦血流经小孔状骨缺损至顶部软组织块内，呈不均匀强化。

参考文献

［1］王光彬，单瑞芹，尹虹，等. MRI在胎儿中枢神经系统中的临床应用. 中华放射学杂志. 2005, 39 (06): 627-630.

［2］Long A, Moran P, Robin S. Outcome of fetal cerebral posterior fossa anomalies. Prenatal Diagnosis. 2006,26(8): 707-710.

［3］王彤，张军. 正常胎儿小脑蚓部发育MRI评价. 磁共振成像，2018, 9(1): 27-32.

［4］Fogliarini C, Chaumoitre K, Chapon F, et al. Assessment of cortical maturation with Prenatal MRI. Normal cortical maturation. European Radiology, 2005, 15(8): 1671-1685.

［5］Prayer D, Kasprian G, Krampl E, et al. MRI of normal fetal brain development. European Joumal of Radiology, 2006, 57(2): 199-216.

［6］Garel C. New advances in fetal MR neuroimaging. Pediatric Radiol, 2006, 36:621-625.

［7］孔祥泉，徐海波，刘定西，等. 脑灰质异位症的临床及MRI诊断. 临床放射学杂志，2005, 24(10): 855-857.

［8］孙建，房伍磊，马玉香. 胼胝体发育不全的影像学诊断. 医学影像学杂志. 2008, 18 (08): 952-954.

［9］Pier D B, Gholipour A, Afacan O. 3D super-resolution motion-corrected MRI: validation of fetal posterior fossa measurements. Neuroimaging, 2016, 26(5): 539-544.

［10］开治国，李蕾，刘信礼，等. 胎儿Dandy-Walker综合征的MRI研究.临床放射学杂志，2012, 31(8): 1153-1155.

［11］涂国建，孙占国，韩福刚，等. Chiari 畸形的 MRI 表现及其临床意义. 实用放射学杂志，2008, 24(7): 886-888.

第2章 神经皮肤综合征

概述

神经皮肤综合征（neurocutaneous sydrome）又称斑痣性错构瘤病，是一组起源于外胚层的组织和器官的发育异常，有时也累及中胚层和内胚层，多有家族性倾向，以常染色体显性遗传居多。该综合征目前包括约40余种疾病，其中临床较常见的主要有神经纤维瘤病、结节性硬化、脑三叉神经血管瘤病、Von Hippel-Lindau综合征等。

神经系统和皮肤均来自外胚层，在胚胎发育早期，胚胎背侧中线的外胚层细胞逐渐增厚，形成神经板，胚胎第3周时，神经板的两侧向背侧隆起，形成神经嵴，其中间凹陷形成神经管，神经管发育成脑、脊髓等神经组织，胚胎表面的外胚层则衍化成皮肤等组织。由于遗传等各种因素可导致在细胞增殖衍化活跃期外胚层分化出现异常，以致出生后同时出现神经和皮肤病变，其特点是多系统和多器官的形态和功能异常。受累的器官不同，临床表现各异，常有皮肤、神经系统和眼睛的异常。

第1节 神经纤维瘤病 I 型

一、疾病概述

神经纤维瘤病 I 型（NF- I ）又称 Von Recklinghausen病，是一种染色体显性遗传病，基因突变位点位于17号染色体（17q11.2）。发生率为1 ：（3000 ～ 4000）。临床表现为多系统损害。

（1）皮肤改变　牛奶咖啡斑是本病的重要体征，出生时即可发现，6块以上直径大于5mm的牛奶咖啡斑有诊断价值；腋窝部成簇出现的直径1~3mm的雀斑也具有诊断价值。皮肤的神经纤维瘤表现为结节状隆起，有时有蒂，与皮肤色泽一致或呈暗红色，数毫米至数厘米。丛状神经纤维瘤常累及面部、颈部。

（2）眼部异常　裂隙灯下虹膜部位可见到色素性虹膜错构瘤（Lisch小体）；视路胶质瘤多为毛细胞星形细胞瘤，沿视神经蔓延，可累及视交叉、视束，单侧或双侧。

（3）神经系统常　表现为脑内错构瘤样改变，椎管内常见神经纤维瘤。

（4）骨骼　常表现为先天性骨发育不良、骨质变薄、钙化不全、病理性骨折等。

二、病例讨论

病例1　女，15岁，癫痫。

影像表现：MRI示双侧小脑齿状核、脑桥、丘脑、苍白球多发长T_2异常信号，多呈对称分布，无占位效应，增强扫描无明显强化。右侧额部、眶部皮下组织增厚，增强扫描明显强化，内可见多发结节状强化灶（图2-1中A、B为横轴位T_2WI；C为冠状位T_2WI；D为横轴位T_1WI增强）。

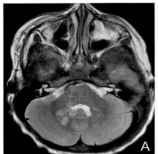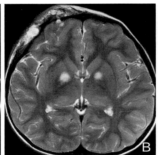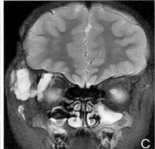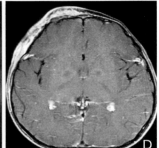

图2-1　神经纤维瘤病Ⅰ型一

病例2　女，8岁，背部皮肤多发色素斑。

影像表现：MRI示左侧颞部、眶部皮下组织增厚，内可见多发融合结节状长T_1、长T_2信号灶；增强扫描病变区明显强化，呈石榴籽样（图2-2中A为T_2WI；B为T_1WI压脂；C、D为增强扫描）。

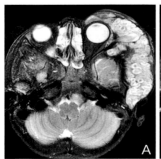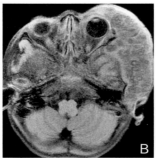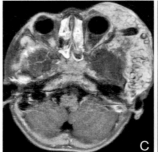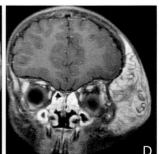

图2-2　神经纤维瘤病Ⅰ型二

病例3 男，31岁，神经纤维瘤。

影像表现：MRI示椎管内、椎体前方、盆腔内不规则长T_2信号肿块，病变通过椎间孔延续，椎管及椎间孔扩大。增强扫描病变轻度不均匀强化（图2-3中A、B为矢状位T_2WI；C为横轴位T_2WI；D为T_1WI增强）。

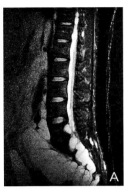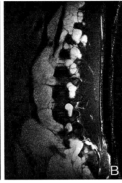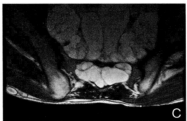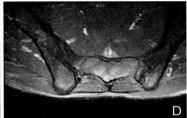

图2-3　神经纤维瘤病Ⅰ型三

三、诊断要点

（1）视路胶质瘤　单侧或双侧，沿视神经蔓延，可累及视交叉、视束，增强扫描多呈明显强化。

（2）脑内错构瘤样病变　常位于苍白球、丘脑、视辐射、小脑、脑干；T_2WI呈高信号，T_1WI低信号；多对称分布，无水肿、无占位效应；增强扫描无强化；20岁后可自行消失。

（3）丛状神经纤维瘤　常累及颜面部、眶周；软组织增厚，内可见多发融合结节状长T_1、长T_2信号灶，呈石榴籽样；增强扫描明显强化。

（4）骨发育异常　常见蝶骨翼发育不全。

（5）其他胶质瘤　各级别星形细胞瘤均可发生。

（6）椎管内病变　椎管内常见多发神经纤维瘤。

附　神经纤维瘤Ⅰ型诊断标准（符合以下2条或2条以上者可诊断）

① 6个或6个以上牛奶咖啡斑，青春期前最大直径5mm以上，青春期后15mm以上。

② 2个或2个以上任意类型神经纤维瘤或1个丛状神经纤维瘤。

③ 腋窝或腹股沟褐色雀斑。

④ 视神经胶质瘤。

⑤ 2个或以上Lisch结节，即虹膜错构瘤。

⑥ 骨骼病变：如蝶骨发育不良，长管状骨皮质菲薄，伴有假关节形成。

⑦ 一级亲属中有确诊的神经纤维瘤Ⅰ型患者。

第2节 神经纤维瘤病Ⅱ型

一、疾病概述

神经纤维瘤病Ⅱ型（NF-Ⅱ）为常染色体显性遗传病，基因突变位于22号染色体（22q12.2），发生率为1∶（33000～40000），较NF-Ⅰ少见，多于青少年起病。与NF-Ⅰ不同，本病皮肤表现少见，中枢神经系统病变主要包括双侧听神经瘤、其他脑神经鞘瘤、脑膜瘤、脊髓及椎管内肿瘤；如发生双侧听神经鞘瘤则可确诊NF-Ⅱ型。椎管内病变主要是脊髓内室管膜瘤、硬膜下脊膜瘤、神经鞘瘤。

二、病例讨论

病例1 女，20岁。

影像表现：T$_2$WI（图2-4中A）可见双侧听神经瘤及双侧Meckel腔内的三叉神经鞘瘤呈稍高信号。增强扫描可见患者同时存在沿舌下神经管走行的双侧舌下神经鞘瘤（图中B）、双侧听神经瘤和双侧Meckel腔内的三叉神经鞘瘤（图中C）、脑桥前外侧的双侧动眼神经鞘瘤（图中D）、多发大脑镰脑膜瘤（图中E）。

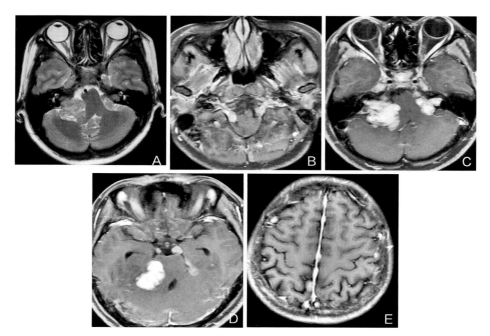

图2-4 神经纤维瘤病Ⅱ型一

病例2 女，18岁。

　　影像表现：T_2WI可见双侧听神经瘤及双侧Meckel腔内的三叉神经鞘瘤呈等信号（图2-5中A），增强扫描呈明显强化（图中B），冠状位、矢状位增强扫描见双侧听神经瘤呈条状强化，同时可见颈髓内的室管膜瘤呈片状增强（图中C、D）。

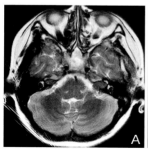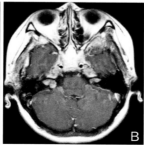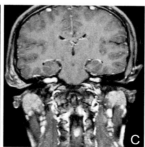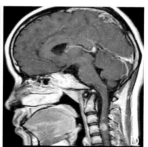

图2-5　神经纤维瘤病Ⅱ型二

三、诊断要点

　　（1）双侧听神经瘤　以内听道为中心，T_1WI等或低信号，T_2WI等或高信号，增强扫描明显强化；内听道内的小听神经瘤应增强扫描，以免漏诊。

　　（2）脑膜瘤　通常多发，大多与硬膜宽基底相连，增强扫描明显均匀强化，伴硬膜尾征。

　　（3）脊柱及脊髓　包括髓内室管膜瘤、硬膜下脊膜瘤、多发神经鞘瘤。由于肿瘤压迫侵蚀，可出现椎间孔扩大，椎体后缘变形。

附　神经纤维瘤Ⅱ型诊断标准（符合以下1项即可诊断）

　　① 双侧听神经鞘瘤。
　　② 有家族史（一级亲属中有神经纤维瘤Ⅱ型患者），同时单侧听神经瘤。
　　③ 有家族史（一级亲属中有神经纤维瘤Ⅱ型患者），同时患有以下任何两种病变：脑（脊）膜瘤、神经鞘瘤、胶质瘤、神经纤维瘤、青少年晶状体混浊。

第3节　结节性硬化

一、疾病概述

　　结节性硬化（TS）又称Bourneville病，是一种常染色体显性遗传疾病，基因突变位点9q34；16p3；可为家族性发病，也可散发，多见于青少年。可以累及脑、皮肤、肾脏、心脏等全身多器官组织，表现为不同器官的错构瘤样病变或肿瘤。脑内病理特征主要为室管膜下错构瘤结节、皮质及皮质下病变、10%～15%伴发室管膜下巨细胞星形细胞瘤。临床典型的三联征为癫痫、智力低下和面部皮脂腺瘤。面部皮脂腺瘤主要位于口鼻三角区，对称蝶形分布，为淡红色或红褐色针尖至蚕豆大小的丘疹，按之稍褪色；癫痫为本病的主要神经症状，发病率占70%～90%，可伴有智能减退、思维紊乱等精神症状。

二、病例讨论

病例1　女，2岁，癫痫，智力低下。

影像表现：CT见双侧侧脑室室管膜下多发稍高密度结节，部分钙化，双侧侧脑室旁白质多发片状稍低密度灶（图2-6中A、B）；MRI见双侧侧脑室室管膜下多发短T_2、等T_1信号结节，双侧大脑皮质及皮质下、双侧脑室前后角旁白质内见片状长T_2、长T_1信号，呈辐射状分布，部分脑回增宽（图中C、D为横轴位T_2WI；E、F为横轴位T_1WI；G、H为冠状位T_2FLAIR）。

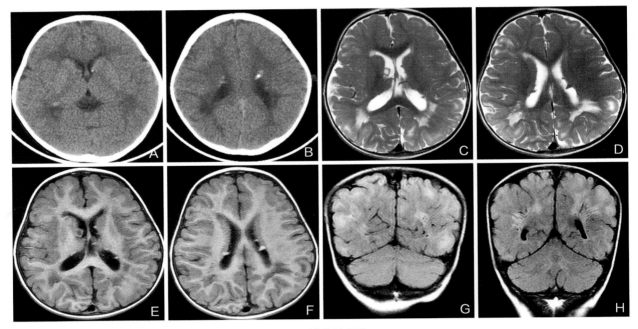

图2-6　结节性硬化一

病例2　男，5岁，癫痫。

影像表现：MRI示双侧脑室室管膜下多发短T_2、等T_1信号结节；双侧皮质下白质见片状长T_2、长T_1信号，呈辐射状分布；DWI病灶无扩散受限（图2-7中A、B为横轴位T_2WI；C为冠状位T_2FLAIR；D、E为横轴位T_1WI；F为DWI）。

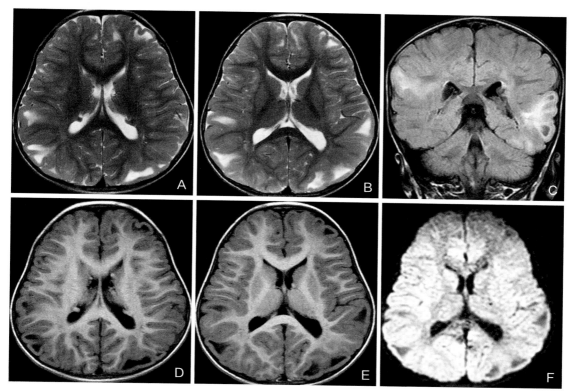

图2-7 结节性硬化二

病例3 女，41岁。

影像表现：颅脑CT见双侧侧脑室室管膜下多发钙化结节，左侧枕叶皮质下白质见片状低密度区，内见钙化灶（图2-8中A）；腹部CT示双肾内多发含脂肪低密度灶及钙化灶（图中B）；胸部CT双肺多发囊状低密度灶，大小、分布较均匀（图中C）。

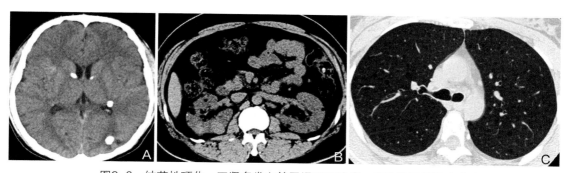

图2-8 结节性硬化、双肾多发血管平滑肌脂肪瘤、双肺淋巴管肌瘤病

三、诊断要点

（1）室管膜下结节 位于脑室周围，可突向脑室内，可双侧、多发；CT为等密度，内可见钙化；T_1WI呈等或稍高信号，T_2WI呈等或低信号，钙化结节为低信号，增强扫描通常无强化。

（2）皮质及皮质下病变　CT呈斑片状多发低密度，内可见钙化；MR呈带状或斑片状长T_1、长T_2信号，在室管膜和皮质之间的白质内呈放射状排列，增强扫描无强化。

（3）室管膜下巨细胞型星形细胞瘤　WHO I级，位于侧脑室室间孔区，多数大于2cm，增强扫描通常明显强化，内可见钙化。可引起侧脑室梗阻性脑积水。

（4）其他脏器病变　肾血管平滑肌脂肪瘤、肾囊肿，最常见，常多发；可见肺部淋巴管肌瘤病、心脏横纹肌瘤等。

第4节　Von Hippel-Lindau综合征

一、疾病概述

Von Hippel-Lindau（VHL）综合征是一种常染色体显性遗传的家族性肿瘤综合征，基因突变位点3p25 – 26。患者可同时出现不同器官的多种肿瘤，基本可分为两大类：①视网膜、脑干、小脑或脊髓的血管网状细胞瘤；②腹腔脏器病变（嗜铬细胞瘤、肾囊肿或肾细胞癌、胰腺囊肿或肿瘤等）。分别表现为相应不同的临床症状，如失明、高血压、低血糖、血尿等。内耳的内淋巴囊瘤在VHL综合征患者中发生率约11%，是VHL综合征的特征性表现，临床表现为听力下降、眩晕或耳鸣。恶性肿瘤及其转移是该病患者死亡的主要原因。

二、病例讨论

病例1 男，49岁。

影像表现：颅脑MRI示左侧小脑半球T_2WI见略低信号灶，增强扫描左侧小脑半球可见两处强化结节灶，考虑实性血管网状细胞瘤（图2-9中A、B）；腹部MRI冠状位T_2WI见双肾等或高混杂信号肿块，增强扫描相对于肾实质呈低信号，考虑肾癌；双肾可见多发囊肿，呈长T_2液体信号，无异常强化（图中C、D）；胰腺增强扫描可见多发囊肿，胰尾部见实性肿瘤呈不均匀轻度增强（图中E、F）。

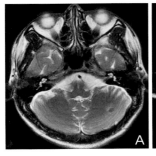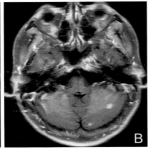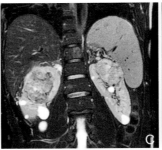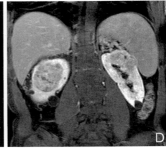

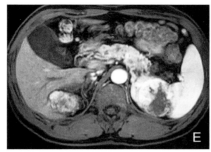
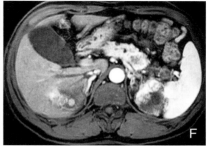

图2-9 VHL综合征一

病例2 女，28岁。

影像表现：颅脑MRI增强扫描左侧小脑半球及小脑蚓部见两处血管网状细胞瘤，呈无强化的囊变及显著强化的附壁结节（图2-10中A、B为冠状位增强）；脊髓MRI示圆锥部的血管网状细胞瘤表现为长T_2信号的囊变及显著强化的附壁结节（图中C为T_2WI；D为T_1WI增强）；腹部CT增强扫描示右侧肾上腺区嗜铬细胞瘤呈不均匀明显强化；可见肝右后叶血管瘤、胰腺多发囊肿；左肾癌呈不均匀强化；椎管内强化的结节灶为血管网状细胞瘤的附壁结节（图中E、F）。

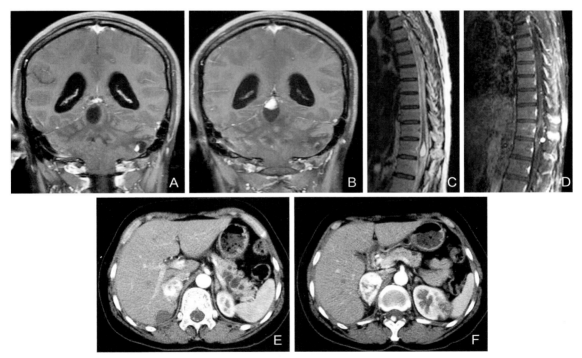

图2-10 VHL综合征二

三、诊断要点

（1）血管网状细胞瘤 是VHL综合征的主要特征。常见部位是小脑、脑干和脊髓，可多发。典型表现为大囊小结节型，增强扫描壁结节明显强化，囊壁无强化；少数呈实性或囊实性。血管网状细胞瘤患者年龄小于20岁时，应考虑到VHL可能性。

（2）胰腺病变　包括多发性囊肿、囊腺瘤、神经内分泌肿瘤。多发性囊肿不影响胰腺功能，增强扫描无强化；囊腺瘤、神经内分泌肿瘤呈明显强化，功能性神经内分泌肿瘤（胰岛素瘤最常见）一般体积较小。胰腺癌可以发生，但较罕见。

（3）肾脏病变　包括肾囊肿和肾细胞癌。肾癌通常为透明细胞癌，可双侧、多发，本病肾癌发生年龄早于散发性肾癌患者，可发生其他脏器转移及淋巴结转移，是VHL综合征死亡的重要原因。

（4）内淋巴囊腺瘤　CT表现为以前庭导水管区为中心的骨质破坏，破坏区内见斑片状、针状骨性高密度灶；MR检查T_1WI信号混杂，内有高信号灶，呈不均匀明显强化。

（5）其他脏器　包括视网膜血管网状细胞瘤、肾上腺嗜铬细胞瘤等。

附　VHL综合征的诊断标准

① 有明确家族史者，同时伴有下列任何一处病变即可诊断：视网膜或神经系统血管网状细胞瘤，嗜铬细胞瘤，肾脏、胰腺、附睾等部位的肿瘤或囊肿。

② 无明确家族史者，至少需满足下列任何一条即可诊断：2个以上视网膜和（或）神经系统血管网状细胞瘤；一个血管网状细胞瘤同时伴有肾脏、肾上腺、胰腺、附睾等内脏部位肿瘤。

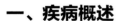

第5节　脑颜面血管瘤病

一、疾病概述

脑颜面血管瘤病又称脑三叉神经血管瘤病或Sturge-Weber综合征，是一种罕见的以颜面部和颅内血管瘤病为主要特征的神经皮肤综合征，属于脑血管畸形的一种特殊类型。发病率约1/50000万，常散发，家族性罕见，可能与遗传因素有关。临床三联征表现为癫痫、智力低下、面部血管瘤。面部血管瘤又称葡萄酒色痣，出生后即有，位于一侧或两侧，分布于三叉神经眼支与上颌支范围，也可以波及下颌支分布区；可能出现同侧脑膜、大脑皮质、眼部血管瘤。30%～70%患者存在青光眼，其中25%出生后即存在青光眼，可伴有眼球突出、同侧偏盲、角膜血管翳、视网膜血管瘤、视神经萎缩、脉络膜血管瘤、视网膜剥离等。临床诊断标准：典型面部血管瘤，加上一个以上其他症状，如癫痫（或异常脑电图改变）、青光眼或突眼、对侧偏瘫、偏身萎缩即可诊断。

二、病例讨论

病例1　女，21岁；自幼颜面部血色痣，癫痫。

影像表现：CT平扫左侧顶、枕叶可见多发脑回样钙化，左侧顶枕叶脑沟略增宽，轻度脑萎缩（图2-11中A、B）；增强扫描左侧脑室脉络丛增大并明显强化（图中C、D）。

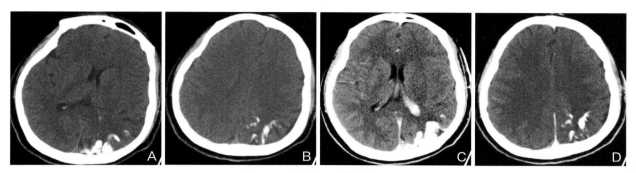

图2-11　脑颜面血管瘤病一

病例2　男，24岁；右侧颜面部血管瘤。

影像表现：MRI示右侧额顶叶凸面和大脑镰旁不规则条状的短T_1、长T_2信号，右侧顶叶脑回萎缩（图2-12中A为T_1WI；B为T_2WI）。增强扫描右侧额顶叶脑沟裂内多发条状增强，右侧侧脑室内脉络丛增大；脂肪抑制序列右侧额顶叶凸面和大脑镰旁高信号消失，呈低信号（图中C～E为T_1WI增强扫描）。

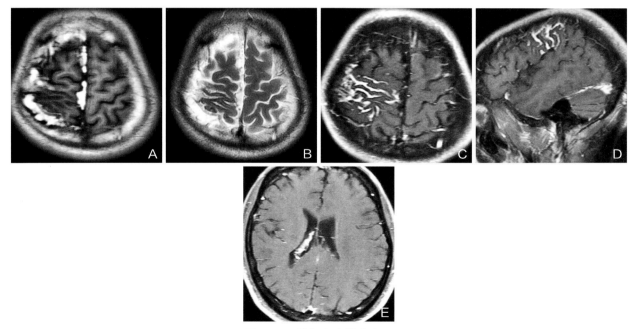

图2-12　脑颜面血管瘤病二

三、诊断要点

（1）软脑膜血管瘤　MR表现为沿脑回、脑沟走行的血管流空影，血管瘤钙化后CT显示为条状或团块状混杂密度；增强扫描软脑膜呈线条样强化，可见粗乱的异常皮质静脉引流至静脉窦。

（2）脑内营养不良性钙化　呈脑回样分布，以顶枕部皮质区多见，伴有同侧大脑半球萎缩。

（3）其他　病变侧脑室脉络丛增大，可见脉络丛钙化；病变侧颅骨增厚；脑内脱髓鞘或胶质增生；眼部脉络膜血管瘤显示T_2WI眼球后壁增厚，呈高信号，增强扫描显著强化。

参考文献

［1］吴希如，林庆. 小儿神经系统疾病基础与临床. 第2版. 北京：人民卫生出版社，2009.
［2］王文献，张冬，刘卫金，等. 神经皮肤综合征的影像学特征和诊断. 第三军医大学学报，2008，30（14）:1381-1384.
［3］祝玉芬，梁志会，杜昱平，等. 神经皮肤综合征的临床特征、CT及诊断. 中国CT和MRI杂志，2009，7（6）：36-39.
［4］汤晨梦甜，卢晔芬. 结节性硬化的诊断. 浙江临床医学，2016，18（12）：2343-2344.
［5］王光彬，甄俊平，何敬振. 神经纤维瘤病. 中国中西医结合影像学杂志，2006，10（4）：399-400.
［6］黄泽和，陈松，李伟雄. 神经纤维瘤病CT及MR影像对比研究. 广西医科大学学报，2013，30（5）：731-733.
［7］黄晓星，王志龙，肖学红，等. Sturge-Weber临床分析及影像诊断. 影像诊断与介入放射学，2013，24（1）：68-73.
［8］王璐颖，霍然. Sturge-Weber特点及诊断治疗研究进展. 中国美容整形外科杂志，2016，27（6）：330-333.
［9］袁腊梅，虢毅，邓昊. VHL综合征遗传学研究. 生命科学研究，2012，16，(2): 181-185.

第**3**章 颅脑损伤

概述

　　颅脑损伤是神经外科常见疾病，约占全身损伤的20%。按损伤部位可分为颅骨损伤、脑损伤、脑神经损伤、血管损伤四种，常合并发生。临床上分为原发性损伤（包括颅骨骨折、颅缝分离、脑挫裂伤等）和继发性损伤（包括脑水肿、脑肿胀、脑内血肿、脑疝等）。

　　CT扫描可以快速明确骨折、出血的部位和性质，是颅脑损伤最简便、有效、首选的检查方式。急性期出血CT平扫呈高密度，原因是血液中的血红蛋白密度比脑组织高，72h内随着血浆的析出，血肿逐渐形成血凝块，CT值可达80～90Hu，但通常不会超过100Hu，可与钙化灶鉴别。3天后，周围部分的血红蛋白开始溶解，血肿高密度范围逐渐缩小，通常于出血后1个月左右，整个血肿呈等密度或低密度。高密度血肿周围常环绕低密度带，通常在出血第5～7天时该低密度环带最明显。

　　MRI具有更高的组织分辨率，可以发现CT显示不清的损伤病灶，对脑皮质、脑白质、后颅窝及脑干等处的损伤具有更好的检测能力，可以清楚地显示弥散性轴索损伤、脑干小脑损伤、创伤性脑水肿的程度和范围，区别不同时期的出血灶、含铁血黄素沉积等。MRI检查对颅骨骨折、异物和部分急性期血肿的显示不如CT直观；检查耗时较长，病情危重、躁动不安的患者无法完成检查；由于强磁场，某些有监护设备、金属器械、导管、体内金属异物、植入物(如心脏起搏器等)的患者均不宜行MRI检查。

第**1**节 硬膜外血肿

一、疾病概述

　　硬膜外血肿主要见于脑外伤后，任何年龄均可发生。常见于颞部，通常是由于脑膜中动脉撕裂所致，其他部位包括额、顶、枕、后颅凹，偶尔也可发生在中颅凹底部。

常同时合并存在颅骨骨折，而在儿童无颅骨骨折的硬膜外血肿也可常见。

二、病例讨论

病例1 女，8岁；外伤后2h。

影像表现：CT骨窗示右侧颞骨骨质中断；CT脑窗示颅骨下见梭形高密度区，邻近脑实质受压，中线结构轻度左移（图3-1）。

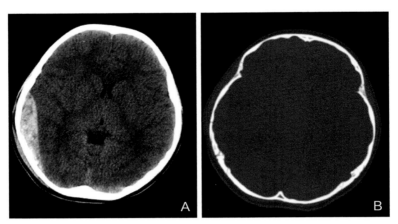

图3-1　硬膜外血肿一

病例2 男，28岁；头外伤数小时。

影像表现：CT骨窗示左侧颞骨骨质中断，断端无移位；CT脑窗示颅骨下见梭形高密度影，CT值约68Hu（图3-2）。

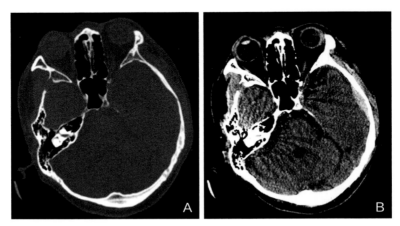

图3-2　硬膜外血肿二

三、诊断要点

① 硬膜外血肿呈双凸形，大小不一，通常比较局限；一般不跨越颅缝，可与硬膜下血肿区别；若血肿跨越中线大脑镰附着部提示其位于硬膜外。

② 血肿可以多发；常合并颅骨、鼻旁窦及乳突骨折，血肿内可有气体存在。

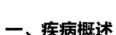

第2节　急性硬膜下血肿

一、疾病概述

急性硬膜下血肿常发生在急性颅脑外伤后，在外伤后数小时内出现，常合并有脑损伤，约1/3同时合并有颅骨骨折。部分慢性硬膜下血肿可没有明显的颅脑外伤史，可不合并脑损伤，一般认为是由于静脉血缓慢渗出到硬膜下间隙所致。硬膜下血肿常位于半球凸面，以额顶部最常见，常沿大脑半球的凸面广泛扩展，可跨越颅缝，但不超过中线。

二、病例讨论

病例1　男，48岁；外伤后6h。

影像表现：CT示左侧颅骨下见弧形高密度区；大脑纵裂内见线样高密度影，脑组织肿胀，脑沟裂变浅消失，左侧侧脑室受压变形，中线结构向右移位。左侧额颞顶部皮下软组织肿胀。CT骨窗示颅骨未见明显骨折（图3-3）。

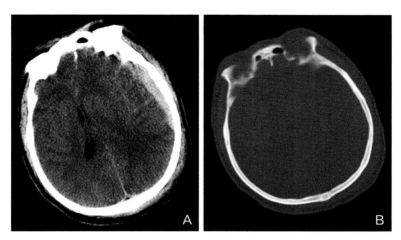

图3-3　急性硬膜下血肿一

病例2　男，55岁；头痛1天。

影像表现：CT示右侧额、顶、颞部颅骨下见弧形条片状高密度带，右侧脑实质受压、脑沟变浅，右侧侧脑室受压、变窄，中线结构左移（图3-4）。

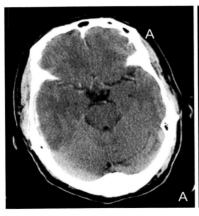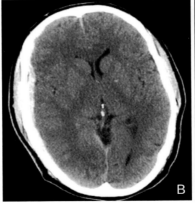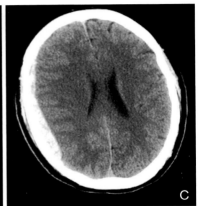

图3-4 急性硬膜下血肿二

病例3 女，84岁；头痛。

影像表现：CT示左侧额颞顶部颅骨下见弧形条片状高、低混杂密度影，邻近脑实质受压，中线结构略向右移位（图3-5）。

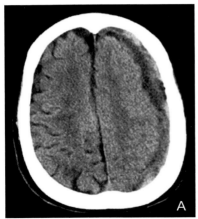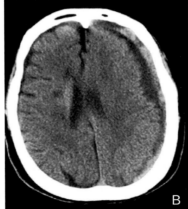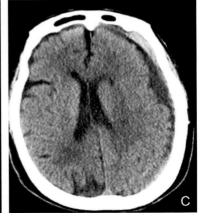

图3-5 慢性硬膜下血肿

病例4 男，55岁；头痛。

影像表现：CT示右侧额、颞、顶部颅骨下见弧形条片状液性低密度区，其内后部可见片状高密度，邻近脑实质受压、脑沟变浅，右侧侧脑室受压、变窄，中线结构左移（图3-6）。

三、诊断要点

（1）急性期硬膜下血肿　CT表现为颅骨内板下新月形或弧形高密度影，亚急性早期血肿仍呈高密度，此后血肿密度逐渐降低。慢性期表现取决于出血到检查的时间，可呈混杂密度、等密度、低密度。若发生再次出血时可表现为血肿内部分密度增高，新出血具有位于下垂部位的趋势。

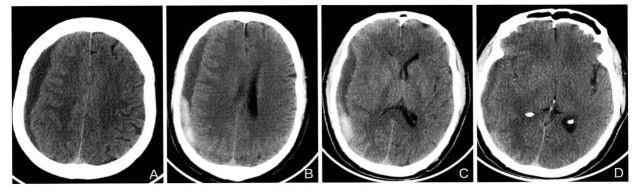

图3-6　慢性硬膜下血肿发生再出血

（2）慢性硬膜下血肿　呈等密度时，如果为一侧性，由于脑组织和脑室移位，一般不难诊断。如果为双侧性，同时压迫双侧脑组织和脑室系统，脑室变小，但中线无移位，这种双侧慢性硬膜下血肿可能漏诊。

（3）急性硬膜下血肿（＜3天）MR表现为T_1WI及T_2WI呈低信号；亚急性血肿（3天至3周）在T_1WI出现高信号，T_2WI呈低信号（早期）或高信号（晚期）；慢性硬膜下血肿在T_1WI表现为高信号（正铁血红蛋白）或低信号（液化囊变），T_2WI接近于脑脊液信号。

（4）硬膜下血肿可沿大脑镰、小脑幕、颅底部蔓延，但不进入脑沟裂内，可与蛛网膜下腔出血鉴别。

四、鉴别诊断

需与硬膜下积脓鉴别：增强扫描硬膜下血肿一般无包膜强化，而硬膜下积脓的内侧缘可见带状强化；亚急性血肿在T_1WI呈高信号，而脓液呈中等信号或低信号；脓肿DWI呈高信号。

第3节　蛛网膜下腔出血

一、疾病概述

蛛网膜下腔出血是指颅内血管破裂后，血液进入蛛网膜下腔，原因包括动脉瘤破裂、外伤、高血压、动静脉畸形、出血性体质等，非外伤性蛛网膜下腔出血最常见的原因是动脉瘤破裂。小的动脉瘤破裂后，各种影像学检查可能都不能显示动脉瘤本身，而只能根据出血聚集的部位来推断动脉瘤破裂的位置。主要症状包括剧烈头痛、脑膜刺激征等，腰穿血性脑脊液为本病诊断依据。

二、病例讨论

病例1 男，61岁；头痛1天。

影像表现：CT平扫示双侧大脑外侧裂池、纵裂池、鞍上池及部分脑沟内见条片状高密度影，脑沟裂变浅，中线结构未见明显移位（图3-7）。

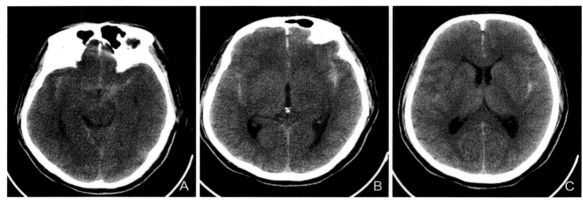

图3-7　蛛网膜下腔出血一

病例2 女，70岁；突发意识丧失10min。

影像表现：CT平扫示环池、鞍上池、双侧外侧裂池、大脑纵裂池及右侧颞叶脑沟内见多发条片状及铸形高密度灶；脑沟裂变浅；中线结构无移位（图3-8）。

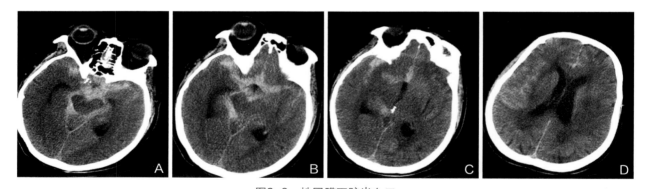

图3-8　蛛网膜下腔出血二

三、诊断要点

（1）CT表现为基底池、侧裂池、脑沟、裂内密度增高；出血1周后CT较难检出。出血位于大脑镰旁蛛网膜下腔时，表现为大脑镰增宽，且出血常可进入脑沟内，或脑池、脑裂内同时积血，有助于与大脑镰旁硬膜下血肿区别。

（2）蛛网膜下腔出血急性期T_1WI及T_2WI较难分辨，T_2FLAIR可呈稍高信号；在亚急性期和慢性期，T_1WI表现为高信号，DWI可见脑沟内呈低信号；大量反复的蛛网膜下腔出血T_2WI可表现为低信号。

四、鉴别诊断

需与硬膜下出血鉴别：硬膜下出血多呈弧形，高密度出血不能进入脑沟裂内。蛛网膜下腔出血可进入邻近脑沟，并通过脑脊液可进入脑室内。

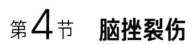

第4节　脑挫裂伤

一、疾病概述

脑挫裂伤可分为脑挫伤与脑裂伤，二者的主要区别是脑表面是否有裂隙，但影像学检查难以发现这种裂隙，因此统称为脑挫裂伤。病理学改变包括脑、软脑膜和血管的断裂，脑实质表层或深层散在小出血灶，静脉淤血和脑水肿及脑肿胀。临床常表现为昏迷、伴随神经系统定位体征以及脑膜刺激征，处理不及时可导致较高的致残率和死亡率。

二、病例讨论

病例1　男，34岁，车祸颅脑伤。

影像表现：CT平扫示双侧额叶见片状低密度水肿区，右侧病变区内散在小斑片状高密度出血灶，右侧侧脑室受压变窄，中线结构向左侧移位；右侧额颞部颅骨下见弧形高密度硬膜下血肿（图3-9中A～C）。骨窗显示右侧额骨多发骨折（图中D）。

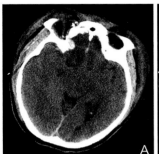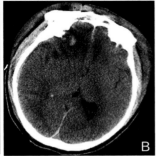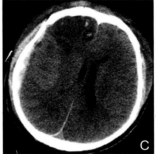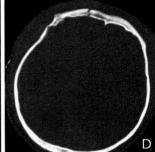

图3-9　双侧额叶脑挫裂伤

病例2　男，47岁，锤击头部后意识不清。

影像表现：CT平扫可见左侧颞骨、枕骨多发骨折，双侧颞叶、枕叶低密度水肿区内见多发斑片状稍高密度出血灶（图3-10中A、B）。MR平扫可见双侧额叶、颞叶、顶叶、枕叶多发短T_1、长T_2出血信号，周边见片状水肿区，部分病灶DWI呈高信号；左侧额叶颅骨下见弧形短T_1、长T_2硬膜下血肿信号（图中C、D为T_1WI；E、F为T_2WI；G、H为DWI）。

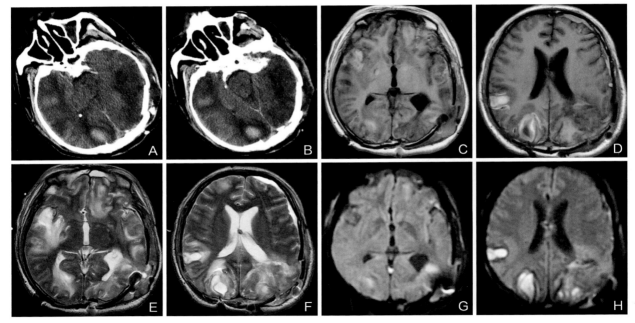

图3-10 脑挫裂伤

三、诊断要点

（1）好发于额极、颞极及脑底面，主要表现是脑出血和脑水肿，多在皮质下或深部白质。

（2）CT表现　散在的斑点状或斑片状高低混杂密度灶，可融合形成小血肿；周围有不同程度的低密度水肿区，脑室、脑沟不同程度受压、移位；常合并颅骨骨折、蛛网膜下腔出血等。

（3）MRI表现　MR显示脑挫裂伤优于CT，容易检出CT易漏诊的颅底部挫裂伤。脑水肿呈长T_1、T_2信号；脑出血灶的信号随时间不同具有一定演变规律，急性期T_1WI为等信号、T_2WI为低信号；亚急性期T_1WI、T_2WI均为高信号，慢性期病灶周边含铁血黄素沉积，T_2WI表现为周围低信号环。

第5节　弥漫性轴索损伤

一、疾病概述

弥漫性轴索损伤（diffuse axonal injury；DAI）是指颅脑遭受旋转力、加速或减速外伤时，脑不同组织间因惯性不同而发生相对移位，其产生的剪应力造成脑灰白质交界区、中线结构、脑干等部位被撕裂，神经轴索肿胀、断裂，并伴随小血管破裂，进而出现大面积脑肿胀。意识丧失和持续昏迷是该病患者的主要临床症状，多见于交通意外、高处坠落伤等，是闭合性脑外伤中最严重的一种原发性脑损伤，预后较差，具有极高的死亡率。外伤后脑实质内出现多发性出血灶，临床发生昏迷；部分患者有颅脑外伤，但CT和MR未发现颅内出血，也需考虑弥漫性轴索损伤的诊断。

二、病例讨论

病例1　男，54岁，车祸伤后意识不清1天。

影像表现：CT平扫示双侧额叶及右侧顶叶皮髓质交界区、左侧中脑见多发大小不等的出血灶，CT呈高密度，MRI T_1WI 呈高信号，部分病变周围见片状低信号水肿区；矢状位 T_2WI 胼胝体内见多发高信号灶（图3-11中A～C为CT；D、E为 T_1WI ；F为矢状位 T_2WI ）。

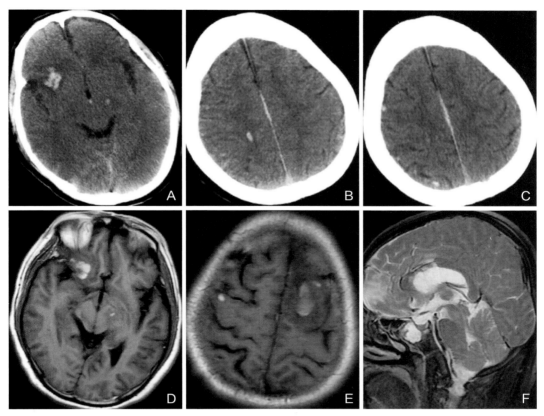

图3-11　弥漫性轴索损伤一

病例2　男，13岁，车祸伤后昏迷1周。

影像表现：MRI示胼胝体体部及压部见片状长 T_2 、长 T_1 信号；DWI双侧额叶、顶叶皮髓交界区及胼胝体散在点状高信号；CT平扫示胼胝体压部见斑片状稍高密度灶，右侧额颞部皮下软组织肿胀（图3-12中A、B为 T_2WI ；C为 T_1WI ；D～F为DWI；G、H为CT）。

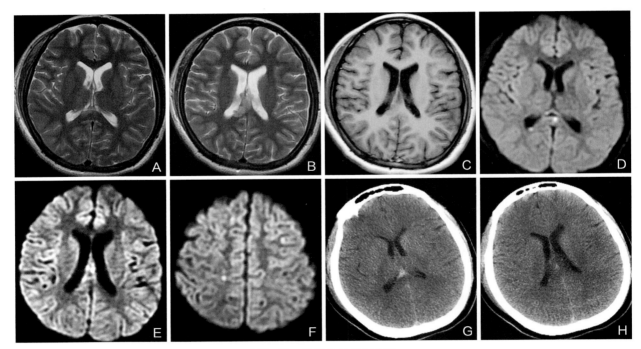

图3-12　弥漫性轴索损伤二

三、诊断要点

（1）CT　可为阴性，也可表现为不同程度低密度脑肿胀和高密度出血灶；常发生在皮髓交界区、胼胝体、脑干；也可累及白质和基底节。

（2）MR　对病变显示优于CT，水肿区表现为长T_1、长T_2信号，出血灶的信号随时间不同具有一定演变规律，SWI对出血灶显示较敏感，表现为多发的低信号区。

第6节　脑疝

一、疾病概述

脑疝（herniation of brain）是由于某些病变（如肿瘤、外伤、出血、梗死、感染、术后并发症等）导致颅内局部压力增高，脑组织从高压区被挤压向低压区移位，使部分脑组织、神经及血管受压，脑脊液循环发生障碍，产生相应的症状群。常根据脑组织所跨越的结构命名，包括大脑镰下疝、天幕裂孔疝、枕骨大孔疝等。

临床治疗应迅速去除病因，如清除颅内血肿、切除脑肿瘤、快速静脉输注高渗药物降低颅内压等。

大脑镰下疝（subfalcial herniation）也称扣带回疝，即扣带回经大脑镰下方疝入对侧颅腔，是最常见的脑疝，常见于一侧肿瘤、脑挫裂伤、硬膜下或脑内较大血肿，使病变侧扣带回及大脑前动脉越过中线经大脑镰下方向对侧移位。Monro孔受压致对侧侧脑室扩大，大脑前动脉受压可致扣带回梗死或基底节前部梗死。临床表现可有喷射状呕吐、剧烈头痛、意识障碍、瞳孔不等大、运动障碍等症状。

小脑幕裂孔疝(transtentorial herniation)包括下疝和上疝；小脑幕裂孔下疝是病灶侧的颞叶钩回或海马旁回部分脑组织被挤入小脑幕裂孔内，幕上脑组织被挤压到幕下；中脑、动眼神经、大脑后动脉等受压而出现相应症状；常表现为头痛、呕吐甚至昏迷，两侧瞳孔不等大，对光反射消失，对侧中枢性偏瘫等。小脑幕裂孔上疝是后颅窝病变压迫或推移小脑上蚓部或脑干经小脑幕裂孔向幕上挤入，致中脑及导水管受压，大脑大静脉回流受阻。

枕骨大孔疝(transforamen magna herniation)也叫小脑扁桃体下疝，由于后颅窝肿瘤或先天性疾病等，使延髓、小脑扁桃体下移，被挤入枕骨大孔并嵌顿而产生；脑神经及血管被挤压，呼吸、心跳等生命中枢受损，患者可突然出现呼吸停止、深度昏迷、四肢瘫痪等，不及时抢救会导致猝死。

二、大脑镰下疝

（一）病例讨论

病例1 男，48岁，外伤后1h。

影像表现：CT平扫横轴位（图3-13中A、B）及冠状位图像（图中C、D）显示左侧颅骨下见弧形高密度硬膜下血肿；脑沟裂变浅消失，左侧侧脑室受压变窄并右移，中线结构向右侧明显移位。

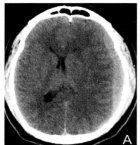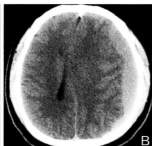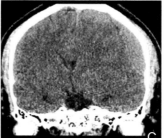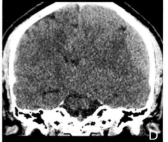

图3-13　大脑镰下疝一

病例2 男，43岁；右侧基底节区血肿。

影像表现：CT显示右侧基底节区见高密度血肿；中线结构向左侧明显移位，右侧侧脑室受压变窄并左移，右侧脑沟裂变浅（图3-14）。

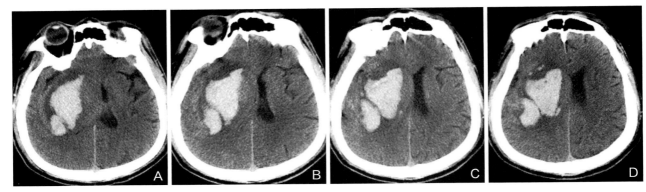

图3-14　大脑镰下疝二

（二）诊断要点

（1）大脑半球一侧占位、外伤、血肿等原因，引起扣带回在大脑镰的下缘向对侧疝出。

（2）中线结构移位，同侧侧脑室受压变小，室间孔阻塞，导致对侧侧脑室扩张积水；扣带回、大脑前动脉和大脑内静脉受压移位，严重者导致大脑前动脉支配区以及扣带回缺血梗死。

三、小脑幕裂孔疝

（一）病例讨论

病例1 女，53岁，外伤后1天。

影像表现：CT示左侧颞骨骨折，左侧颞、顶骨下见弧形高密度硬膜下出血及气体影，左侧颞枕叶大片脑挫裂伤，左侧侧脑室受压狭窄，中线结构向右移位（图3-15中B、C）；左侧颞叶钩回向内及小脑幕下移位，中脑受压变形（图中A）。

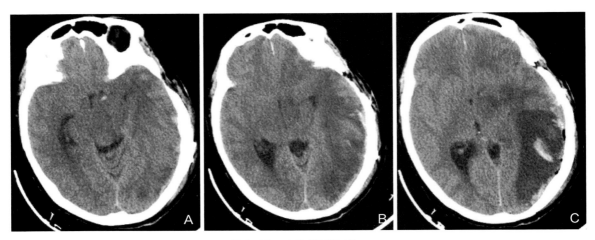

图3-15　小脑幕裂孔疝一

病例2 男，65岁，外伤后2天。

影像表现：CT示右侧颞叶、顶叶血肿，右侧海马旁回向内侧及小脑幕下移位，中脑右侧大脑脚受压变形、移位（图3-16）。

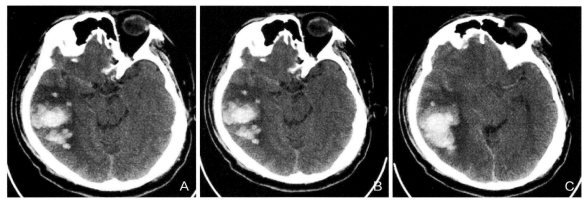

图3-16　小脑幕裂孔疝二

（二）诊断要点

（1）小脑幕裂孔下疝　肿瘤、血肿、脑挫裂伤等病变导致一侧颞叶钩回或海马旁回向内、向下移位。病变侧鞍上池或环池受压变窄、闭塞，脑干被挤压变形，大脑后动脉受压可出现供血区梗死。

（2）小脑幕裂孔上疝　后颅窝病变导致小脑上蚓部或脑干经小脑幕裂孔向幕上挤入，致中脑及导水管受压，引起幕上脑室扩张积水。

四、枕骨大孔疝

（一）病例讨论

病例 男，5岁；髓母细胞瘤。

影像表现：MRI示小脑蚓部髓母细胞瘤，小脑扁桃体呈舌状向下移位、超过枕骨大孔下缘约8mm，延髓与颈段脊髓移行处受压，第四脑室闭塞，伴有双侧侧脑室及三脑室扩张（图3-17中A、C、D为横轴位T_2WI；B为矢状位T_2WI）。

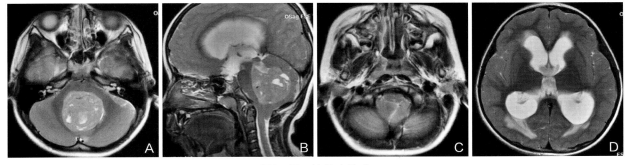

图3-17　枕骨大孔疝

（二）诊断要点

（1）常见于后颅窝肿瘤或外伤。

（2）小脑扁桃体下缘变尖或呈楔状向下移位，超过枕骨大孔下缘5mm以上，延髓或颈髓受压，枕大池填塞，第四脑室变窄，可伴有幕上脑积水。

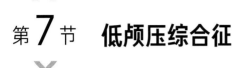

第7节 低颅压综合征

一、疾病概述

低颅压综合征是指各种原因引起的蛛网膜下腔脑脊液压力在60mmH$_2$O以下，以体位性头痛为主要表现的临床综合征。常见于蛛网膜下腔穿刺、引流后，颅脑、脊柱术后或外伤后等；原因不明者称为原发性低颅压综合征。发病机制可能与硬脊膜薄弱及脑脊液的渗漏有关，漏口通常在胸椎或颈胸连接处，1/3患者有创伤史，2/3患者有结缔组织疾病等。可发生于任何年龄，最常见于40～50岁。临床表现主要为体位性头痛、脑膜刺激征、脑神经刺激症状等；直立性头痛为本病的特征性表现，即站立或坐立时出现头痛或者头痛加剧，平卧位头痛缓解或消失，一般出现在体位变化后15min以内；产生原因是颅压降低，脑脊液减少，造成脑下垂，分布在颅内血管、脑膜等处的痛觉纤维及脑神经受牵拉而产生疼痛、颈部强直、恶心、呕吐、复视、耳鸣、听力改变、眩晕、步态不稳等症状。MR是诊断低颅压综合征首选、无创的检查方法。

二、病例讨论

病例 女，53岁；体位性头痛；脑脊液压力＜50mmH$_2$O。

影像表现：MRI矢状位T$_2$WI示小脑半球及小脑扁桃体略下移，枕大池缩小（图3-18中A）；增强扫描双侧大脑半球及小脑硬脑膜广泛、连续强化，呈线样光滑、均匀；软脑膜未见异常强化（图中B、C、D）。

三、诊断要点

（1）脑组织下垂 脑干、小脑扁桃体向下移位，鞍上池、桥前池、枕大池变窄，脑室减小。

（2）硬脑膜异常强化 幕上及幕下双侧硬脑膜弥漫、光滑、均匀强化。强化机制是由于硬脑膜血管扩张、充血，通透性增加，对比剂渗出至硬脑膜间质。由于软脑膜和蛛网膜存在血脑屏障，所以不出现异常强化。

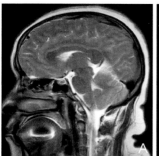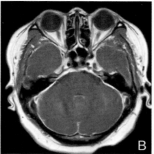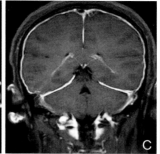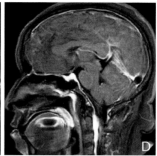

图3-18 低颅压综合征

（3）其他 硬膜下积液、垂体增大饱满、静脉窦扩张等。

四、鉴别诊断

（1）脑膜炎症 软脑膜及硬脑膜均可出现强化，常有发热等感染症状，头痛与体位无关，脑脊液穿刺有助于鉴别。

（2）肥厚性硬脑膜炎 硬脑膜弥漫或局限性强化，无脑组织结构移位；头痛与体位无关，脑脊液压力正常或偏高。

（3）硬脑膜转移癌 硬脑膜、软脑膜-蛛网膜下腔常可见局限性、结节状、非均匀性增厚、强化；有肿瘤病史。

参考文献

［1］吴卫平，黄旭升，张兴文，王占军.脑部影像诊断学.2版.北京：人民卫生出版社，2013.

［2］李坤成，张念察主编.比较神经影像学.北京：科学技术文献出版社，2002.

［3］孙小玲，鱼博浪，张明.脑转移瘤出血的CT和MRI诊断.放射学实践，2002, 17: 62-64.

［4］王洪财，王波定，陈茂送，等.弥漫性轴索损伤联合损伤效应机制的探讨.中华神经医学杂志，2014, 13(5): 446-450.

［5］张一帆，张国来.弥漫性轴索损伤影像学诊断的研究进展.中国临床神经外科杂志，2016, 21(7):442-444.

［6］王宏国，蔡强，杜浩.中央型脑疝的临床特点及诊治：附32例分析.中国临床神经外科杂志，2011, 16(6):340-342.

［7］Abraszko R A, Zurynski Y A, Dorsch N W. The significance of traumatic intraventricular hemorrhage in severe head injury. Br J Neurosurg. 1995, 9: 769-773.

［8］Atlas S W. M R imaging is highly sensitive for acute subarachnoid Hemorrhage-not! Radiology, 1993, 186: 319-322.

［9］Distian S, Sze G, Krol G, et al. MR imaging of hemorrhagic intracranial neoplasma.AJR, 1989, 152: 137-144.

［10］Graves V B, Duff T A. Intracranial arteriovenous malformations: Current imaging and treatment. InvestRadiol, 1990, 25: 952-960.

第4章 脑卒中

第1节 高血压脑出血

一、疾病概述

高血压脑出血最常发生的部位是基底节、丘脑区，其次是皮质下区、脑干和小脑。动脉瘤破裂出血常发生于基底动脉环和颈内动脉末端。脑内血肿可破入邻近脑室系统或蛛网膜下腔，引起脑室和蛛网膜下腔内积血。其病死率及致残率较高。

血肿的分期是人为规定的；血肿发生血红蛋白改变的精确时间有所不同，取决于病理生理状态和特殊的成像技术，故MRI分期也是精确的。

临床根据有高血压病史，在活动时突然发生意识障碍和偏瘫，伴头痛、呕吐等典型症状、体征以及腰穿可作出诊断，CT对脑出血的诊断准确率接近100%。

二、诊断要点

1. CT诊断

（1）急性期血肿应首选CT检查。

（2）急性期（< 3天） 表现为均匀一致的高密度，界限清楚，常呈肾形、类圆形或不规则形，周围可有低密度水肿带，占位效应可以很明显，CT值50 ~ 80Hu。

（3）吸收期（> 3天） 血肿边缘模糊，密度减低由边缘向中心发展，出现融冰征；1个月后，呈等密度或低密度灶。

（4）囊变期 2个月后，血肿完全吸收，呈脑脊液密度囊腔，伴脑萎缩。囊腔缩小，呈裂隙样，部分可为胶质增生替代。

影像表现：图4-1中A为CT平扫显示左侧基底节区急性期出血破入脑室。B为左侧基底节区出血后3天，边缘低密度带略扩大。C为左侧基底节区出血后16天，血肿密度减低，边缘模糊。

2. MR诊断

见表4-1。

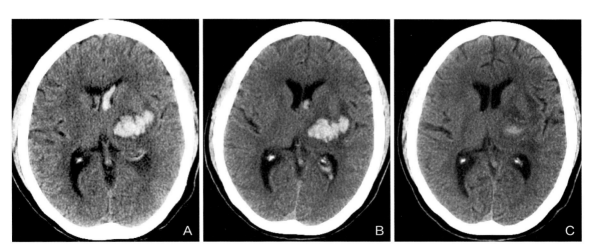

图4-1 高血压脑出血

表4-1 血肿分期及其MRI表现

血肿分期	血红蛋白变化	T₁WI	T₂WI
超急性期（＜6h）	氧合血红蛋白	等或稍低	高
急性期（1～3天）	脱氧血红蛋白	等或稍低	低
亚急性早期（4～7天）	脱氧→正铁血红蛋白	高	低
亚急性晚期（8天至3周）	红细胞外正铁血红蛋白	高	高
慢性期（＞3周）	正铁血红蛋白→含铁血黄素	低	高＋黑环

影像表现：MRI示左侧基底节区血肿T_1WI呈等信号（图4-2中A）；T_2WI呈低信号区，周边见高信号水肿带（图中B）。

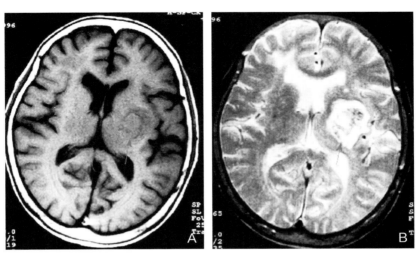

图4-2 急性期血肿（16h）

影像表现：MRI示右侧丘脑区血肿T_1WI呈周边高信号、中间低信号（图4-3中A）；T_2WI呈低信号，周围见高信号水肿带（图中B）。

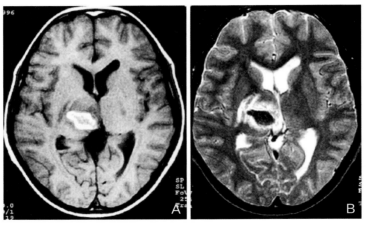

图4-3 亚急性早期血肿（5天）

影像表现：图4-4中A为左侧基底节区T₁WI血肿以等信号为主，边缘见斑片状高信号。B为T₂WI呈低信号，周围见高信号水肿带。C为DWI（b=1000）病变呈低信号。D为SWI显示左侧基底节区低信号灶。

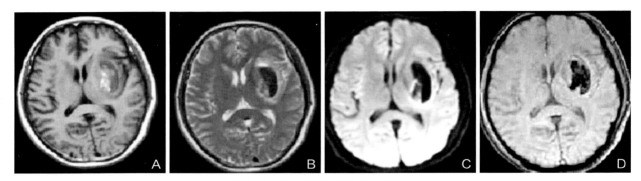

图4-4 亚急性期早期血肿（3天）

影像表现：左顶叶血肿T₁WI呈周边高信号、中央稍低信号（图4-5中A）；T₂WI病变呈高信号，周围见水肿带（图中B）。

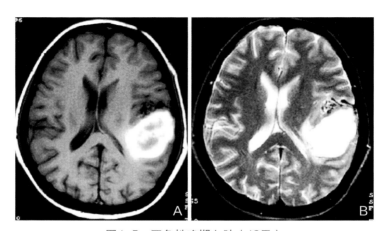

图4-5 亚急性晚期血肿（13天）

影像表现：MRI示两侧外囊区T_1WI见条状低信号（图4-6中A）；T_2WI呈条状高信号（图中B），周围见低信号含铁血黄色环。

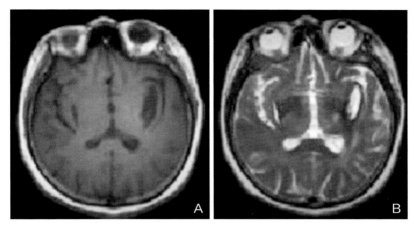

图4-6　慢性期血肿（1年）

第2节　脑淀粉样血管病

一、疾病概述

脑淀粉样血管病（CAA）为淀粉样物质沉积于软脑膜和皮质小血管所致，发病率随年龄增长而增加，为老年非外伤性脑出血的主要病因。临床表现主要为自发性脑出血、脑缺血性发作和认知功能障碍等。其脑出血多位于脑叶，可多发、复发；皮质下白质、额叶、颞叶、顶叶常累及，较少累及脑干及深部灰质核团；脑白质疏松和CAA患者的认知损害相关。

二、诊断要点

（1）脑叶浅表区域（皮质及皮质下区）血肿；与高血压脑出血易累及基底节、丘脑等深部脑组织不同。

（2）单发或多发、大小不一、形态不规则；血肿新旧不一，表现为急性期、亚急性期、慢性期混合存在；可以破入蛛网膜下腔和脑室。

（3）SWI和T_2^*WI序列检出的出血灶数目多于常规MRI序列，可见皮质、皮质下多发低信号微出血灶，多分布于脑叶浅表区。脑表面含铁血黄素沉积表现为蛛网膜下腔内条状低信号，累及一条或多条脑沟。

（4）脑白质疏松　皮质下白质、深部白质呈斑点状、片状或大片融合状T_2WI高信号，脑室周围晕状T_2WI高信号灶。

三、病例分析

影像表现：CT示右侧颞、枕叶血肿，典型表现是脑叶出血（图4-7中A）。MR扫描SWI序列显示右侧颞枕叶血肿为不同时期出血（图中B）。

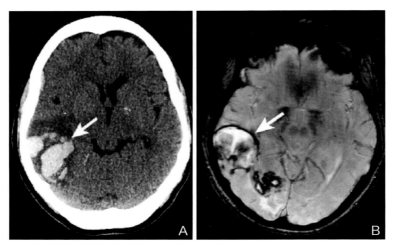

图4-7 脑淀粉样血管病所致脑出血

影像表现：图4-8中A为T_2FLAIR序列，脑白质弥漫性异常高信号，为继发于动脉壁淀粉样物质沉积的小血管病变。B为SWI示双侧额叶蛛网膜下腔内条状低信号（长尾箭头）和多发微出血灶（三角箭头）。

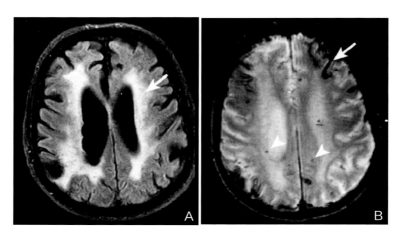

图4-8 脑淀粉样血管病一

影像表现：图4-9中A为T_2FLAIR序列脑白质内多发点状高信号灶，侧脑室旁白质晕状高信号。B为SWI示多发低信号微出血灶分布于脑表浅区域（三角箭头）。

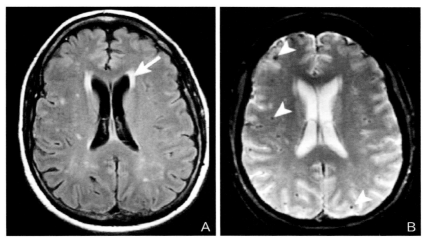

图4-9　脑淀粉样血管病二

第3节　急性期脑梗死

一、疾病概述

急性期脑梗死（1～3天）的早期诊断和早期治疗非常重要，在时间窗内（4.5～6h）进行溶栓治疗能有效降低患者致残率、病死率。急性期脑梗死常规CT检查阳性率仅约39%，在发病24h内常难以发现病灶；由于主要为细胞毒性水肿，脑组织含水量并无明显增加，常规T_2WI、T_1WI无法在超急性期（＜6h）内发现病灶；DWI具有很高的敏感性，脑梗死数分钟至数小时后，DWI即可表现为扩散受限。脑灌注成像（PWI）可以明确脑血流灌注减少的范围和程度，PWI与DWI对照不匹配区，可以确定是否存在缺血半暗带，用以指导临床患者的溶栓治疗，有效提升对急性期脑梗死的治疗效果。

二、诊断要点

1. CT诊断

（1）豆状核边缘模糊征　也称基底节模糊征，是大脑中动脉供血区急性梗死的常见征象。

（2）致密动脉征　表现为一段动脉的密度高于同一支动脉的其他部分或其他动脉的密度，为动脉内凝血块或血栓所致。

（3）岛带征　岛叶皮质水肿，密度减低，边缘模糊，是大脑中动脉梗死的早期征象。

（4）局部脑组织肿胀　局限区域脑沟消失、脑室变窄和中线结构移位。

影像表现：图4-10中A为基底节模糊征，左侧豆状核密度略减低，边缘模糊；B为致密动脉征，左侧大脑中动脉水平段呈条状高密度；C为岛带征，右侧壳核与岛叶间密度减低区，界限不清，颞叶肿胀，脑沟消失；D为局部脑组织肿胀征，右侧颞叶脑沟消失，外侧裂变窄，右侧侧脑室受压略变窄。

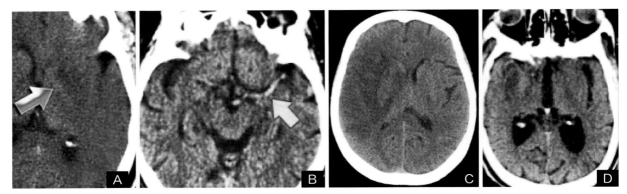

图4-10　急性期脑梗死CT征象

2. MR诊断

（1）DWI梗死后数小时内即可显示病变，表现为高信号，ADC呈低信号；常规 T_2WI、T_1WI 此时常无法发现病灶。

（2）PWI可明确脑血流灌注减少的范围和程度，与DWI对照可以确定缺血半暗带。

（3）增强扫描表现为血管内强化和脑实质强化。血管内强化常在发病后24h内出现，表现为梗死区内异常曲线样强化；脑实质强化大多在7～20天后出现，表现为脑回样强化。

影像表现：T_2WI、T_1WI 未见明显异常（图4-11中A为 T_2WI；B为 T_1WI）；DWI（b=1000）示右侧大脑中动脉供血区扩散受限，呈高信号（图中C）；PWI（CBF图）右侧大脑中动脉供血区CBF减低（图中D）。

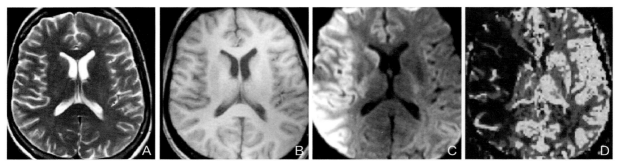

图4-11　超急性期脑梗死（1h）

影像表现：T_2WI（图4-12中A）、T_2FLAIR（图中B）左侧颞顶叶呈稍高信号，脑沟变窄；DWI（b=1000）左侧颞顶叶病变区扩散受限，呈片状高信号（图中C），ADC图呈低信号（图中D）；PWI左侧大脑中动脉供血区CBF、CBV下降（图中E、F）；MTT、TTP延长（图中G、H）。

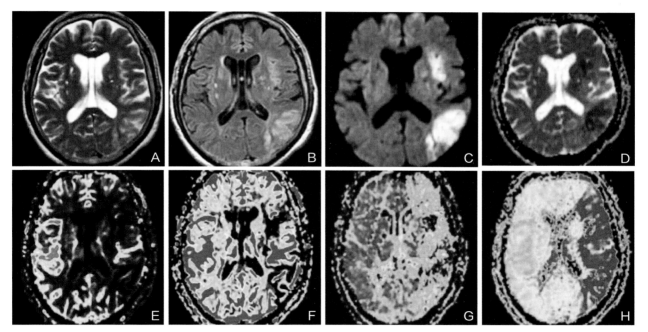

图4-12 急性期脑梗死（6h）

三、鉴别诊断

不典型脑梗死有时需要与星形细胞瘤鉴别：脑梗死常同时累及皮质和白质，形态多呈楔形，底位于脑皮质，尖端指向脑室，范围与动脉分布区一致，脑回样强化提示梗死。而星形细胞瘤起源于脑白质，且以累及白质为主，星形细胞瘤沿白质扩散，无明显分布规律，占位效应较明显。

第4节 亚急性期脑梗死

一、疾病概述

亚急性期脑梗死（3天至3周）在T_2WI及T_1WI均可显示病变；梗死区DWI高信号可持续1～2个月，ADC低信号因细胞毒性水肿可持续7～10天，以后由于组织再灌注和血管源性水肿增加，ADC信号逐渐增高；周围水肿及占位效应多在梗死后3～4天最显著，7天后逐渐减轻；出血转化多发生于亚急性早期（3～7天）；梗死区脑回样强化多出现在亚急性期到慢性期内。脑梗死有时临床和影像学表现较不典型，特别是占位效应明显，伴有不典型的出血征象时，应注意与肿瘤和炎症鉴别。

二、诊断要点

1.CT诊断

（1）梗死区与脑血管供血区分布一致，病灶呈低密度，可不均匀，边缘清晰或模糊；可有不同程度占位效应；也可表现为假阴性。

（2）出血转化　急性梗死后，由于血流再灌注，或溶栓、抗凝治疗后，梗死区内继发出血，也称为出血性梗死，表现为低密度梗死区内散布点片高密度出血灶；广义的出血转化还包括药物或取栓治疗后的远隔部位（蛛网膜下、硬膜下、脑实质）的出血。

2.MR诊断

（1）梗死区呈长T_1、长T_2信号，与脑血管支配区分布一致，可有不同程度占位效应。

（2）亚急性早期DWI仍为高信号、ADC低信号，但随后可出现假性正常化，其原因是细胞毒性水肿存在，同时由于血脑屏障破坏及细胞膜破坏导致血管源性水肿及细胞外水的增多，DWI高信号一般在1～2周逐渐降低，ADC信号可在10天左右出现假性正常化。

（3）增强扫描梗死区出现脑回样强化。

影像表现：MRI示右侧颞叶梗死区呈长T_1、长T_2信号（图4-13中A为T_1WI；B为T_2WI），DWI扩散受限呈高信号，局部脑回肿胀，脑沟变浅（图中C）。

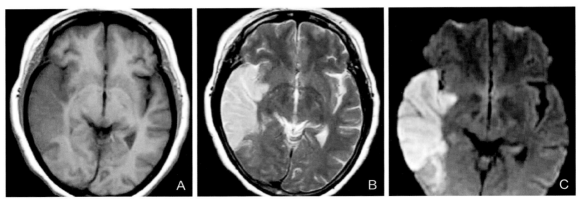

图4-13　亚急性期脑梗死一

影像表现：T_2FLAIR右侧颞枕叶梗死区呈高信号（图4-14中A），DWI呈高信号（图中B），增强扫描梗死区呈脑回样强化（图中C、D）。局部脑回肿胀，脑沟变浅。

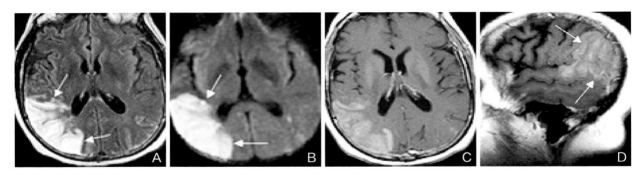

图4-14　亚急性期脑梗死二

第5节 慢性期脑梗死

诊断要点如下。

1. CT诊断

慢性期脑梗死（3周至3个月）：梗死区密度进一步减低，最后接近脑脊液密度，形成囊腔，范围缩小，出现负占位效应，局限性脑萎缩，患侧脑室及脑沟扩大，中线结构向患侧移位。

2. MR诊断

梗死区呈长T_1、长T_2信号，最终形成与脑脊液信号一致的脑软化灶，T_2FLAIR序列病灶周围常有胶质增生呈高信号。梗死区8～10周后不再出现强化。

影像表现：MRI示右侧基底节区条片状长T_1、长T_2信号灶（图4-15中A为T_2WI；B为T_1WI），T_2FLAIR呈低信号，周围见环状高信号胶质增生（图中C）。

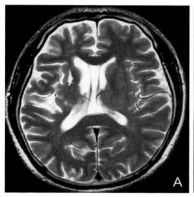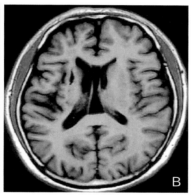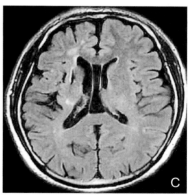

图4-15 慢性期脑梗死

第6节 腔隙性脑梗死

一、疾病概述

腔隙性脑梗死是指脑穿支小动脉闭塞引起的深部脑组织较小面积的缺血坏死，病灶大小通常在20mm以内；主要病因包括高血压、脑动脉硬化、高血脂、糖尿病等；好发部位主要在基底节区、丘脑区，也可发生于脑干，小脑以及深部脑白质区；梗死部位不同，临床表现各异，可有运动、感觉障碍，相当一部分患者可无临床症状。

二、诊断要点

（1）好发部位：基底节区、丘脑、内囊、外囊、脑干等。

（2）单发或多发；点片状或条状；直径10～15mm。

（3）CT呈低密度灶，早期边缘模糊，晚期边界清楚锐利；MRI显示病灶明显优于CT，T_1WI等或低信号，T_2WI高信号，急性期DWI高信号；无水肿或较轻，无占位效应。

影像表现：CT示左侧豆状核区小片状低密度灶（图4-16中A）；MRI示T_2WI病灶呈高信号（图中B），T_1WI呈低信号（图中C）。

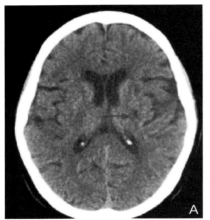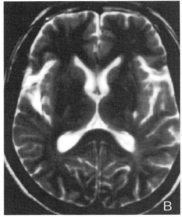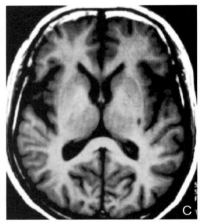

图4-16　腔隙性脑梗死

第7节　分水岭区脑梗死

一、疾病概述

分水岭区脑梗死（cerebral watershed infarction，CWI）又称边缘带梗死，是指脑内相邻动脉供血区之间的交界处（或分水岭区）发生的梗死，约占全部脑梗死的10%。分水岭区脑梗死的发病机制与脑血栓形成导致的卒中不同，患者发病前常存在低灌注、脑血管狭窄等病理基础，由于某些诱因引起局部供血骤减，导致动脉供血区之间的脑组织容易受到缺血性损伤。常见的诱因包括晕厥、休克、严重心律失常、麻醉、药物、严重脱水等。

二、诊断要点

（1）分水岭区脑梗死根据部位分为3型：皮质型、皮质下型、混合型。见图4-17。

（2）皮质型分水岭区脑梗死包括皮质前型和皮质后型两种。

① 皮质前型：位于大脑前动脉皮质支与大脑中动脉皮质支的交界区，多为尖端指向侧脑室，底端朝向软脑膜面的楔形病灶，主要位于额颞顶交界区。

② 皮质后型：位于大脑中动脉皮质支与大脑后动脉皮质支的交界区，为尖端指向侧脑室后角或侧脑室体后外方的楔形病灶，主要位于颞顶枕交界区。

（3）皮质下型分水岭区脑梗死（又称内分水岭区脑梗死）：位于于大脑中动脉皮质支与深穿支之间的交界区，沿侧脑室旁放射冠或半卵圆中心呈串珠状排列或者融合成条片状的长T_2信号。

（4）混合型分水岭区脑梗死：皮质型、皮质下型共同存在。

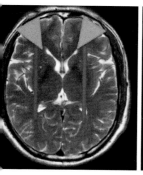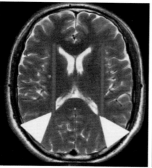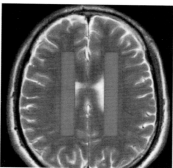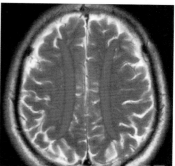

图4-17　分水岭区脑梗死类型

灰色三角形—皮质前型；白色三角形—皮质后型；灰色条形—皮质下型

影像表现：MRI示右侧大脑前与大脑中动脉，大脑中与大脑后动脉交界区楔形异常信号，T_2WI呈高信号（图4-18中A），T_1WI呈略低信号（图中B），T_2FLAIR呈高信号（图中C），DWI扩散受限（图中D）。

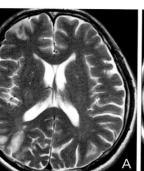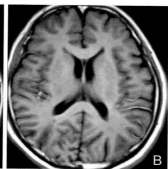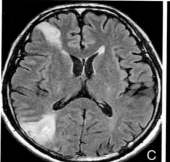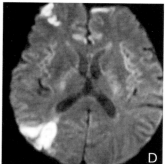

图4-18　皮质型分水岭区脑梗死（皮质前型及皮质后型）

影像表现：MRI示双侧半卵圆中心白质内多发点片状长T_2、长T_1信号灶（图4-19中A为T_2WI、B为T_1WI），呈串珠状排列，T_2FLAIR呈高信号（图中C），DWI病灶扩散受限（图中D）。

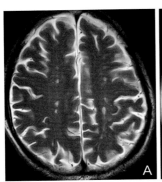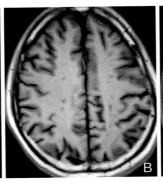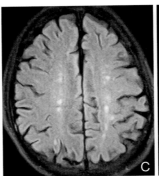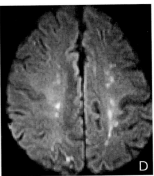

图4-19　皮质下型分水岭区脑梗死

第8节　基底动脉尖综合征

一、疾病概述

　　基底动脉尖综合征（top of the basilar syndrome，TOBS）是指基底动脉尖端部位急性缺血或闭塞所导致的相应供血区的血液循环障碍，临床上以双侧丘脑、中脑、小脑、枕叶、颞叶内侧面梗死为表现的一组综合征。基底动脉尖是指以基底动脉顶端为中心的直径2cm范围内的5条血管的交叉部位，即左右大脑后动脉、左右小脑上动脉和基底动脉顶端组成的"干"字形结构。其中供应双侧丘脑和中脑的是较细小的深穿支动脉，侧支循环建立困难，故临床上丘脑和中脑梗死的机会更大些。TOBS临床表现复杂，首发症状多样，包括意识障碍、眼球运动障碍、视觉障碍、感觉障碍、眩晕、恶心、呕吐、失语、肢体活动不灵等。本病为后循环梗死的特殊类型，受累组织重要，致残率及致死率均较高。

二、诊断要点

　　（1）基底动脉尖部5条血管中2条及2条以上发生血供障碍引起不同部位梗死灶，常见部位依次为丘脑、中脑、小脑、枕叶、颞叶等。

　　（2）影像表现为丘脑、小脑、脑干、颞叶、枕叶多发梗死灶；单侧或双侧；幕上和幕下脑组织同时受累。

　　影像表现：图4-20中A为组成基底动脉尖的5条血管示意图；B～D为CT示双侧丘脑区、枕叶、小脑半球多发低密度梗死区。

　　影像表现：T_2WI显示双侧小脑、中脑、左侧枕叶、左侧丘脑多发大小不一片状长T_2信号（图4-21中A～C），DWI病变区呈高信号（图中D、E）。MRA显示基底动脉尖部、双侧大脑后动脉近端狭窄，双侧小脑上动脉未显示（图中F）。

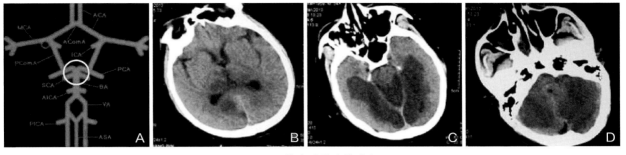

图4-20 基底动脉尖综合征一

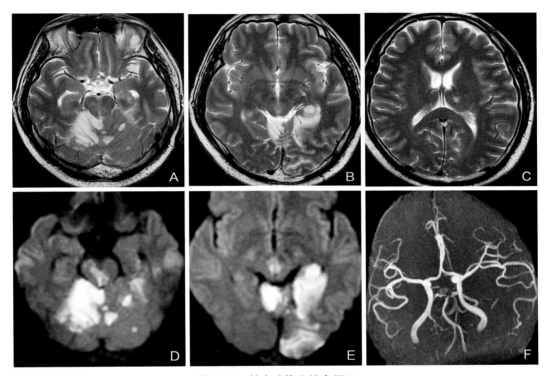

图4-21 基底动脉尖综合征二

第9节 脑静脉窦血栓

一、疾病概述

脑静脉窦血栓（cerebral venous sinus thrombosis，CVST）临床表现缺乏特异性，主要症状包括急性或反复发作的头痛，局灶性神经功能缺损同时合并颅内压增高；各年龄组均可发病，通常以青壮年女性多见；大多为亚急性或慢性起病，常无高血压、动脉粥样硬化、冠心病等病史，误诊及漏诊率可达70%以上。本病按病因可分为感染性和非感染性；感染性者海绵窦和横窦是最常受累的部位，海绵窦血栓常继发于鼻窦炎、鼻旁的化脓性感染，横窦、乙状窦血栓多继发于化脓性乳突炎或中耳炎；非感染性者上矢状窦最容易受累，以孕期妇女居多。大脑大静脉血栓多为非炎症性，常累及间脑、丘脑、穹窿、基底节等深部结构。

二、诊断要点

1.CT诊断

（1）直接征象

① 高密度三角征：CT平扫表现为上矢状窦呈三角形高密度影，提示上矢状窦内血栓形成。

② 空三角征：CT增强扫描静脉窦硬脑膜壁强化呈高密度，与管腔内低密度血栓（充盈缺损）形成对比。

③ 束带征：CT平扫可看到匍行的高密度皮质静脉影，提示皮质静脉血栓形成。

（2）间接征象。主要为静脉性脑梗死，表现为静脉窦引流区脑组织皮质或皮质下区梗死，常伴有梗死区内出血。其他征象包括脑引流静脉扩张；脑组织水肿，脑沟裂变窄，脑室变小；大脑镰和小脑幕异常强化等。

影像表现：图4-22中A为高密度三角征，CT平扫显示上矢状窦后部表现为三角形高密度影，提示静脉窦血栓。B为束带征，CT平扫示右侧颞叶皮质静脉血栓呈条状高密度影。

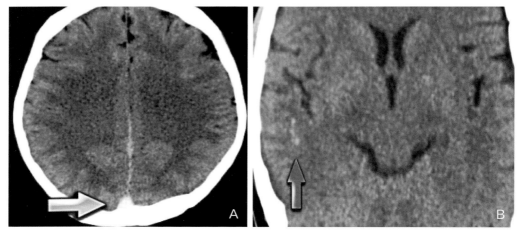

图4-22　高密度三角征及束带征

影像表现：图4-23中A、B为CT增强扫描上矢状窦壁强化呈高密度，管腔内血栓无强化呈低密度；图中C为CT增强扫描双侧横窦及左侧乙状窦壁呈条状高密度，其内血栓呈低密度充盈缺损。

影像表现：CT平扫示左颞叶Labbe静脉分布区的低密度梗死区（图4-24）。

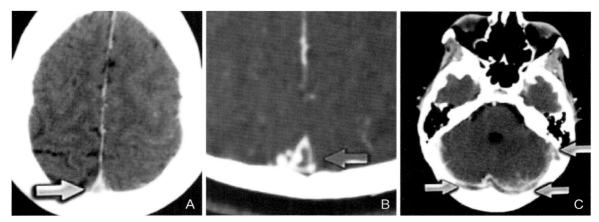

图4-23　空三角征

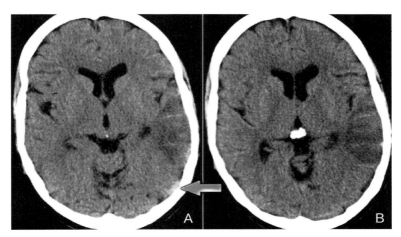

图4-24　左侧颞叶静脉性梗死

影像表现：CT平扫显示左颞叶低密度梗死区内见高密度出血（红箭头）；CT增强扫描可见左侧乙状窦内充盈缺损（蓝箭头），见图4-25。

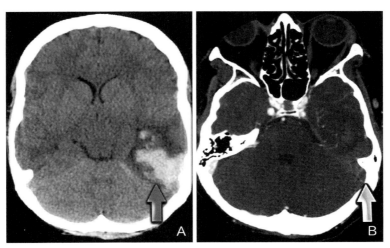

图4-25　左颞叶出血性梗死

2.MR诊断

（1）根据时间长短，静脉窦血栓的MRI信号表现不同，与脑内血肿的演变一致。急性期静脉窦血栓在T_1WI呈中等信号，T_2WI静脉窦呈低信号；随着病程延长，T_1WI或T_2WI均呈高信号。急性期静脉窦血栓与正常静脉窦流空信号有时较难分辨，容易漏诊。

（2）静脉性脑梗死　多位于表浅部位，双侧矢状窦旁、颞叶，皮质或皮质下区梗死，梗死区内常见不同程度出血灶；大脑内静脉、大脑大静脉、直窦血栓常导致双侧丘脑、基底节区梗死。静脉性梗死区水肿及占位效应较明显。

（3）MRV检查栓塞的静脉窦不显影。

图4-26中A为正常静脉窦示意图（矢状位）；B为大脑内静脉、Labbe静脉、上矢状窦血栓累及部位示意图。

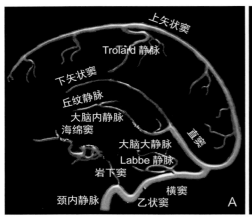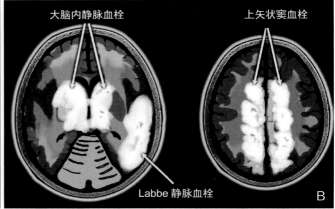

图4-26　静脉窦血栓累及部位模式

影像表现：图4-27中A为T_2WI右侧乙状窦正常流空信号，而左侧乙状窦流空信号消失，呈条状高信号；B、C为T_1WI平扫示直窦及右侧横窦呈高信号。

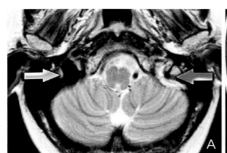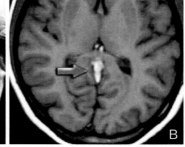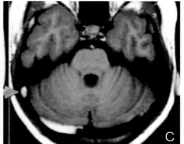

图4-27　脑静脉窦血栓

影像表现：T_2WI（图4-28中A）及T_2FLAIR（图中B）左侧颞叶见高低混杂信号区，其内低信号灶为梗死内的出血，病变周围见明显的长T_2水肿区。

影像表现：T_2FLAIR显示左侧丘脑区梗死呈片状高信号（图4-29中A）；CT增强扫描矢状位重建图像显示大脑大静脉（Galen静脉）和直窦内条状充盈缺损（图中B）。

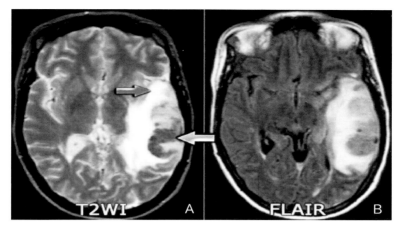

图4-28　Labbe静脉分布区静脉性梗死

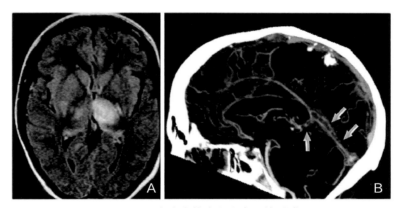

图4-29　大脑大静脉和直窦血栓形成

　　影像表现：T_2WI（图4-30中A）、T_2FLAIR（图中B）右侧横窦呈稍低信号；增强扫描静脉窦壁明显增强，管腔内呈充盈缺损（图中C）；MRV示右侧乙状窦及横窦血流信号缺失（图中D）。

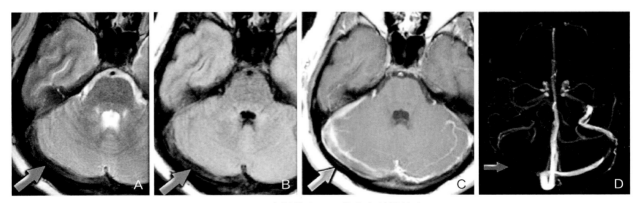

图4-30　右侧横窦及乙状窦急性期栓塞

第10节 成人缺血缺氧性脑损伤

一、疾病概述

缺血缺氧性脑损伤（hypoxia-ischemia injury，HII）是指各种原因导致急性缺氧，氧的供应和利用不能满足脑组织的代谢需求，造成弥漫性脑组织损害而引发的一种临床综合征。主要原因包括心脏骤停、严重心律失常、大出血、窒息、溺水、自缢等。灰质对缺氧的敏感性高于白质，因此急性缺血缺氧时易累及皮质及灰质结构。缺氧的持续时间和严重程度不同，可造成不同脑区的脑损害，轻度至中度缺氧通常导致脑分水岭区梗死；重度缺血缺氧，主要累及灰质结构，包括基底节、丘脑、海马、大脑皮质等；大约3周后则逐渐出现脑白质病变，目前认为迟发性脑白质病变与严重的缺血缺氧导致胶质细胞坏死、脱髓鞘有关。

二、诊断要点

（1）根据受累部位不同分为大脑皮质型、深部灰质型、分水岭区型、脑白质型、混合型。

（2）DWI是最敏感的序列，数小时内即显示大脑皮质、基底节、丘脑、脑干信号增高，而常规T_1WI、T_2WI序列正常或轻度异常。

（3）CT表现为弥漫性脑组织水肿，灰质密度减低，灰白质分界不清；双侧基底节密度减低；脑沟裂及脑室系统变窄。

（4）迟发性白质病变　部分缺血缺氧性脑损伤后2～3周可出现白质内片状或弥漫性T_2WI高信号。

影像表现：CT增强扫描显示脑组织肿胀，脑沟变浅、消失，灰白质分界不清，小脑密度相对较高（图4-31）。

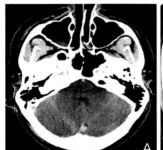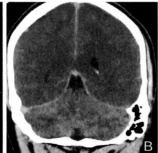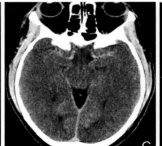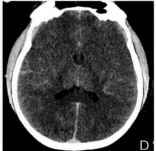

图4-31　成人缺血缺氧性脑损伤

影像表现：T_2WI双侧大脑皮质呈稍高信号（图4-32中A），T_1WI呈稍低信号（图中B），DWI大脑皮质弥漫性高信号（图中C、D）；皮质肿胀，脑沟裂变浅，侧脑室缩小。

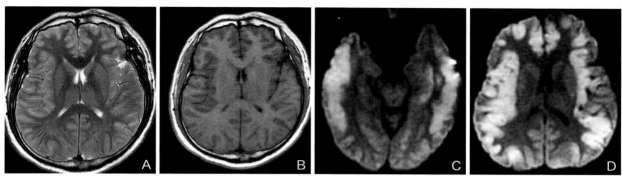

图4-32　成人缺血缺氧脑损伤（心跳骤停心肺复苏后）

第11节　脑小血管病

一、疾病概述

　　脑小血管病是指各种原因影响脑内小动脉、微动脉、毛细血管、微静脉和小静脉所致，临床以卒中（深部小梗死、脑出血）、认知障碍和痴呆为主要表现的综合征。其病理改变包括小血管纤维素样坏死、玻璃样变、淀粉样物质沉积、炎性血管病、出血、闭塞等。脑小血管病患者同时具有缺血和出血两种趋势，脑梗死或者脑出血可能在不同的时间段发生。本病主要危险因素包括年龄、高血压、糖尿病、高胆固醇、吸烟、酗酒等。

二、诊断要点

　　影像学表现主要包括腔隙灶、皮质下小梗死、脑白质病变、微出血、脑萎缩等。
　　（1）腔隙灶　腔隙是指脑内的小囊或残腔，分为三型。Ⅰ型继发于陈旧的腔隙性梗死灶，T_2FLAIR病灶周边环绕高信号胶质增生；Ⅱ型继发于陈旧性出血病灶，T_2WI病灶周边常环绕含铁血黄素黑环；Ⅲ型为扩张的血管周围间隙，好发于基底节、前联合、深部白质、中脑，沿血管走行。腔隙性梗死为小穿支动脉闭塞所致，急性期DWI高信号，慢性期缩小，边缘可见胶质增生。

（2）脑白质病变　为灶性或弥漫性白质脱髓鞘，呈长T_1、长T_2信号。最常采用Fazekas分级评价病变程度。

（3）脑微出血灶　T_2^*WI、SWI序列呈多发、小圆形、边界清楚低信号灶，无水肿，T_1WI、T_2WI序列常不能显示病灶；高血压患者脑微出血灶主要分布于基底节、丘脑、脑干和小脑；淀粉样血管病患者病灶主要分布于皮质及皮质下区。

（4）脑萎缩　脑体积减小，脑沟裂增宽，脑室扩大。

影像表现：MRI示双侧侧脑室旁白质见不规则片状、双侧深部白质呈大片融合状长T_1、长T_2信号；双侧基底节区多发小点状腔隙灶；DWI双侧顶叶多发点状低信号灶，为多发微出血灶；侧脑室略扩大（图4-33中A、B为T_2WI；C为T_1WI；D为DWI）。

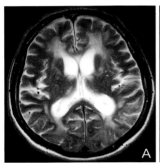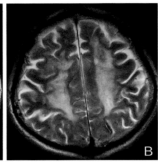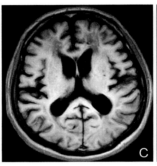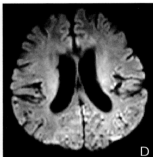

图4-33　脑小血管病（男，70岁，高血压20年）

附　Fazekas评分（0～6分）：将脑室旁和深部白质病变分别评分，两部分相加计算。

1.脑室旁高信号评分

0分，无白质病变。

1分，帽状或铅笔样薄层病变（＜5mm）。

2分，病变呈光滑的晕圈（6～10mm）。

3分，不规则的脑室旁高信号，延伸到深部白质（＞10mm）。

2.深部白质信号评分

0分，无白质病变。

1分，点状病变，单一病变直径≤9mm，或成组病变直径≤20mm。

2分，斑片状病变，单一病变10～20mm，成组病变＞20mm。

3分，融合性病变，单一病变或融合病变直径＞20mm。

参考文献

［1］韩玺河,车丽红,邹梅,等.急性缺血性脑血管病76例多模式CT影像学分析.脑与神经疾病杂志,
2017,(3): 141-145.

［2］李敬伟,罗云,张鑫,等. 脑梗死后磁共振灌注加权成像-弥散加权成像不匹配区血流灌注水平的动
态变化和临床意义. 中华神经科杂志，2017,50(3): 190-194.

［3］杨晴媛,常斌鸽,柴超,等.定量磁敏感加权成像在急性缺血性脑卒中的应用进展.国际医学放射学杂
志，2016, 39（5):489-494.

［4］薛静,王昊,高培毅,等.急性缺血性卒中溶栓治疗前后磁敏感加权序列突出血管征的变化和意义.
中国卒中杂志，2017, 12（3): 233-238.

［5］中华医学会神经病学分会，中华医学会神经病学分会脑血管病学组. 中国缺血性脑卒中和短暂
性脑缺血发作二级预防指南2014. 中华神经科杂志，2015, 48(4): 258-273.

［6］徐惠琴,牛平,王耀山.基底动脉尖综合征的临床与病理.临床神经病学杂志，2004,17(1); 20-22.

［7］脑小血管病诊治专家共识组. 脑小血管病的诊治专家共识. 中华内科杂志. 2013, 10;52(10): 893-
896.

［8］Minkner K, Lovblad K O, Yilmaz H. White matter lesions in watershed territories studied with MRI
and parenchymography: a comparative study. Neuroradiology, 2005, 47(6): 425-430.

［9］Sanossian N, Saver J L, Alger J R, et al. Angiography reveals that fluid-attenuated inversion recovery
vascular hyperintensities are due to slow flow, not thrombus. Am J Neuroradiol, 2009, 30 (3): 564-568.

第 **5** 章　血管性病变

概述

　　血管性病变泛指脑部血管的各种疾病，包括脑动脉粥样硬化、血管狭窄或闭塞、脑动脉炎、脑动脉损伤、动脉瘤、血管畸形等，其共同特点是可引起脑组织的缺血或出血性意外，导致患者的残疾或死亡。

　　CT血管造影（CTA）及三维成像（3D）、多平面重建（MPR）、最大密度投影（MIP）、容积再现（VR）等后处理技术的应用，有助于识别大多数血管病变、血管变异、畸形等，适用于急性脑卒中、蛛网膜下腔出血以及术前对脑血管的初步评估。例如术前CTA发现患者存在三叉动脉，可以避免手术中伤及动脉而发生危及生命的大出血；CTA还有助于评估动脉瘤破裂的风险。

　　与CTA需注射对比剂不同，时间飞跃磁共振血管造影（TOF-MRA）不需要注射对比剂就可以显示脑内的动脉血管，没有电离辐射，目前广泛用于初步评估脑动脉。磁敏感加权成像（SWI）对于静脉血管内脱氧血红蛋白敏感，可用于评估脑内的静脉系统。近年来高场磁共振三维成像技术与高信噪比和背景抑制相结合，可以实现颅内血管壁的高分辨率成像，评价血管壁的粥样斑块，有助于对动脉粥样硬化、血管炎、烟雾病等的鉴别。

第 **1** 节　脑动静脉畸形

一、疾病概述

　　脑动静脉畸形（AVM）指扩张的供血动脉和引流静脉之间缺乏正常的毛细血管床，血管巢通过一条或多条瘘管连接起来。AVM包括两种异常血管吻合，最典型的是紧凑型，在异常血管之间没有正常脑组织；第二种为弥漫型，在异常血管之间有正常脑实质，较少见。血管巢较深或位于脑室周围时，主要由穿支动脉和脉络膜动脉供血，通过深部静脉引流；血管巢表浅或位于皮层时，主要通过软脑膜动脉供血和皮质静脉引流。脑动静脉的直接连接导致血管压力增高，由于细小动脉缺乏平滑肌细胞、静脉的血管壁弹力膜不完整，会增加破裂出血的风险。该病通常见于青年人；最常见的临床表现是颅内出血，其他包括癫痫、占位效应和盗血现象。血管造影（DSA）是诊断AVM的金标准。

二、病例讨论

病例1 男，9岁，头痛、头晕，伴四肢无力。

影像表现：T_2WI显示右侧小脑半球片状长T_2信号区，内见多发粗细不一的血管流空影，引流静脉进入窦汇区（图5-1中A、B）。MRA左侧小脑半球区见紊乱增多的动脉血管，部分供血动脉源于右侧大脑后动脉及椎动脉分支（图中C）。

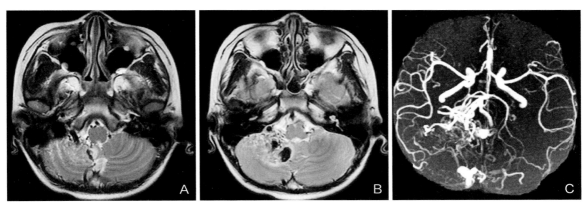

图5-1 右侧小脑半球动静脉畸形

病例2 男，73岁；头晕，癫痫发作。

影像表现：MRI示右侧颞顶叶大量粗细不一、迂曲流空的蜂窝状血管影，可见粗大的引流静脉汇入上失状窦；病变周围长T_2信号，考虑胶质增生（图5-2中A、C、D T_2WI；图中B T_1WI）；增强扫描病灶部分斑片状强化（图中E～G）。

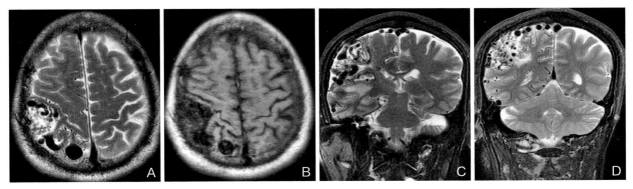

图5-2

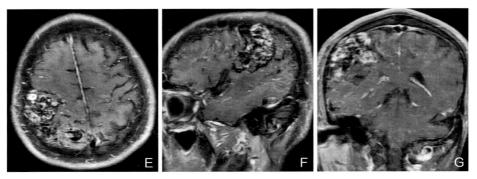

图5-2 右侧颞顶叶动静脉畸形

病例3 男，15岁；左侧肢体活动不灵十余年。

影像表现： CT平扫示右侧侧脑室旁见团块状高密度影（图5-3中A）；MR示病变主要以迂曲成团的流空血管影为主，可见引流静脉汇入增粗的右侧大脑内静脉，增强扫描可见线团样强化（图中B～D为T_2WI；图中E为T_1WI平扫；图中F～H为增强扫描）。

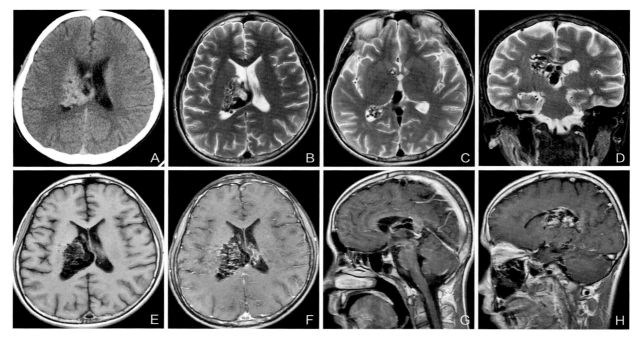

图5-3 右侧侧脑室旁动静脉畸形

三、诊断要点

（1）脑实质内异常血管团，表现为迂曲、粗细不一的蜂窝状流空信号影；可因出血、钙化致T_1WI信号各异。

（2）一条或多条供血动脉，有时供血动脉不易区分；一条或多条粗大的引流静脉，汇入静脉窦或深部静脉。

（3）增强扫描血管团、供血动脉、引流静脉可见不同程度强化，流速过快则表现为流空信号。

（4）可见于脑内任何部位，大小不一；无或有轻微占位效应；周围脑组织可有胶质增生呈T_2WI高信号；常伴有邻近脑组织的萎缩。

四、鉴别诊断

（1）发育性静脉畸形　经典表现是"海蛇头征"，即数条扩张的髓静脉引流到一条较大的中央静脉，有时呈条状流空信号；其与脑AVM的鉴别要点是缺乏血管巢和扩张的供血动脉。

（2）Wyburn-Mason综合征　主要表现为视网膜蔓状血管瘤，中脑、丘脑动静脉畸形和皮肤血管瘤，患者同时有面部、神经系统改变。

（3）硬脑膜动静脉瘘　最常累及横窦、乙状窦，可见供血动脉与引流静脉，缺乏血管巢。

第2节　毛细血管扩张症

一、疾病概述

毛细血管扩张症（BCT）是脑实质内局限性的薄壁毛细血管簇集构成的血管畸形，病灶体积较小，占中枢神经系统血管畸形的16%～20%，是第二常见的血管畸形，仅次于发育性静脉畸形。BCT是一种血管造影隐匿的血管畸形，这是由于病变血流缓慢，病灶很小，可能伴有出血而被掩盖等。BCT较少引起临床症状，常为偶然发现，可以合并其他血管畸形，如动静脉畸形或海绵状血管瘤。无症状患者无需治疗，病灶较大及合并出血者可考虑手术切除。本病与遗传性毛细血管扩张症无关，后者是一种以多发出血和血管畸形为特征的常染色体显性遗传病。

二、病例讨论

病例1　男，22岁；因垂体瘤行MR检查。

影像表现：MRI增强T_1WI示脑桥延髓交界区见小片状强化灶，未见水肿及占位效应（图5-4中B、D）；平扫T_1WI及T_2WI未能显示病灶（图中A为T_2WI；C为T_1WI矢状位平扫）。患者同时可见垂体瘤。

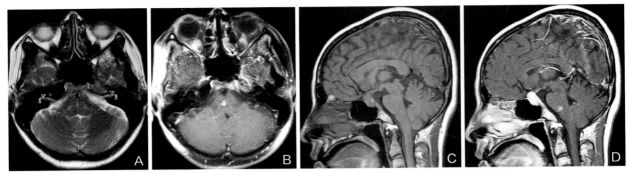

图5-4　脑桥毛细血管扩张症一

病例2　女，45岁，头痛半年。

影像表现：MRI平扫T₁WI（图5-5中A）及T₂WI（图中B）不能显示病灶，增强扫描T₁WI脑桥见毛刷样强化灶，无水肿及占位效应（图中C、D）。SWI病灶呈低信号（图中E）。

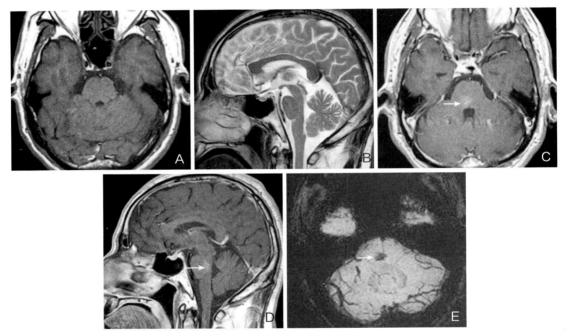

图5-5　脑桥毛细血管扩张症二

三、诊断要点

（1）可发生于任何部位，最常见于脑桥，也可见于延髓、小脑、大脑半球等。

（2）常较小，数毫米至2cm不等，无占位效应，无水肿；常单发，但当作为共济失调毛细血管扩张症或者Sturge-Weber综合征的表现时可多发。

（3）CT通常无法发现病灶，偶可见钙化。

（4）常规MR（T₁WI、T₂WI）往往不能显示病灶；有时病灶在T₂WI可为高信号；部分病灶DWI表现为低信号。诊断主要依靠增强MR检查，表现为点状或毛刷样强化病灶。部分病灶周围可见扩张的引流静脉，通常不伴发钙化、出血和胶质增生。

四、鉴别诊断

（1）发育性静脉畸形　经典表现是"海蛇头征"，即数条扩张的髓静脉引流到一条较大的中央静脉，有时呈条状流空信号；缺乏血管巢和扩张的动脉。

（2）海绵状血管畸形　位于脑内任何部位；T_2WI爆米花样外观，周围环绕含铁血红素环；T_1WI常见出血所致点片状高信号。

第3节　发育性静脉畸形

一、疾病概述

发育性静脉畸形（DVA）也称为静脉瘤，是中枢神经系统最常见的先天性脑血管畸形，组织学上是由一些异常增粗的静脉以及正常的供血动脉和毛细血管组成。通常偶然发现，单发者占75%，其中约20%合并海绵状血管瘤，称为混合性血管畸形。DVA可发生于脑内任何部位，引流到表浅静脉或深静脉；额颞叶病变较常见，通常引流到侧脑室前角；小脑半球病变通常引流到第四脑室。DVA并发症少见，主要源于回流静脉的自发性栓塞导致静脉性脑梗死和出血。

二、病例讨论

病例1 男45岁，查体。

影像表现：T_2WI示右侧小脑半球见多发条状稍低信号影（图5-6中A、B），T_1WI平扫呈低信号（图中C、D），增强扫描见增粗的异常血管向第四脑室室管膜下引流，周围见多发辐射状分布的细小强化血管影，呈"海蛇头"或"蜘蛛足"样改变（图中E、F）。

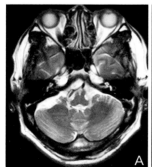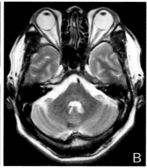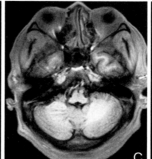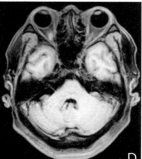

图5-6

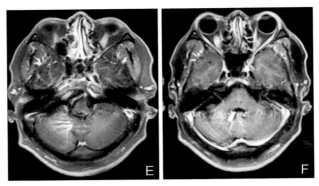

图5-6 右侧小脑半球发育性静脉畸形

病例2 女，75岁，左肺癌介入治疗后。

影像表现：T_1WI增强扫描示左侧脑室体后部见"蜘蛛足"样强化灶（图5-7中C、D）。T_1WI平扫病灶呈条状低信号影（图中A）。右侧额叶皮质区见小斑片状长T_1长T_2信号灶，增强扫描病灶呈环形强化，考虑转移（图中A为T_1WI；图中B为T_2WI；图中C、D为T_1WI增强）。

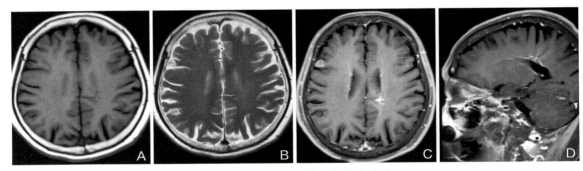

图5-7 左侧侧脑室体后部静脉畸形

三、诊断要点

（1）典型表现为"海蛇头"或"蜘蛛足"征，即多条扩张的髓静脉引流到一个较粗的中央静脉，并最终引流到硬膜窦或者深部室管膜静脉。

（2）CT 平扫可发现较大的引流静脉，增强扫描表现为线样、曲线样强化。30%的病灶伴有营养不良性钙化。

（3）MRI DVA在大多数序列中可见，表现为扩张的髓静脉聚集在一起，呈线样、曲线样强化或流空信号，形成明显的"海蛇头"征。SWI是识别本病的首选序列，呈明显低信号，能够很好地显示低流速的静脉畸形。

四、鉴别诊断

（1）动静脉畸形 可见扩张的供血动脉、引流静脉和血管巢。
（2）硬膜动静脉瘘 最常累及横窦、乙状窦，可见供血动脉与引流静脉。

（3）Sturge-Weber综合征　同时有软脑膜多发血管瘤和颜面部血管瘤，常见脑回样钙化。

第4节　海绵状血管瘤

一、疾病概述

脑海绵状血管瘤又称为海绵状静脉畸形，是常见的脑血管畸形，组织学上海绵状血管瘤由透明样变性、扩张的薄壁毛细血管窦组成，可见不同程度小血栓形成，周边见含铁血黄素沉积，病灶无动静脉分流，瘤内无正常脑实质。本病见于包括脑干在内的任何部位，幕上多见；通常为单发，约三分之一患者为多发，见于家族性遗传。海绵状血管瘤与发育性静脉畸形密切相关，称为混合性血管畸形。病灶通常偶然发现，大部分患者无症状，海绵状血管瘤可继发于脑放射治疗后。

二、病例讨论

病例1　男40岁，体检。

影像表现：MRI示右侧小脑半球见一混杂T_1、混杂T2信号灶，病变边缘见环状长T_1、短T_2低信号含铁血黄素沉积，DWI呈低信号［图5-8中A、C为T_2WI；B为T_1WI；D为DWI（b=1000）］。

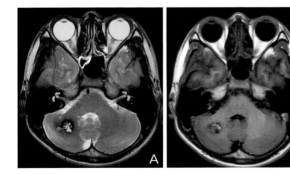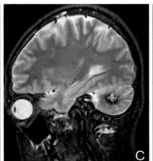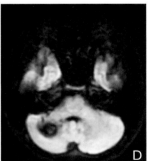

图5-8　右侧小脑半球海绵状血管瘤

病例2　男，52岁，查体。

影像表现：MRI示右侧顶叶皮质下区见一类圆形的长T_1、短T_2低信号灶，T_2FLAIR呈低信号，病灶中央见点状短T_1、长T_2高信号（图5-9中A为T_1WI；B为T_2WI；C为T_2FLAIR）。DWI呈低信号（图中D）。

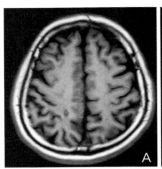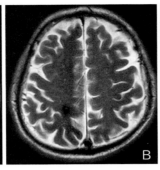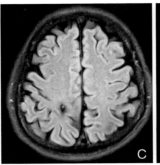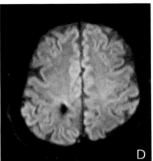

图5-9　右侧顶叶海绵状血管瘤

三、诊断要点

（1）DSA不易显示海绵状血管瘤；CT较难发现病灶；有时可表现为边界清晰的类圆形高密度灶，部分可见钙化，无占位效应。

（2）MRI具有特征性，表现为爆米花或桑葚样混杂信号，其周围因慢性出血而有含铁血黄素沉积，表现为环绕的低信号。T_1WI和T_2WI因不同时期血液产物而发生相应信号变化，如果近期有出血，可见周围水肿；通常没有强化。SWI和梯度回波序列能够更好地显示病灶，表现为显著的低信号，有助于发现常规序列上遗漏的小病灶。

四、鉴别诊断

（1）脑淀粉样血管病　见于老年患者，有进行性痴呆病史；病变位于脑叶表浅部位，常有皮质下区出血或多发微出血灶。

（2）高血压脑出血　有高血压病史，血肿和微出血灶常分布于基底节、丘脑区。

（3）弥漫性轴索损伤　有外伤病史；临床症状严重，常有昏迷；可见脑组织水肿。

第5节　Galen静脉瘤样扩张

一、疾病概述

Galen静脉即大脑大静脉，连接深静脉系统和静脉窦，其由双侧大脑内静脉汇合而成，向后流入直窦。Galen静脉瘤样扩张（也称Galen静脉瘤），是一种罕见的先天性脑血管畸形，发生机制是由于胚胎发育早期脉络丛血管与Galen静脉的前体——前脑正中静脉之间出现动静脉瘘，大量血流直接汇入，导致该静脉呈瘤样扩张。由于缺乏正常的大脑大静脉和直窦，畸形血管通过大脑镰状窦向上矢状窦回流。临床表现为头痛、脑积水、抽搐、智力下降等症状。

二、病例讨论

病例1 女性，30岁；头痛。

影像表现： T_1WI 平扫大脑大静脉及左侧大脑内静脉异常增粗（图 5-10 中 A、B）；MRI 增强扫描大脑大静脉及左侧大脑内静脉增粗并强化（图中 C ~ E）。

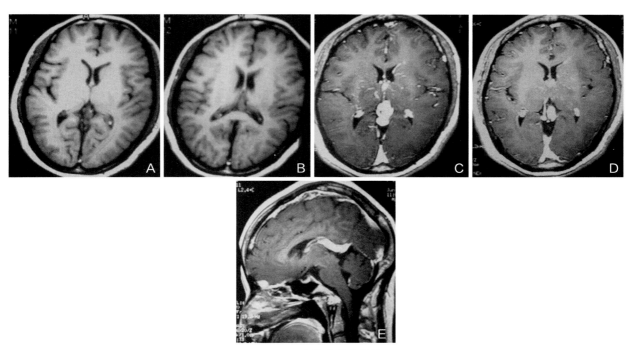

图 5-10 大脑大静脉扩张

病例2 14岁，男。

影像表现： CT 平扫显示 Galen 静脉瘤样扩张，呈均匀稍高密度（图 5-11 中 A）；DSA 侧位片显示瘤样扩张的 Galen 静脉（图中 B）。

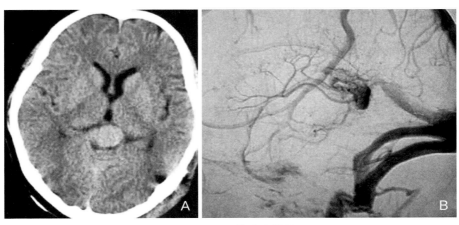

图 5-11 Galen 静脉瘤样扩张

三、诊断要点

（1）DSA　是诊断该病的金标准，可以直接显示扩张的Galen静脉；并可显示供血动脉、直窦、横窦、乙状窦。

（2）CT和MRI　表现为大脑大静脉池区扩张增粗或呈瘤样的Galen静脉，病变较大时可以压迫中脑导水管引起梗阻性脑积水；CT呈等或稍高密度，密度均匀，边缘可有钙化；T_2WI扩张的Galen静脉和引流静脉常表现为流空信号，若流速缓慢则可为高信号或混杂信号。

四、鉴别诊断

（1）动脉瘤　脑内动脉的局部突出或扩张，不伴有静脉异常。

（2）硬脑膜动静脉瘘　最常累及横窦、乙状窦，可见供血动脉与引流静脉。

第6节　永存镰状窦

一、疾病概述

镰状窦是胎儿颅内正常存在的静脉窦，在胎儿期连接Galen静脉和上矢状窦的后半部分，于出生前或出生后不久闭合；没有闭合的镰状窦称为永存镰状窦，也称为胚胎性直窦。大多数永存镰状窦常合并其他先天性疾病，如Galen静脉异常、胼胝体缺失、Chiari畸形等；成人永存镰状窦与直窦的闭塞相关。

二、病例讨论

病例　14岁，男孩，头痛2个月。

影像表现：MRI矢状位T_2WI（图5-12中A）、T_1WI增强（图中B）和MRV（图中C）显示永存镰状窦连接大脑大静脉，向上汇入上矢状窦，同时可见直窦发育不良。

三、诊断要点

（1）CTA　表现为连接Galen静脉与上矢状窦之间的迂曲扩张静脉，位于中线处。

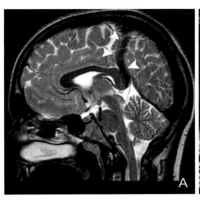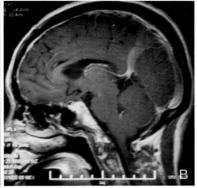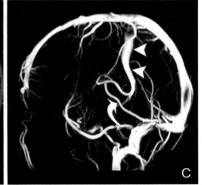

图5-12　永存镰状窦

（2）MRI　矢状位显示最佳，表现为大脑镰后部自Galen静脉向后上引流至上矢状窦后部的流空血管影；MRV显示Galen静脉经开放的镰状窦向上引流入上矢状窦。

第7节　颅内动脉瘤

一、疾病概述

颅内动脉瘤是脑动脉血管的病理性扩张，在形态学上呈囊状或梭形扩张。囊状动脉瘤占颅内动脉瘤的90%，呈类圆形、分叶状的局限性膨出，通常位于血管分叉或穿支动脉的起始处，是引起非创伤性蛛网膜下腔出血的常见原因。梭形动脉瘤占颅内动脉瘤的7%～10%，常见于粥样硬化性疾病。大多数颅内动脉瘤是真性动脉瘤，即瘤壁由动脉内膜、中膜和外膜构成。随着动脉瘤的生长，其轮廓变得不规则，可伴有附壁血栓形成。成人动脉瘤的发生率是1%～5%，多数无症状、偶然发现，常见的临床表现是动脉瘤破裂导致蛛网膜下腔出血。

二、病例讨论

病例1　女56岁，头痛。

影像表现：MRI示左侧颈内动脉海绵窦段局限性囊状扩张，其内血流信号混杂。MRA左侧颈内动脉海绵窦段动脉瘤呈圆形高信号（图5-13中A为T_2WI；B为T_2FLAIR；C为T_1WI平扫；D为MRA）。

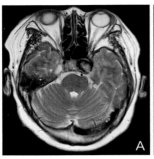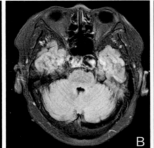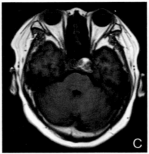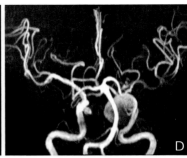

图5-13 左侧颈内动脉动脉瘤

病例2 女，63岁，右侧肢体无力1周。

影像表现：T_2WI右侧大脑中动脉水平段位于外侧裂内，在脑脊液衬托下可见低信号流空的小动脉瘤（图5-14中A为T_2WI；B为T_1WI）。MRA及CTA示右侧大脑中动脉水平段见一小结节状突起（C为MRA；D为CTA）。

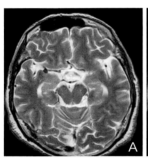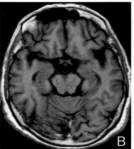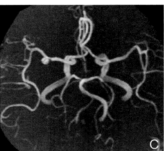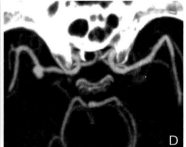

图5-14 右侧大脑中动脉动脉瘤

三、诊断要点

（1）DSA 是诊断颅内动脉瘤的金标准。

（2）CT 表现为类圆形略高密度灶，边界清晰，可出现钙化。增强后无血栓形成的动脉瘤表现为明显均匀一致的强化；有血栓形成的动脉瘤则由于管腔内出现充盈缺损而呈环形强化。

（3）MRI T_1WI大部分动脉瘤呈流空效应，出现血栓时动脉瘤信号不均匀，取决于管腔内血栓形成时间；T_2WI为流空信号，附壁血栓可出现分层环状高信号；MRI高分辨血管壁成像可以发现动脉瘤壁和附壁血栓。动脉瘤合并急性蛛网膜下腔出血时，动脉瘤管壁的强化有助于确定责任病灶。

四、鉴别诊断

（1）动脉分支漏斗部 分支血管发出的基底部通常呈三角形扩张，类似动脉瘤。

（2）夹层动脉瘤 动脉管腔内可见"双腔征"和内膜瓣形成。

第8节 颈内动脉海绵窦瘘

一、疾病概述

　　颈内动脉海绵窦瘘是颈内动脉与海绵窦之间的异常交通。大体分为两种：直接型是颈内动脉海绵窦段与海绵窦之间直接相通，通常继发于创伤，由动脉壁的撕裂引起，动脉血流量常较高，症状进展迅速；间接型是颈内动脉的分支与海绵窦相交通，这些瘘管动脉血流量常较低，症状常较隐匿。正常情况下，海绵窦引流眼上静脉和眼下静脉，当颈内动脉与海绵窦交通，动脉血灌注到海绵窦，使其扩大并压力升高，动脉血逆流至眼上、下静脉，眶内静脉回流受阻，引起血管扩张、眶内组织及眼外肌水肿、搏动性突眼、结膜充血等一系列体征。

二、病例讨论

病例1 女，35岁；搏动性右眼突出、胀痛2个月。

　　影像表现：MRI示右侧海绵窦区见长T₁、短T₂流空信号（图5-15中A为T₂WI；图B为T₁WI）；T₂FLAIR呈低信号流空影（图中C）；右侧眼上静脉明显迂曲增粗，右侧眼球前突（图中D为T₂WI）。MRA示右侧海绵窦区不规则形高信号区，右侧眼眶见粗大迂曲血管影（图中E）。

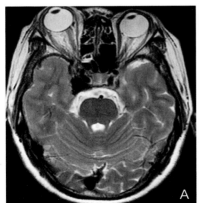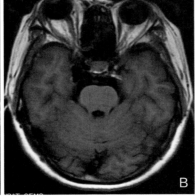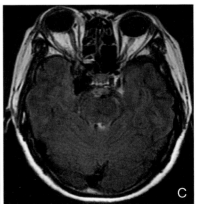

图5-15

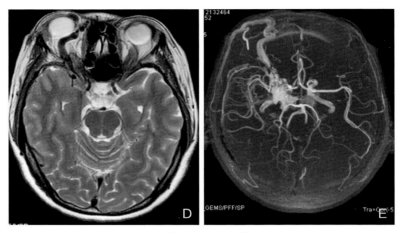

图5-15　右侧颈内动脉海绵窦瘘

病例2　男，56岁，外伤后1个月，突眼入院。

　　影像表现：T_2WI左侧海绵窦略增宽，左侧颈内动脉海绵窦段增粗，左侧眼球突出，眶内结构模糊；T_2WI及MRA示左侧眼上静脉增粗、迂曲（图5-16中A为T_2WI；B为T_2WI矢状位；C为MRA）。

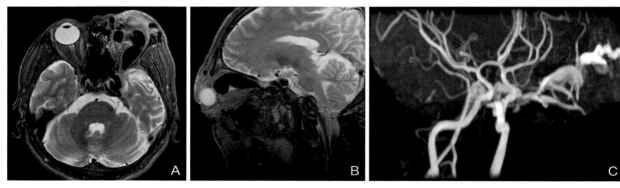

图5-16　左侧颈内动脉海绵窦瘘

三、诊断要点

　　（1）DSA　表现为颈内动脉与海绵窦之间的分流；海绵窦的引流静脉扩张，最常见的是眼上静脉。

　　（2）CT及MR　表现为海绵窦扩大，其内血管流空信号增多、迂曲、不规则；患侧眼球突出，眼上静脉扩张，眼外肌可增粗，眼球水肿。增强扫描可见患侧海绵窦显影提前，有时可见颈内动脉瘘口对比剂流出。

四、鉴别诊断

　　（1）眼眶静脉曲张　与体位密切相关，俯卧位或低头时可出现眼球后迂曲的静脉血管影及眼球突出，仰卧位上述表现减轻或消失。无海绵窦增宽。

（2）鞍旁动脉瘤 类圆形，边界光滑；腔内见流空信号，有时可见附壁血栓；一般不伴眼上静脉增粗和搏动性突眼。

第9节 颈动脉粥样硬化

一、疾病概述

颈动脉粥样硬化斑块是引起颈动脉狭窄的最常见原因，斑块最常发生于颈总动脉分叉部、颈内动脉窦近段的外侧壁。粥样硬化斑块成分包括致密纤维结缔组织、出血、钙化、脂质、胆固醇和蛋白结晶等。斑块内出血、较大的脂质核心、较薄或破裂的纤维帽、炎性细胞浸润被认为是不稳定斑块的特性。颈动脉粥样硬化是引起脑缺血发作的主要原因之一，危险因素包括年龄、吸烟、高血压和总胆固醇水平。颈动脉内膜剥脱术或颈动脉支架适用于有症状的颈动脉狭窄患者。

二、病例讨论

病例1 男，47岁，头晕、头痛。

影像表现：CTA示右侧颈动脉窦见局限性充盈缺损（图5-17中A）。MR增强前（图中B）和增强后（图中C）的图像示斑块脂质核心呈不强化的低信号，表面见强化的纤维帽，管腔纤细偏于一侧（图中B、C）。

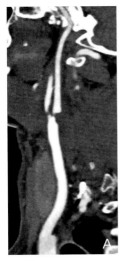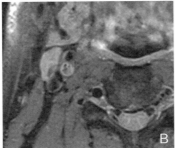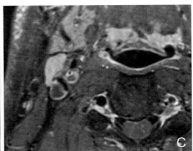

图5-17 右侧颈动脉窦粥样硬化

病例2 男，50岁，言语不利半年。

　　影像表现：MRA示左侧颈内动脉、左侧大脑中动脉、大脑前动脉未见显示（图5-18中A）。MR血管壁增强扫描显示左侧颈内动脉颅内段管壁增厚、明显增强，管腔重度狭窄（图中B～D）。

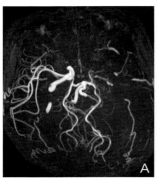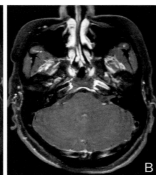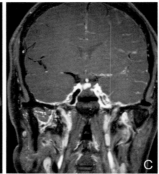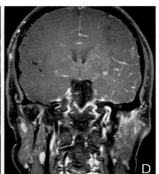

图5-18　左侧颈动脉粥样硬化

三、诊断要点

　　（1）DSA　血管造影是评估颈动脉狭窄的金标准，同时可用于血管内介入治疗。常用的非侵袭性评估方法还包括多普勒超声、CTA及MRA。多普勒超声可以评估流动特性和斑块的宏观表现，血流动力学提示显著狭窄的患者推荐进行CTA或MRA检查。

　　（2）CT　可显示斑块内钙化；MR不仅可以显示管腔狭窄程度，还可以显示斑块特性。常规序列包括T_1WI、T_2WI、PDWI和TOFMRA原始图像。

　　① 钙化在四个序列上均为低信号。

　　② 斑块内出血的信号取决于血红蛋白的氧化状态。新发出血（＜1周）对应于亚急性早期脑出血（细胞内高铁血红蛋白），T_1WI和TOF MRA为高信号，T_2WI和PDWI为等或低信号；斑块内出血1～6周，与细胞外的高铁血红蛋白相对应，在所有四个序列中都是高信号；在慢性阶段（大于6周），四个序列的信号强度均呈低信号。

　　③ 脂质核心：斑块内含有的脂类主要是胆固醇和胆固醇酯，由于脂质核心不含甘油三酯，所以并不受脂肪抑制技术的影响。脂质核心在TOFMRA和T_1WI为低或等信号，在PDWI为等信号，在增强T_1WI为低信号。

　　④ 纤维成分：在T_1WI、T_2WI和PDWI呈与肌肉信号相似的等或中等信号。

第10节 颅内动脉粥样硬化

一、疾病概述

颅内动脉粥样硬化（ICAD）是指在颅内较大动脉形成斑块致血管狭窄的疾病，是引起缺血性脑卒中的最常见原因。粥样硬化斑块的成分包括脂质、血栓性物质（血小板和纤维蛋白）、细胞基质和结缔组织基质等。本病进展缓慢，可以多年不出现症状，ICAD及其相关疾病的风险随年龄增长而增加。症状不仅与管腔狭窄程度有关，还与斑块的特征（如斑块内出血、脂质核心及炎性细胞浸润等）有关。目前评价颅内动脉的方法包括DSA、CTA、MRA等均不能直接显示血管壁，3DTOF MRA可能因狭窄、血流过慢等因素而高估病变。MR血管壁成像可以直接显示管壁厚度、重构、斑块成分、稳定性等，是目前评价颅内血管壁有效方法。

二、病例讨论

病例 男，56岁。

影像表现：TOF MRA（图5-19中A）显示左侧大脑中动脉水平段狭窄（白箭头）。DWI（图中B）显示左侧顶枕叶多发扩散受限病灶。MRI增强前（图中C～E）、增强后（图中F～H）图像显示管壁偏心性增厚、不规则斑块明显强化。

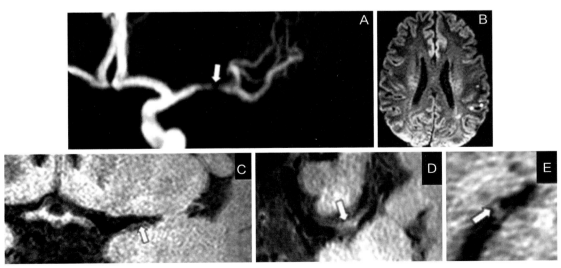

图5-19

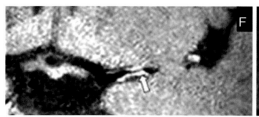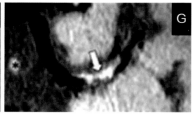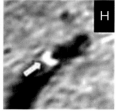

图5-19　左侧大脑中动脉水平段狭窄

三、诊断要点

（1）传统诊断颅内动脉狭窄的方法是DSA，但DSA只能显示管腔的狭窄程度，不能显示管壁的改变。

（2）CT可以显示斑块钙化。

（3）MR血管壁成像可直接评估斑块并进行定量分析。通常表现为偏心性管壁增厚，典型表现为三层结构：与管腔相邻的强化层为纤维帽；纤维帽下不发生强化的部分为脂质核心；最外周很薄的一圈强化层是动脉外膜增多的滋养血管。不稳定斑块多呈偏心强化，少数呈环形增厚、环形强化，因颅内血管壁较薄，常不易分辨纤维帽、脂质核心等结构。

四、鉴别诊断

（1）血管炎　MR血管壁成像表现为光滑的环形增厚；活动期管壁强化，外周模糊；非活动期强化不明显，外周清晰；无粥样斑块形成。

（2）动脉夹层　可显示双腔样结构。

（3）可逆性脑血管收缩综合征（RCVS）　常发生于年轻女性，突发严重的雷击样头痛；MR血管壁成像通常不发生强化（或轻微强化）。

第11节　中枢神经系统血管炎

一、疾病概述

中枢神经系统血管炎是一组以血管壁炎症和破坏为特点的非动脉粥样硬化性炎性病变，可累及任何大小的血管，发病机制尚不清楚。根据受累血管的大小分为大血管炎、中血管炎和小血管炎；颅内大血管包括颈内动脉、基底动脉、椎动脉颅内段、大脑中动脉的水平段、大脑前动脉的A1段及大脑后动脉的P1段等，大血管炎主要为巨

　中枢神经系统MRI和CT诊断图解

细胞性动脉炎和大动脉炎；中血管是指与大脑中动脉分叉远端管径大小相似的血管，中血管炎主要见于结节性多动脉炎和川崎病；小血管是指超出DSA分辨力的血管，小血管炎包括IgA血管炎、白塞病、显微镜下多血管炎、嗜酸性肉芽肿性多动脉炎等。根据病因分为原发性和继发性中枢神经系统血管炎，原发性中枢神经系统血管炎是一种特发性疾病，无全身炎症反应，常累及柔脑膜和脑实质的中小血管，可引起可逆性脑血管收缩综合征，缺乏特异性的实验室检查指标。继发性血管炎常继发于系统性疾病、感染、恶性疾病、药物使用或放射治疗后等。中枢神经系统血管炎诊断主要依靠对脑皮质和软脑膜的活检，相关实验室检查包括抗中性粒细胞胞浆抗体（ANCA）、红细胞沉降率、类风湿因子、C反应蛋白、补体、抗体、血液和脑脊液的免疫状态、脑脊液蛋白浓度和细胞数量、凝血因子等。

二、病例讨论

病例 女，50岁。

影像表现：MRI强化前（图5-20中A）和强化后（图中B）血管壁成像示右侧大脑中动脉水平段管壁增厚并明显均匀强化。MRA显示右侧大脑中动脉局限性狭窄（图中C居中），2个月前相应管腔正常（图中C左）、3个月后复查管腔持续狭窄（图中C右）。

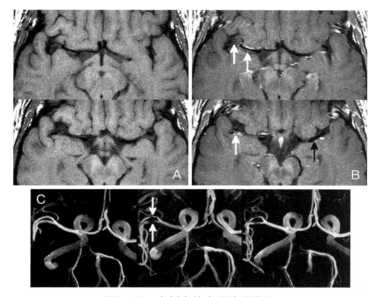

图5-20　右侧大脑中动脉动脉炎

三、诊断要点

（1）DSA　显示小血管和中等血管呈局灶性、多灶性、节段性的狭窄、闭塞或管腔粗细不均，可以光滑或不规则，常双侧发生，也可出现在单支血管。其他改变可包括动脉瘤、孤立性血管狭窄、多发的血管闭塞等。DSA对血管炎的特异性不足30%。

（2）MRI　是常用的血管炎的检查方法。血管炎的直接征象为节段性、多血管累及，受累血管表现为向心性管壁增厚，呈明显均匀光滑的强化，这是与动脉粥样硬化性病变（偏心不均匀强化）和RCVS（无或者轻度强化）鉴别的关键点；间接征象包括如脑灌注不足、脑内缺血性病变、脑内或蛛网膜下腔出血等，可以从小的缺血灶到大片梗死、出血和脑白质病变。SWI有助于发现与血管炎相关的微出血灶。

四、鉴别诊断

（1）脑动脉粥样硬化　中枢神经系统血管炎的血管壁MR表现通常是光滑的、均质的、向心性动脉管壁增厚和强化；粥样硬化斑块通常是偏心性、不均质的管壁异常；病变血管的分布也有助于鉴别，血管炎最常累及大脑中动脉的远端分支、大脑前动脉和后交通动脉。

（2）可逆性脑血管收缩综合征（RCVS）　可引起动脉管壁向心性轻度光滑增厚，但RCVS的血管壁通常不发生强化或轻微强化。

（3）烟雾病　可见特征性"烟雾征"，即颈内动脉虹吸段狭窄或闭塞、颅底动脉环周围侧支循环和穿支动脉增多；血管的外径往往更小，通常缺乏管壁强化。

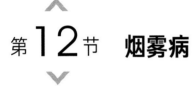

第12节　烟雾病

一、疾病概述

烟雾病（Moyamoya）是一种病因不明的、以双侧颈内动脉末端及大脑前动脉、大脑中动脉起始部慢性进行性狭窄或闭塞为特征，并继发颅底异常血管网形成的一种脑血管疾病，是一种特发性、非炎性、非粥样硬化性、进展性血管闭塞性疾病。由于颅底异常血管网在脑血管造影时形似烟雾，故称为烟雾病，烟雾状血管是增多扩张的穿支动脉，起着侧支循环的代偿作用，是该病的重要特征。约50%累及大脑后动脉。本病组织病理学特点是内膜增生和动脉中层变薄，内膜增生是由于平滑肌细胞增生引起。本病好发于儿童和中青年人，呈现双峰年龄分布。儿童期主要临床表现为大脑半球缺血性脑卒中，成年人以自发性颅内出血多见，主要原因是烟雾状血管或合并的微动脉瘤破裂出血。脑血管造影是诊断烟雾病的金标准。

二、病例讨论

病例1　女，10岁。

影像表现：T$_2$WI（图5-21中A）及MRA原始图像（图中B）可见双侧外侧裂区多发紊乱细小的血管影；TOF-MRA（图中C）示双侧颈内动脉末端、大脑前动脉及双侧大脑中动脉显示不清，周围见多发迂曲紊乱血管影。T₂FLAIR（图中D）显示双侧额顶叶白质多发高信号缺血病变；右侧脑沟内线状高信号是由于扩张的柔脑膜侧支循环内慢血流形成（"常春藤征"）。

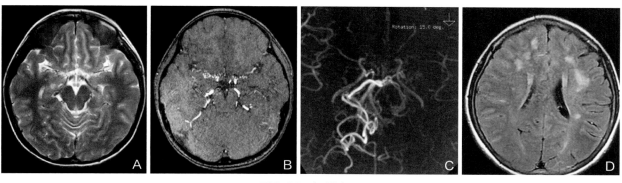

图5-21　烟雾病一

病例2 男，45岁，言语不清1年余。

影像表现： T₂WI可见双侧外侧裂区多发紊乱细小的血管流空影（图5-22中A），TOFMRA原始图像呈多发点条状高信号（图中B）；MRA示双侧颈内动脉颅内段管腔狭窄，双侧大脑前动脉、大脑中动脉未显影，邻近伴行多发细小血管影（图中C）。

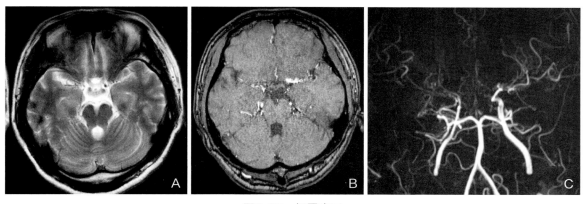

图5-22　烟雾病二

三、诊断要点

（1）DSA　双侧颈内动脉末端和（或）大脑前动脉和（或）大脑中动脉起始段狭窄或闭塞；颅底出现代偿增多的网状血管，表现出特征性"烟雾征"。上述表现为双侧性。

（2）MR　双侧颈内动脉末端和（或）大脑前动脉和（或）大脑中动脉起始段狭窄或闭塞；基底池、基底节、丘脑区出现异常血管网，呈多发迂曲流空信号；有时会累及软脑膜分支，形成所谓的"常春藤征"（由于流动缓慢，T₂FLAIR序列表现为沿脑沟分布的蜿蜒的高信号和增强后T₁高信号）；上述表现为双侧性。

四、确诊烟雾病需排除下列疾病

动脉粥样硬化、自身免疫性疾病（如系统性红斑狼疮、抗磷脂抗体综合征、结节性周围动脉炎、干燥综合征）、脑膜炎、多发性神经纤维瘤病、颅内肿瘤、21-三体综合征、头部外伤、放射性损伤、甲状腺功能亢进症、特纳综合征、Alagille综合征、Williams综合征、努南综合征、马方综合征、结节性硬化症、先天性巨结肠、Ⅰ型糖原贮积症、Prader Willi综合征、肾母细胞瘤、草酸盐沉积症、镰状细胞性贫血、范科尼贫血、球形细胞增多症、嗜酸细胞肉芽肿、Ⅱ型纤维蛋白原缺乏症、钩端螺旋体病、丙酮酸激酶缺乏症、蛋白质缺乏、肌纤维发育不良、成骨不全症、多囊肾、口服避孕药以及药物中毒（如可卡因）等。

五、鉴别诊断

需与烟雾综合征（类烟雾病）鉴别：影像学表现与烟雾病病类似；单侧或双侧病变；有明确病因；或伴发上述所列的疾病。

第13节 永存三叉动脉

一、疾病概述

永存三叉动脉（PTA）是颈动脉与椎－基底动脉之间永存性异常吻合中最常见的一种，胚胎期后循环和椎动脉发育之前，经由三叉动脉为基底动脉及后循环供血，胚胎6～7周后三叉动脉退化，其功能由后交通动脉和椎－基底动脉所代替，如果未退化并出生后持续存在，即为永存三叉动脉。通常为单侧。发生率为0.1%～0.6%，多为偶然发现，可以无症状或出现后循环低血流量症状，部分与三叉神经关系密切，可引起三叉神经痛。永存三叉动脉起源于颈内动脉岩骨段和海绵窦段连接处，根据其走行分为外侧型和内侧型，外侧型动脉沿着三叉神经向后外侧走行；内侧型穿过蝶鞍或垂体、沿着其起源处的后内侧走行，压迫垂体并穿透鞍背。临床上对垂体腺瘤患者手术时要注意永存三叉动脉的位置，以免损伤动脉导致危及生命的出血。

二、病例讨论

病例 男，54岁。

影像表现：T$_2$WI显示右侧颈内动脉海绵窦段后部发出一只粗大血管分支（图5-23中A）；TOF-MRA及原始图像显示右侧颈内动脉发出粗大的永存三叉动脉，双侧大脑后动脉由三叉动脉供血，后交通动脉及基底动脉未见显示（图中B、C）。矢状位MRA显示特征性"三叉戟征"（图中D）。

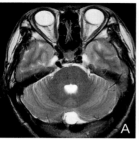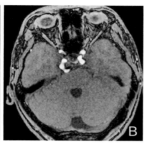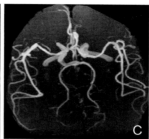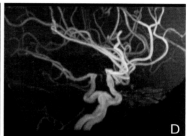

图5-23　永存三叉动脉

三、诊断要点

（1）颈内动脉海绵窦段与基底动脉之间存在异常吻合血管；矢状位CTA或MRA图像显示特征性"三叉戟征"。

（2）永存三叉动脉可分为三种类型。Saltzmann Ⅰ型：三叉动脉参与吻合处以远的全部椎-基底动脉血供；后交通动脉缺失，吻合处下部的基底动脉及椎动脉缺失或发育不全。Saltzmann Ⅱ型：三叉动脉供应小脑上动脉，大脑后动脉由后交通动脉供血，下方基底动脉缺失或发育不全。Saltzmann Ⅲ型：变异型，小脑动脉起自颈内动脉海绵窦段且不与基底动脉吻合。

（3）可合并动脉瘤、动静脉畸形、开窗等其他发育畸形。

第14节　胚胎型大脑后动脉

一、疾病概述

胚胎型大脑后动脉是指大脑后动脉起源于同侧颈内动脉或为后交通动脉的直接延续，同侧枕叶血供主要由颈内动脉供血；大脑后动脉P1段可发育不良或缺失。胚胎型大脑后动脉是大脑后循环的常见变异，发生率为20%～30%。诊断胚胎型大脑后动脉的临床意义在于提示颈动脉病变时可能引起后循环区的梗死。

二、病例讨论

　女，54岁，体检。

影像表现：TOF-MRA（图5-24中A）及原始图像（图中B）示双侧大脑后动脉经

由后交通动脉起源于双侧颈内动脉，双侧大脑后动脉P1段未显示。

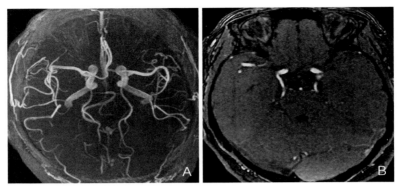

图5-24 双侧胚胎性大脑后动脉

三、诊断要点

（1）单侧或双侧大脑后动脉起源于同侧颈内动脉，或为后交通动脉的直接延续。

（2）伴有同侧大脑后动脉P1段纤细、缺失或发育不良，后交通动脉比同侧大脑后动脉P1段粗大。双侧发生时，基底动脉可正常或显著细小。

第15节 开窗畸形

一、疾病概述

开窗畸形是指血管管腔分成两条独立、平行的通道并于远端汇合。每条血管通道都有独立的内皮层和肌层。脑动脉开窗畸形是一种罕见的先天性血管发育变异，多在影像学检查时偶然发现。椎－基底动脉开窗畸形最常见，好发部位是靠近椎－基底动脉连接处，发生机制与胚胎形成过程中双侧纵行动脉的不完全融合有关。脑动脉开窗畸形与动脉瘤形成相关，这与开窗动脉的近端和远端中膜缺失以及分叉处血流动力学压力升高有关。

二、病例讨论

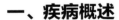 女，54岁，体检。

影像表现：图5-25中A脑MRA示左侧大脑中动脉水平段开窗畸形；图中B脑MRA示基底动脉开窗畸形；图中C脑MRA示左侧椎动脉颅内段开窗畸形。

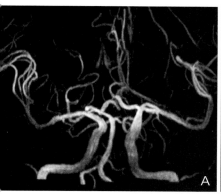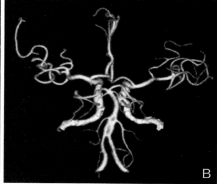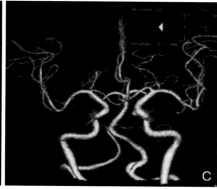

图5-25 开窗畸形

三、诊断要点

（1）根据开窗血管的位置、形态和大小不同，可分为裂隙型和凸透镜型：裂隙型开窗血管间隔不明显，形似动脉瘤样扩张；凸透镜型开窗血管间隔明显。

（2）CTA和MRA能够无创地显示开窗畸形的位置、形态、毗邻结构以及伴发的其他病变，是诊断脑动脉开窗畸形的首选诊断方法。

四、鉴别诊断

需与血管重复畸形鉴别：是指两条独立起源且下游未发生汇合的血管。

参考文献

［1］Lasjaunias P L, Landrieu P, Rodesch G, et al. Cerebral proliferative angiopathy: clinical and angiographic description of an entity different from cerebral AVMs. Stroke, 2008, 39(3): 878-885.

［2］Jones B V, Ball W S, Tomsick T A, et al. Vein of Galen aneurysmal malformation: diagnosis and treatment of 13 children with extended clinical follow-up. AJNR Am J Neuroradiol, 2002, 23(10): 1717-1724.

［3］Geibprasert S, Pongpech S, Jiarakongmun P, et al. Radiologic assessment of brain arteriovenous malformations: what clinicians need to know. Radiographics, 2010, 30(2): 483-501.

［4］Brisman J L, Song J K, Newell D W. Cerebral aneurysms. N Engl J Med, 2006, 355(9): 928-939.

［5］Ruiz D S, Yilmaz H, Gailloud P. Cerebral developmental venous anomalies: current concepts. Ann Neurol, 2009, 66(3): 271-283.

［6］Henderson A D, Miller N R. Carotid-cavernous fistula: current concepts in aetiology, investigation, and management. Eye (Lond), 2018, 32(2): 164-172.

［7］Oppenheim C, Naggara O, Touze E, et al. High-resolution MR imaging of the cervical arterial wall: what the radiologist needs to know. Radiographics, 2009, 29(5): 1413-1431.

［8］Sayama C M, Osborn A G, Chin S S, et al. Capillary telangiectasias: clinical, radiographic, and histopathological features. Clinical article.J Neurosurg, 2010, 113(4): 709-714.

［9］Dimmick S J, Faulder K C. Normal variants of the cerebral circulation at multidetector C T angiography. Radiographics, 2009, 29(4): 1027-1043.

［10］Abdel Razek A A, Alvarez H, Bagg S, et al. Imaging spectrum of CNS vasculitis. Radiographics, 2014, 34(4): 873-894.

［11］Ryu C W. Persistent falcine sinus: is it really rare? AJNR Am J Neuroradiol, 2010, 31(2): 367-369.

第**6**章　颅内肿瘤

概述

　　颅内肿瘤是中枢神经系统的常见疾病，包括来源于颅骨、脑膜、脑神经、脑实质、脑血管、垂体和残留胚胎组织的所有肿瘤，还包括转移瘤和淋巴瘤。颅内肿瘤的发病部位在小儿和成人不同，婴幼儿及儿童以小脑幕下肿瘤为主，如髓母细胞瘤、星形细胞瘤和室管膜瘤。成人大部分位于幕上，以胶质瘤和脑膜瘤多见，老年人则脑膜瘤和转移性肿瘤最常见。临床表现主要取决于肿瘤的类型和部位，常见的表现包括癫痫、视力或听觉障碍、复视、神经症状、头痛等颅内压增高的症状和体征。临床主要需求包括确定肿瘤的部位、数目、大小、范围、性质及与邻近结构的关系等。MRI是诊断颅内肿瘤的最佳影像学检查方法。

第**1**节　毛细胞星形细胞瘤

一、疾病概述

　　毛细胞星形细胞瘤（pilocytic astrocytoma，PA）是一种生长缓慢、边界清楚的良性肿瘤，因肿瘤细胞两端胞质突起为细长的毛发样胶质纤维丝而命名，WHO组织学分级为Ⅰ级星形细胞瘤。多见于儿童和青少年（20岁以下），高峰期为3～7岁，占青少年组星形细胞瘤的76%；成人者见于大脑半球。临床症状包括头痛、恶性、呕吐、共济失调、视力下降或丧失、脑神经麻痹等。

二、病例讨论

病例1 男，15岁；头痛、头晕1个月。

影像表现：MRI示右侧小脑半球见囊实性肿瘤，囊壁见较大实性结节；囊液因含有蛋白成分，T_2FLAIR序列呈稍高信号，因成分不同囊液内见液平面；相对于较大的肿瘤，周边水肿较轻。第四脑室受压变形（图6-1中A为T_2WI，B为T_1WI，C为T_2FLAIR）；DWI病变呈低信号（图中D）；增强扫描实性成分及囊壁明显强化（图中E、F）。

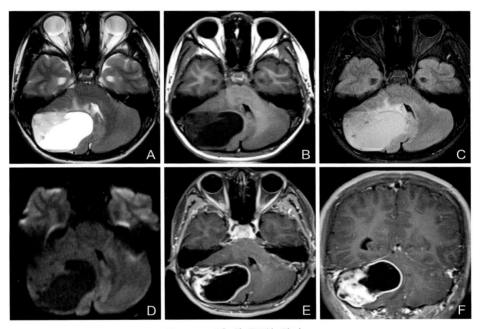

图6-1　毛细胞星形细胞瘤一

病例2 男，15岁；头痛，视力下降。

影像表现：MRI示鞍上区囊实性肿块，平扫信号不均匀，内部见囊变（图6-2中A、B为T_1WI；C为冠状位T_2WI），DWI等信号（图中D），增强扫描实性成分明显强化（图中E、F）。视交叉结构显示不清，第三脑室受压，双侧侧脑室扩张。未见脑室旁间质性脑水肿，提示病变呈慢性过程。

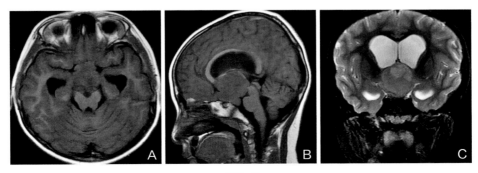

图6-2

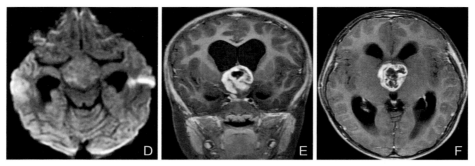

图6-2 毛细胞星形细胞瘤二

病例3

影像表现：MRI横轴位T$_2$WI小脑下蚓部囊实性肿块，呈不均匀高信号（图6-3中A）；T$_1$WI等低信号（图中B）；T$_2$FLAIR囊性部分呈低信号，实性部分略高信号（图中C）；DWI（b=1000）病变未见扩散受限（图中D）；增强扫描实性部分明显强化，囊性部分未见强化，第四脑室明显受压变形（图中E～G）。

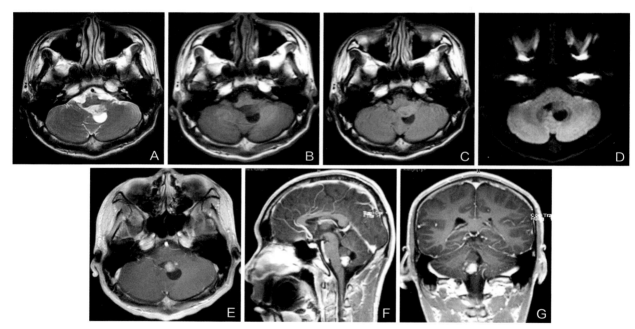

图6-3 毛细胞星形细胞瘤三

三、诊断要点

（1）部位 小脑蚓部和小脑半球常见，也可位于视交叉、下丘脑部位，易向第三脑室周围浸润，位于脑干的肿瘤常占据脑桥和延髓，大脑半球少见。肿瘤压迫第四脑室可引起脑积水。

（2）根据囊变程度不同，分为三种类型：囊肿型（无壁结节及实性肿块）、囊肿结节型（囊性病变为主，伴壁结节）、肿块型（实性为主，伴或不伴囊变）。

（3）肿瘤囊壁、壁结节及实性部分T_1WI呈等或不均匀低信号，T_2WI呈不均匀高信号，T_2FLAIR呈不均匀高信号，DWI肿瘤无扩散受限；可有钙化；出血少见。增强后肿瘤实性部分明显不均匀强化，囊壁强化或不强化。强化的囊壁为肿瘤成分，不强化的囊壁是由反应性增生的胶质构成。

（4）囊液呈脑脊液信号，因蛋白含量不同，T_1WI、T_2WI也可呈不同程度高信号，可见液平。

四、鉴别诊断

（1）髓母细胞瘤　是高度恶性肿瘤（WHO Ⅳ级），10岁以下儿童多见，小脑蚓部常见，实性为主，明显强化，DWI扩散受限。

（2）血管网状细胞瘤　多见于成人，囊实性多见，T_2WI壁结节或实性部分有流空血管影，强化程度更加明显，囊壁不强化。

（3）室管膜瘤　发生于小脑幕下者多见于第四脑室，可呈塑形生长，可沿正中孔和（或）侧孔蔓延至桥小脑角区或小脑延髓池。

（4）非典型畸胎样横纹肌瘤（AT/RT）　多见于儿童小脑半球，体积较大，出血、坏死常见，DWI扩散受限。

第2节　毛细胞黏液型星形细胞瘤

一、疾病概述

毛细胞黏液型星形细胞瘤（pilomyxoid astrocytoma，PMA）以前被认为是毛细胞星形细胞瘤（PA）的一个亚型，但其预后和生物学行为与PA不同，更复杂多样，具有较强的侵袭性，易经脑脊液转移，WHO分级Ⅱ级。PMA的发病人群和PA相似，但平均发病年龄更小，PMA患儿发病年龄平均为18个月，近年也有成人PMA的零星报道。视交叉、下丘脑区是病变的常见部位，其次是小脑等，也有发生在特殊部位的报道。患者预后较差，病程较短，生存率较低，手术后局部多次复发。PMA组织学表现为显著的黏液样基质背景，肿瘤细胞呈小细胞性，排列紧密，高度的单相性等特点，肿瘤细胞常围绕在小血管周围，呈血管中心性排列，与典型的PA不同。

二、病例讨论

影像表现： MRI横轴位T_1WI鞍上肿块呈均匀低信号（图6-4中A）。矢轴位T_2WI

鞍上高信号肿块，较均匀，后部少许囊变（图中 B）；横轴位 T$_2$FLAIR 肿块呈均匀高信号（图中 C）；DWI（b=1000）病变未见扩散受限（图中 D）；增强扫描鞍上肿块呈明显较均匀强化，后部少量囊性部分未见强化，第四脑室明显受压变形，幕上脑室明显扩张，垂体受压变扁（图中 E ～ G）。

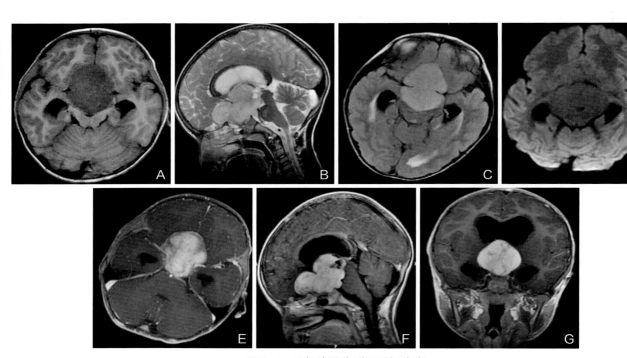

图6-4　毛细胞黏液型星形细胞瘤

三、诊断要点

（1）部位　位于视交叉、下丘脑等中线区域，可向灰质与白质深部蔓延。

（2）一般为实性，少数可出现肿瘤囊变、坏死。T$_1$WI 多为低信号，偶见高信号，T$_2$WI 呈高信号，T$_2$FLAIR 呈均匀高信号，瘤周一般无水肿，强化较均匀。

（3）鞍上肿瘤压迫突入第三脑室，可引起梗阻性脑积水。

（4）可伴有脑脊液播散转移。

四、鉴别诊断

（1）垂体瘤　位于鞍区内，鞍底下陷，视交叉受压，垂体柄偏移，肿瘤易侵犯、包绕海绵窦；多见于成人。

（2）颅咽管瘤　位于鞍上，囊实性肿块，囊变多见，多合并钙化，信号复杂，呈不均质强化。

第3节　多形性黄色星形细胞瘤

一、疾病概述

多形性黄色星形细胞瘤（pleomorphic xanthoastrocytoma，PXA）是一种局限性星形细胞瘤，WHO Ⅱ级，仅占胶质瘤1%。可能来源于软脑膜下方的星形细胞，病理特征为肿瘤细胞内含脂滴，呈泡沫状，外观呈黄色。好发于20岁以下青少年，常见临床症状为抽搐及局部神经功能障碍。

二、病例讨论

病例1

影像表现：MRI横轴位T_1WI左顶叶囊性病灶，其壁结节接近脑表面（图6-5中A）；T_2WI囊性成分为高信号，壁结节呈等信号，瘤周水肿较轻（图中B）；DWI（b=1000）病变无扩散受限（图中C）；增强扫描（横轴位、矢状位）实性结节明显不均匀强化，紧贴硬脑膜，囊壁可见环形强化（图中D、E）。

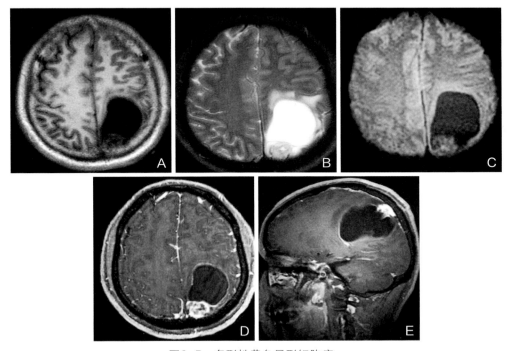

图6-5　多形性黄色星形细胞瘤一

影像表现：MRI横轴位T_1WI左颞叶病灶呈不均匀低信号（图6-6中A）；T_2WI病灶为囊实性，呈高低混杂信号，瘤周水肿很轻（图中B）；T_2FLAIR肿块呈高低混杂信号（图中C）；DWI（b=1000）病变无明显扩散受限（图中D）；增强扫描肿瘤实性部分明显不均匀强化，囊变部分未见强化，颞叶底部可见"脑膜尾征"（图中E～G）。脑干明显受压变形，中线结构左移。

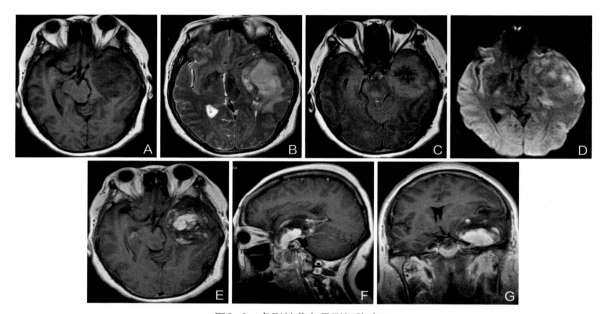

图6-6　多形性黄色星形细胞瘤二

三、诊断要点

（1）部位　好发于大脑半球表浅部位，累及皮质、皮质下白质和脑膜，98%位于幕上，颞叶最常见。偶见于大脑深部、小脑、脊髓、松果体区及鞍区等。

（2）典型表现　幕上皮质及皮质下白质囊性病灶，常伴显著强化的壁结节；壁结节位于脑膜侧。部分无此典型表现。

（3）肿瘤分为两种形态：①大囊+壁结节，占70%，壁结节接近脑表面；②实性为主伴囊变，占30%。一般无钙化，瘤周水肿轻或少见。

（4）T_1WI病变实性部分为等或低信号，囊液信号略高于脑脊液；T_2WI及T_2FLAIR呈不均匀高信号，囊壁或实性部分明显强化；邻近脑膜受累异常强化，即"脑膜尾征"。

四、鉴别诊断

（1）脑膜瘤　发病年龄多在20岁以上；起源于蛛网膜颗粒中的帽状细胞，一般类圆形，T_1WI呈等或稍低信号，T_2WI等或稍高信号，增强呈较均匀强化，有脑外肿瘤的征象，常见脑膜尾征，瘤周水肿少见，当瘤体较大压迫静脉致回流障碍时会引起水肿。

（2）节细胞胶质瘤　颞叶常见，囊实性肿块或囊并壁结节，常有钙化。

第4节 室管膜下巨细胞星形细胞瘤

一、疾病概述

室管膜下巨细胞星形细胞瘤（subependymal giant cell astrocytoma，SEGA）组织学分级为WHO Ⅰ级，仅见于结节性硬化患者，是结节性硬化在中枢神经系统的一种病理改变，属于星形细胞瘤的一种特殊类型，与室管膜下错构性结节密切相关。患者多在20岁以下，以"癫痫、智力低下和皮脂腺瘤"三联征为临床主要表现，伴有局限性神经系统功能缺失的表现。颅内压增高的症状包括头痛、恶性、呕吐等。本病进展缓慢，一般不侵犯脑实质，预后良好。

二、病例讨论

病例

影像表现： MRI示右侧脑室前角内可见形态不规则病变，T_1WI等略低信号（图6-7中A）、T_2WI等略高信号（图中B），T_2FLAIR呈略高信号（图中C），DWI未见明显扩散受限（图中D），注入Gd-DTPA后病变明显强化（图中E～G）。双侧侧脑室扩张。中线结构略左移。

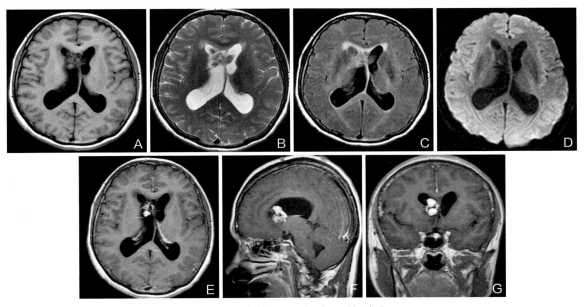

图6-7 室管膜下巨细胞星形细胞瘤

三、诊断要点

（1）部位　肿瘤位于侧脑室室间孔（孟氏孔）附近；可引起侧脑室梗阻性脑积水。

（2）肿瘤为圆形或不规则形肿块，T_1WI等或低信号，T_2WI等或高信号，T_2FLAIR呈高信号，呈明显均匀强化。肿瘤可伴有钙化。

（3）几乎均有脑内结节性硬化；侧脑室壁可见小结节灶，可伴钙化；皮质及皮质下白质内可见斑片状长T_2病灶。

四、鉴别诊断

（1）室管膜下瘤　也多位于侧脑室孟氏孔附近，很少累及周围脑组织，肿块边界清晰，无强化或轻微强化，无结节硬化病史。

（2）中枢神经细胞瘤　中青年患者，发生于侧脑室透明隔，邻近孟氏孔区，病灶呈囊实性，"丝瓜瓤"样或"蜂窝状"改变是其较特征性的表现；DWI扩散受限。

（3）脉络丛乳头状瘤　幕上肿瘤常位于侧脑室三角区，单发，明显强化，常伴交通性脑积水；儿童多见。

第5节　低级别弥漫性星形细胞瘤

一、疾病概述

低级别弥漫性星形细胞瘤（low grade diffuse infiltrative astrocytoma，LGA）是最常见的低级别星形细胞起源的肿瘤，WHO Ⅱ级，分为IDH野生型与非其他分类（NOS）。多见于中青年患者（20～45岁）。临床表现与肿瘤部位有关，抽搐最常见。本病进展缓慢，5年生存率7～10年。但术后易复发，可进展为间变型星形细胞瘤、胶质母细胞瘤。

二、病例讨论

病例1

影像表现：MRI示双侧额叶、右侧颞叶、基底节区及丘脑大片异常信号区，呈等长T_1长T_2信号（图6-8中A、B），T_2FLAIR呈不均匀高信号（图中C），DWI示右侧基底节、丘脑部分区域扩散受限，ADC图病变内见斑片状低信号（图中D、E）。增强扫描可见多个小结节状、环状强化，胼胝体受累（图中F～H）。

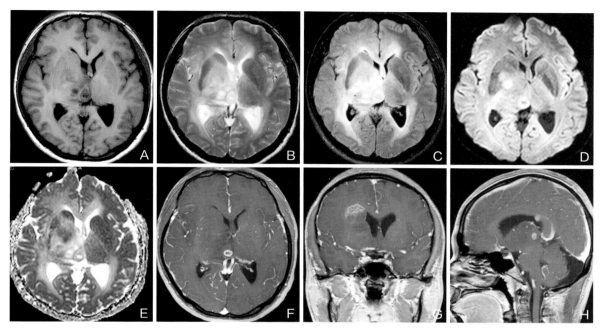

图6-8 低级别弥漫性星形细胞瘤一

病例2 女，48岁。

影像表现：MRI示右侧颞叶见片状均匀长T$_1$、长T$_2$信号（图6-9中A、B），T$_2$FLAIR呈等信号（图中C），DWI及ADC图示病灶未见明显扩散受限（图中D、E），增强扫描病变无明显强化（图中F～H）。病变周围水肿区较轻，右侧侧脑室前角受压变窄，中线结构左移。

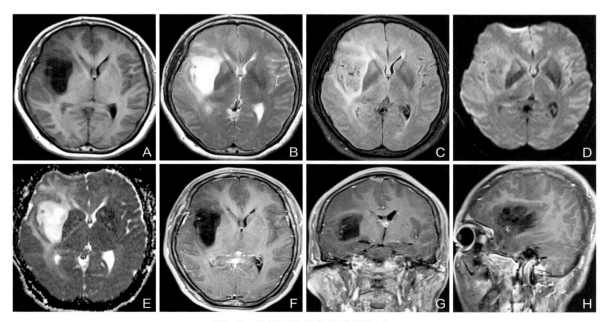

图6-9 低级别弥漫性星形细胞瘤二

三、诊断要点

（1）部位　幕上大脑半球多见，额颞叶最多见；以白质内分布为主，可累及皮质。幕下者占1/3，其中半数位于脑干。

（2）肿瘤呈局灶性或弥漫性、结节状或片状；T_1WI低信号，T_2WI高信号，T_2FLAIR呈高信号，DWI无明显扩散受限或轻度扩散受限；增强扫描呈轻度强化或不强化；占位效应及瘤周水肿较轻。

（3）肿瘤可伴有钙化，呈低信号；明显囊变者，肿瘤近似脑脊液信号；出血、坏死少见。

四、鉴别诊断

（1）脑梗死　发病急，病变区常呈楔形，与供血范围一致，相应供血动脉狭窄或闭塞，急性期或亚急性期DWI扩散受限，亚急性期可见脑回状强化。脑血流灌注CBF下降。

（2）少突胶质细胞瘤　位于皮质或皮质下，易囊变、坏死、钙化，强化较明显。

（3）病毒性脑炎　病程较短，进展较快，有病毒等感染的病史，有发热等感染的症状；累及皮质或以皮质为主，以颞叶及扣带回区多见，常为双侧病变。

第6节　间变性星形细胞瘤

一、疾病概述

间变性星形细胞瘤（anaplastic astrocytoma，AA）又称恶性星形细胞瘤或高级别星形细胞瘤，WHO Ⅲ级，病变呈弥漫性、浸润性生长，有向胶质母细胞瘤转变的倾向。多见于中老年人（40～60岁），占星形细胞瘤的25%～30%，5年生存率为2～3年。临床症状包括头痛、抽搐、颅内压升高或局部神经症状。其影像学表现介于低级别星形细胞瘤与多形性胶质母细胞瘤之间，有时难以鉴别。

二、病例讨论

 病例1

影像表现：T_1WI左额颞叶病灶呈不均匀低信号（图6-10中A）；T_2WI呈不均匀囊实性高信号，瘤周水肿轻（图中B）；T_2FLAIR呈高低混杂信号（图中C）；DWI（b=1000）病变呈等或稍低信号，边缘呈高信号，（图中D）；ADC图呈等高信号（图中E）；增强扫描肿瘤实性部分呈不均匀斑片状轻度强化，囊变部分未见强化，中线结构右移（图中F～H）。

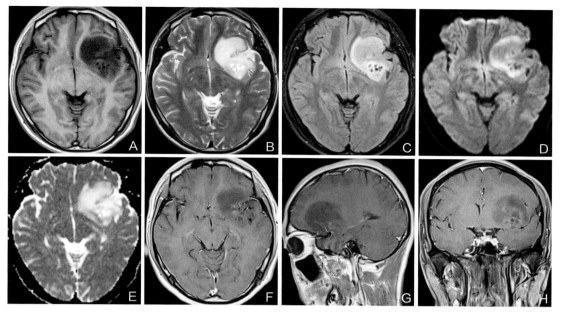

图6-10 间变性星形细胞瘤一

病例2 男，65岁，间断性抽搐5个月。

影像表现：T_1WI左额叶肿瘤呈不均匀等低信号，其前部见低信号囊性区（图6-11中A）；T_2WI呈不均匀等高信号，前部见高信号囊性区；可见大片瘤周水肿（图中B）；T_2FLAIR肿块呈稍高信号（图中C）；DWI（b=1000）病变不均匀高低混杂信号（图中D）；增强扫描肿瘤实性部分明显不均匀强化，囊变区无强化。左侧侧脑室受压变窄，中线结构右移（图中E～G）。

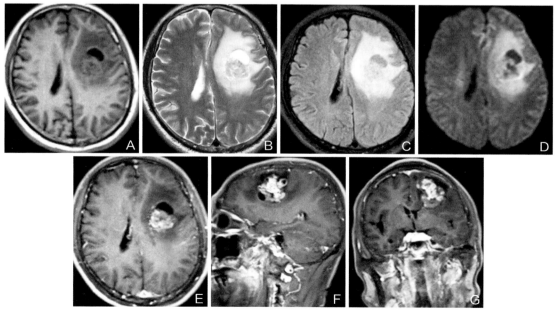

图6-11 间变性星形细胞瘤二

三、诊断要点

（1）好发于大脑半球，额叶、颞顶叶交界区、丘脑，偶呈多灶性。

（2）肿瘤 T_1WI 等或低信号，T_2WI 及 T_2FLAIR 等或高信号，DWI 可见扩散受限呈高信号，常伴明显囊变、坏死；呈不规则斑块状强化、环形强化或结节样强化。

（3）多为不规则形，边界不清或清楚；弥漫或局限生长；占位效应及瘤周水肿较明显。

四、鉴别诊断

（1）低级别弥漫性星形细胞瘤　坏死、出血少见，水肿及占位效应轻，DWI 扩散不受限；一般强化不明显。

（2）胶质母细胞瘤　坏死、出血明显，瘤周水肿及占位效应较重，与间变性星形细胞瘤有时难以鉴别。

（3）脑梗死　发病急，病变常呈楔形，与供血分布区范围一致，相应供血动脉狭窄或闭塞，血流灌注下降，亚急性期可见脑回状强化。

第 7 节　胶质母细胞瘤

一、疾病概述

胶质母细胞瘤（glioblastoma multiforme，GBM）是成人幕上最常见的原发肿瘤，占星形细胞瘤的50%以上，可为原发性，也可由低级别胶质瘤进展而来；WHO Ⅳ级，是恶性程度最高的星形细胞瘤。好发于中老年人（40～60岁），5年生存率为6～12个月。组织学特点包括细胞多形性、核不典型性、高分裂活性、血管血栓形成、微血管增生和坏死。临床一般表现为癫痫、头痛、性格改变、颅内压增高等。常呈浸润性生长，可通过胼胝体向对侧大脑半球播散，呈对称性，称为蝶翼状。胶质母细胞瘤还易侵犯蛛网膜下腔，少数通过脑脊液播散到其他部位。

二、病例讨论

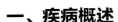

影像表现：MRI 示左额叶圆形囊实性肿瘤，呈等长 T_1、长短 T_2 信号（图6-12中 A～C），T_2FLAIR 呈高或低信号，病灶周围大片水肿区（图中 D）。注入 Gd-DTPA 后肿瘤实性部分及囊壁明显强化（图中 E～G）。

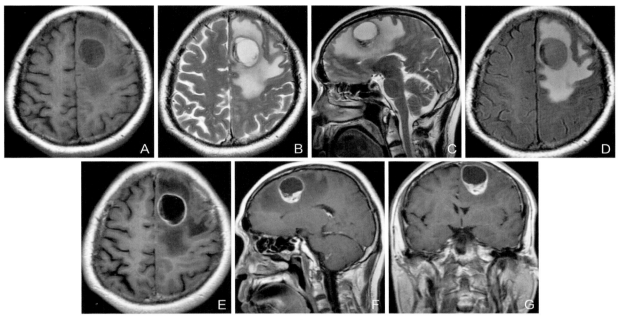

图6-12　胶质母细胞瘤一

病例2 女，49岁，头痛2个月。

影像表现：MRI示右额叶圆形不均匀等长T_1、稍长T_2信号肿瘤，周边见囊变区（图6-13中A、B），T_2FLAIR肿瘤实性部分呈稍高信号；可见大片瘤周水肿（图中C）；DWI（b=1000）病变扩散受限呈高信号（图中D）；增强扫描肿瘤实性部分呈明显强化，囊壁可见强化，中线结构左移（图中E～G）。

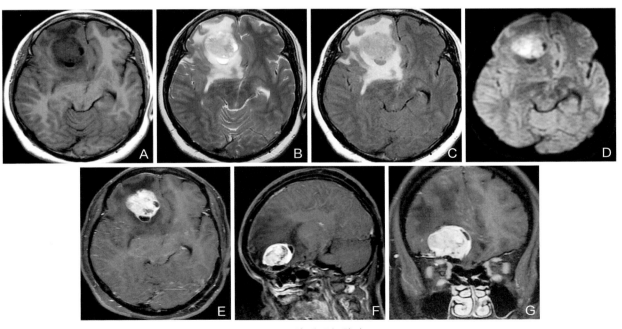

图6-13　胶质母细胞瘤二

三、诊断要点

（1）部位　肿瘤好发于大脑半球深部白质，依次是额叶、顶叶、颞叶，可累及皮质，其次是基底节和丘脑。幕下较少见。

（2）肿瘤信号多不均匀，出血、坏死、囊变常见，内可见流空血管；T_1WI 及 T_2WI 呈混杂信号，瘤周水肿较明显，DWI实性成分扩散受限呈高信号，增强扫描呈不均匀强化或厚薄不均的环形强化。肿瘤的环状强化并非肿瘤外缘，而是细胞增殖旺盛区和高密度血管区。

（3）肿瘤沿白质纤维束蔓延，可呈多灶性，病变可经胼胝体侵入对侧大脑半球，呈"蝶翼状"改变。

（4）MRS　Cho及Cho/Cr明显升高，NAA下降，Lip升高。

（5）PWI　CBF和CBV升高，血管通透性增大。

四、鉴别诊断

（1）脑转移瘤　有原发恶性肿瘤病史，脑内一般为多发，位于皮髓交界区。胶质母细胞瘤周围水肿区内含有肿瘤成分，转移瘤周围水肿区不含有肿瘤成分，因此可行瘤周水肿区MRS有助于鉴别。

（2）脑脓肿　脑脓肿壁光滑均匀；脓肿内囊性成分DWI为高信号；GBM中央囊性成分多为坏死囊变区，DWI为低信号。

第8节　少突胶质细胞瘤

一、疾病概述

少突胶质细胞瘤（oligodendroglioma）起源于成熟少突胶质细胞或未成熟胶质前体细胞的肿瘤转化而来。镜下特征为肿瘤细胞核周围可见透亮的晕征，即"煎蛋征"，肿瘤内有微囊变及黏液变。少突胶质细胞瘤为 WHO Ⅱ 级，一般呈浸润性生长，边界模糊，生长缓慢，病程较长。好发年龄为40～60岁。临床常以癫痫就诊，可伴有头痛和局灶性神经功能缺失。少突胶质细胞瘤肿瘤细胞可与其他胶质瘤细胞共存，只有当少突胶质细胞来源占肿瘤75%以上时，才能诊断为少突胶质细胞瘤，否则称为混合型胶质瘤。

二、病例讨论

病例1 男，39岁。

　　影像表现：MRI示右额叶不规则囊实性肿瘤，实性部分呈略长T_1、略长T_2信号，周围可见轻度脑水肿（图6-14中A、B）；DWI（b=1000）实性成分扩散受限呈高信号，相应ADC图呈低信号（图中C、D）；囊性部分呈长T_1、长T_2信号，未见扩散受限；增强扫描实性部分不均质强化，囊性部分无强化（图中E～G）。

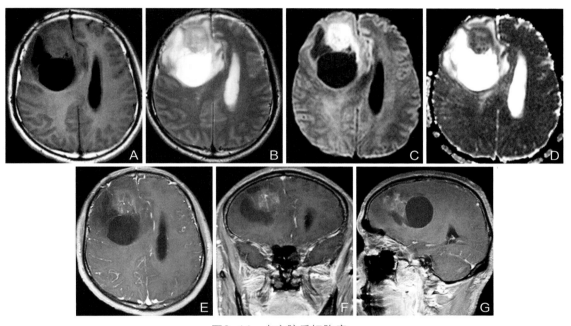

图6-14　少突胶质细胞瘤一

病例2 女，48岁。

　　影像表现：MRI示右额叶类圆形囊实性肿块，累及皮质，呈不均匀长T_1、长T_2信号（图6-15中A、B），T_2FLAIR呈不均匀高低混杂信号，周围无明显瘤周水肿（图中C），DWI（b=1000）呈高低混杂信号，ADC图呈高信号，无扩散受限（图中D、E）；增强扫描实性部分不均质轻度强化（图中F～H）。

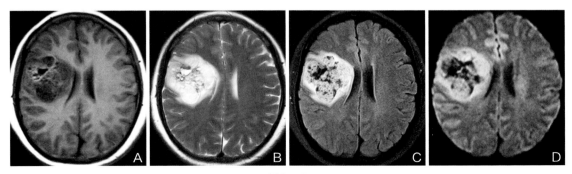

图6-15

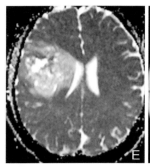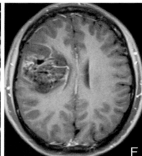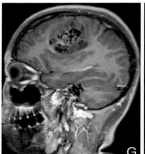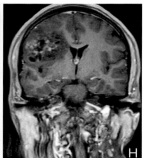

图6-15　少突胶质细胞瘤二

三、诊断要点

（1）部位　好发于大脑半球皮质和皮质下白质，额叶最常见，其次是顶叶、颞叶及枕叶。

（2）T_1WI低或等低混杂信号，T_2WI、T_2FLAIR呈高信号，DWI一般无扩散受限；肿瘤实性部分无或轻到中度强化，斑片状强化较多见。

（3）囊变、出血、钙化常见，故MRI信号不均；弯曲的条带状钙化较具特征性（约70%），钙化在T_2WI为低信号；水肿较轻；较大的肿瘤可以侵犯胼胝体跨中线生长。

四、鉴别诊断

（1）弥漫性星形细胞瘤　位于深部脑白质，形态不规则，信号不均，一般不强化。

（2）节细胞胶质瘤　青少年多见，颞叶常见，囊性肿块并壁结节，可有或无钙化。

（3）多形性黄色星形细胞瘤　多见于青少年，肿瘤位于大脑表面，多呈囊变伴壁结节，实性部分及邻近脑膜明显强化，无钙化。

（4）胚胎发育不良性神经上皮肿瘤（DNET）　多见于儿童，颞叶、额叶多见，增强扫描无强化，常伴皮质发育不良。

第9节　间变性少突胶质细胞瘤

一、疾病概述

间变性少突胶质细胞瘤占少突胶质细胞瘤的25% ～ 30%，为少突胶质细胞瘤局灶性或弥漫性间变、恶变，预后较差。以40 ～ 50岁多见，WHO Ⅲ级。

二、病例讨论

影像表现：T₁WI左颞顶叶囊实性肿块，呈低信号，累及皮质（图6-16中A）；T₂WI实性部分呈稍高信号，囊变信号更高（图中B）；T₂FLAIR实性部分呈不均匀高信号，囊性部分信号高于脑脊液（图中C）；DWI（b=1000）病变实性部分信号略高（图中D）；增强扫描病变实性部分不均匀强化，囊性部分未见强化，左侧脑室体部受压变窄（图中E～G）。

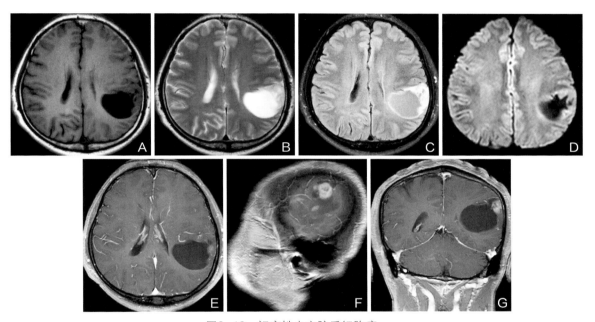

图6-16　间变性少突胶质细胞瘤一

影像表现：MRI示右额叶见大片不规则囊实性肿块，实性成分呈稍长T₁、稍长T₂信号，病变累及额叶皮质，累及胼胝体膝部及左侧额叶，右侧侧脑室受压变窄，中线结构左移（图6-17中A～C）；DWI（b=1000）病变实性部分信号略高（图中D）；增强扫描病变实性部分不均匀斑片状强化，囊壁可见强化（图中E）。

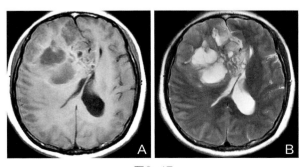

图6-17

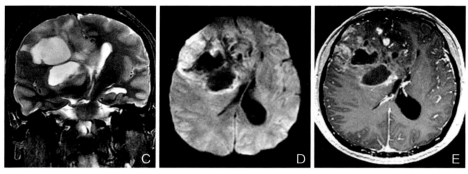

图6-17　间变性少突胶质细胞瘤二

三、诊断要点

（1）部位　好发于大脑半球皮质下白质，额叶多见，其次是颞叶。

（2）大脑皮质或皮质下肿块，边界不清，囊变、出血常见，瘤周水肿明显，MRI信号不均匀，肿瘤实性部分不规则、明显强化，不规则环形强化提示预后较差。

（3）与少突胶质细胞瘤相比，间变性少突胶质细胞瘤钙化较少，瘤周水肿明显，囊变随恶性程度增加而增加，瘤内可有出血，占位效应更明显。

四、鉴别诊断

需与间变性星形细胞瘤鉴别：常位于大脑深部白质，信号不均，可有囊变、坏死及出血，可见瘤周水肿及占位效应；增强扫描中度不均匀强化。

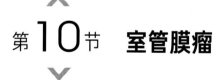

第10节　室管膜瘤

一、疾病概述

室管膜瘤（ependymoma）是起源于室管膜的神经上皮肿瘤，好发于脑室系统，脑实质内也可发生；最具特征性的组织学改变是瘤细胞排列呈菊形团状，有时亦可排列于小血管周围，称为"假菊形团"。室管膜瘤亚型包括：①细胞型，常见于脑室外；②乳头型，表现为室管膜瘤上皮样细胞形成乳头状结构；③透明细胞型，好发于年轻人的幕上脑组织；④伸长细胞型，好发于脊髓。WHO分级为Ⅱ级（间变型室管膜瘤为WHO Ⅲ级）。室管膜瘤多见于儿童和青年，有两个好发年龄高峰，大高峰在5岁左右，小高峰为30～40岁；儿童好发于第四脑室，侧脑室室管膜瘤多见于中青年。临床症状与肿瘤位置有关，幕下肿瘤常出现脑积水、颅内压增高、小脑型共济失调、视觉障碍等症状；幕上肿瘤表现为局灶性神经功能障碍、癫痫、颅内压增高等的症状。

二、病例讨论

病例1

影像表现：T_1WI 第四脑室内等略低信号病灶（图 6-18 中 A）；T_2WI 病灶呈均匀稍高信号，并沿左侧孔蔓延（图中 B）；T_2FLAIR 肿块呈略高信号（图中 C）；DWI（b=1000）病灶呈等信号，ADC 图呈稍高信号（图中 D、E）；增强扫描病变呈斑片样、不均匀轻度强化，病灶沿正中孔蔓延至小脑延髓池（图中 F～H）。

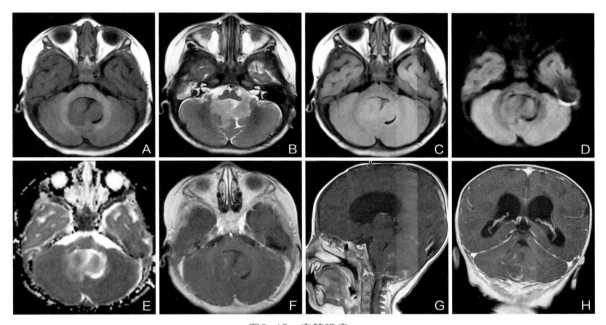

图6-18　室管膜瘤一

病例2　男，7岁。

影像表现：CT 示左侧额叶囊实性病变，实性成分呈等密度，内见钙化灶，囊变区位于周边（图 6-19 中 A）。MR 扫描 T_1WI、T_2WI 左额叶囊实性病变，实性成分呈长 T_1、等 T_2 信号，囊变区位于周边呈长 T_1、长 T_2 信号（图中 B、C）；T_2FLAIR 实性肿块

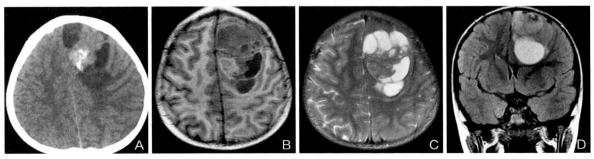

图6-19

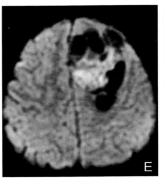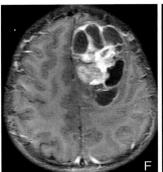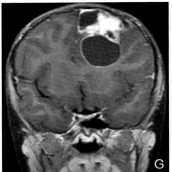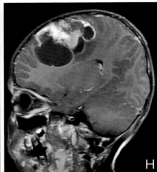

图6-19　室管膜瘤二

呈等信号，囊变部分呈高信号（图中D）；DWI病灶实性部分扩散受限（图中E）；增强扫描病变不均匀强化，囊壁可见强化（图中F～H）。

三、诊断要点

（1）部位　幕下占60%，幕上占40%；幕下常见于第四脑室，以儿童多见，与第四脑室底部关系密切；幕上位于脑实质或侧脑室内，以成人多见，脑实质内室管膜瘤通常位于颞、顶、枕叶交界区及侧脑室三角区附近，来源于异位的室管膜细胞。

（2）室管膜瘤常伴瘤内出血、坏死和钙化，T_1WI呈混杂低信号，T_2WI混杂高信号，常有多发小囊变，有时其内可见流空血管信号；增强呈不均匀强化或厚壁环形强化。

（3）塑形生长是第四脑室室管膜瘤的重要特征，可沿正中孔和（或）侧孔延伸至小脑延髓池或桥小脑角区，常合并脑积水。脑实质内室管膜瘤可有较大的囊变，分为囊性为主和实性为主型，囊性为主的肿瘤轮廓规则，与周围脑组织边界清晰；实性为主的肿瘤轮廓多不规则，边缘毛糙不齐，分界不清。

四、鉴别诊断

（1）第四脑室内室管膜瘤需要与髓母细胞瘤和脉络丛乳头状瘤鉴别。髓母细胞瘤起源于小脑蚓部，囊变钙化少见，强化程度更明显，DWI扩散受限。第四脑室脉络丛乳头状瘤以成人多见，肿瘤边缘呈颗粒状或凹凸不平，钙化更多见，肿瘤强化更明显，脑积水出现早且更加严重。

（2）侧脑室室管膜瘤需与侧脑室内脑膜瘤、脉络丛乳头状瘤及室管膜下瘤鉴别。脑膜瘤通常位于侧脑室三角区，形状规则，轮廓光整，呈均匀等T_1、等T_2信号，强化明显，DWI扩散受限。侧脑室脉络丛乳头状瘤边缘呈颗粒状或凹凸不平，大量分泌脑脊液致脑积水明显。室管膜下瘤与侧脑室壁呈广基底相连，一般不强化或轻度强化。

（3）脑实质内室管膜瘤需与间变性星形细胞瘤、胶质母细胞瘤鉴别。后二者发病年龄较大，钙化少见，水肿明显，进展快，沿白质纤维扩散，通过胼胝体、前联合扩展到双侧大脑半球，出血、囊变较多见。

第**11**节 室管膜下瘤

一、疾病概述

室管膜下瘤是一种生长缓慢的良性肿瘤，WHO Ⅰ级，常伴有微囊形成，本病多见于中老年人，位于脑室壁的室管膜下，临床症状不明显，多为偶然发现。当造成脑脊液循环通路阻塞时，可引起颅内高压症状。

二、病例讨论

病例1 男，38岁，头痛半年。

影像表现：MRI示右侧脑室前角内见一结节灶，与灰质信号一致，呈等T_1、等T_2信号（图6-20中A、B）；T_2FLAIR呈稍高信号（图中C），DWI无扩散受限，呈等信号（图中D），增强扫描结节内见条状轻度强化（图中E）。

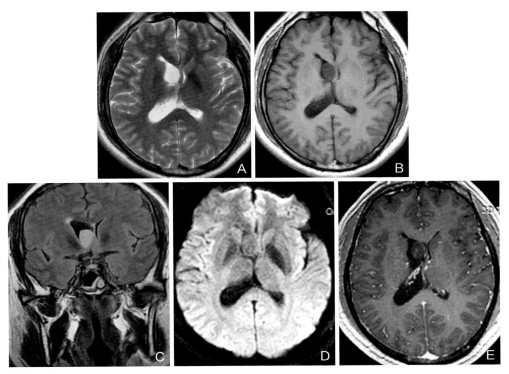

图6-20 室管膜下瘤一

影像表现：MRI示右侧脑室前角内见一小结节灶，呈等T_1、等T_2信号（图6-21中A、B），T_2FLAIR呈稍高信号（图中C），DWI呈等信号，ADC图病变无明显扩散受限（图中D、E）；增强扫描病变未见强化（图中F～H）。

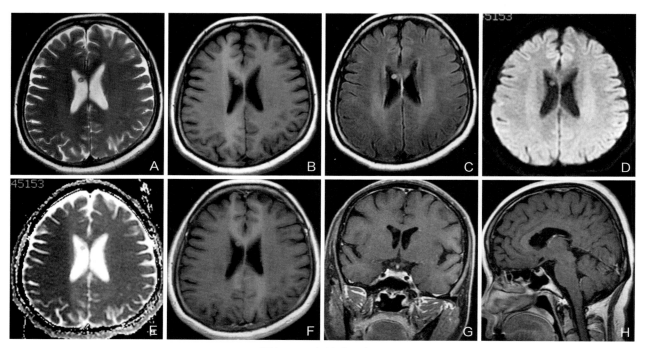

图6-21　室管膜下瘤二

三、诊断要点

（1）部位　主要发生在侧脑室及第四脑室的室管膜下，以侧脑室内多见。

（2）肿瘤呈类圆形或分叶状，境界清楚；T_1WI呈等信号或稍低信号，T_2WI呈等或稍高信号；信号可不均匀，可有小囊状信号区，为富含黏液的成分；钙化少见；增强扫描通常不强化，少数呈轻微强化。无或轻微瘤周水肿。

四、鉴别诊断

与室管膜下巨细胞星形细胞瘤鉴别：伴有脑内结节性硬化；位于侧脑室室间孔区，增强扫描明显强化。

第12节　脉络丛乳头状瘤

一、疾病概述

脉络丛乳头状瘤（choroid plexus papilloma）起源于脑室的脉络丛上皮细胞，是缓慢生长的良性肿瘤，WHO Ⅰ级，占脑内肿瘤的0.3%～0.7%。儿童常见，少数见于成人；好发部位依次为侧脑室、第四脑室、第三脑室、桥小脑角池。儿童最常见于侧脑室三角区，成人最常见于第四脑室。临床常有脑积水引发的颅内高压症状，幕上脉络丛乳头状瘤因刺激脉络丛分泌过多脑脊液引起脑积水，幕下脉络丛乳头状瘤常因梗阻脑脊液通路引起脑积水。

二、病例讨论

病例1

影像表现：MRI示左侧侧脑室内肿瘤呈等T_1、稍长T_2信号，轮廓呈结节状或颗粒状，内见长T_1、短T_2信号灶（箭头所示，钙化），增强扫描病变呈明显强化；合并侧脑室扩张积水（图6-22中A为T_1WI，B为T_2WI，C、D为T_1WI增强）。

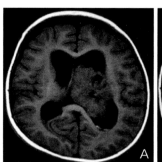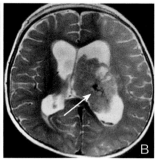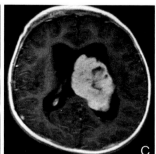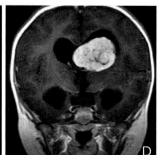

图6-22　脉络丛乳头状瘤一

病例2　男，62岁；四肢无力3个月。

影像表现：MRI示第四脑室内占位病变，T_1WI呈不均匀低信号（图6-23中A）；T_2WI呈不均匀略高信号（图中B、C）；T_2FLAIR呈稍高信号（图中D）；DWI无扩散受限，呈低信号（图中E）；增强扫描呈明显强化，轮廓呈颗粒状（图中F～H）。双侧侧脑室扩大。

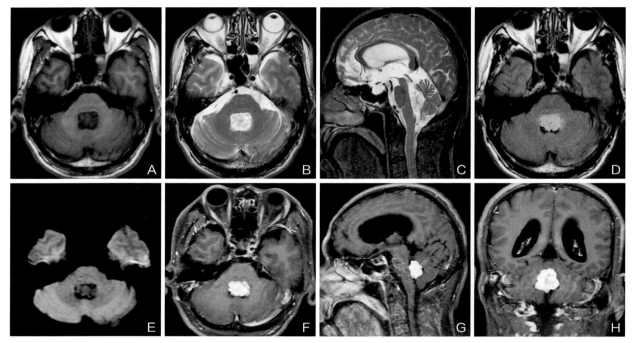

图6-23　脉络丛乳头状瘤二

三、诊断要点

（1）部位　儿童最常见于侧脑室三角区，成人最常见于第四脑室。

（2）肿瘤轮廓欠规则，表面呈颗粒状、桑葚状，边界清，与周围脑组织分界清楚。

（3）T_1WI呈低信号，T_2WI呈高信号，囊变、出血、坏死少见，可有钙化（T_1WI、T_2WI均呈低信号）；DWI无扩散受限；增强扫描呈肿瘤明显强化。

（4）可见不同程度脑积水表现。

四、鉴别诊断

（1）室管膜瘤　第四脑室室管膜瘤多见于儿童，侧脑室者见于成人，与脉络丛乳头状瘤相反；肿瘤信号较混杂，囊变、坏死多见，可有出血、钙化，呈不均匀强化，肿瘤具有一定的塑形性，可沿第四脑室正中孔及侧孔延伸，可引起梗阻性脑积水。

（2）脑室内脑膜瘤　边缘光滑，形态规则，多为圆形，信号均匀，DWI呈高信号，呈均匀强化，一般不引起脑室系统的扩张。

（3）脉络丛癌　起源于脉络丛上皮的一种少见恶性肿瘤，WHO Ⅲ级，约70%见于儿童，肿瘤内坏死、囊变及出血较常见，可见脑脊液播散；与本病较难鉴别。

第13节　节细胞胶质瘤

一、疾病概述

节细胞胶质瘤（ganglioglioma，GG）是由神经元和神经胶质细胞混合组成，属于神经元和混合性神经元-神经胶质肿瘤，WHO Ⅰ～Ⅱ级，占颅内肿瘤的1.3%。极少数神经胶质成分可发生恶变，称为间变型节细胞胶质瘤，（WHO Ⅲ级）。儿童和青壮年发病（约占80%），大多位于颞叶。最常见的临床表现为复杂性癫痫，反复发作，药物难以控制，也可出现头痛、视物不清、视力受损等颅内高压症状，病程长短不一。

二、病例讨论

病例1

影像表现：MRI示右额叶皮质区见一类圆形长T_1、长T_2异常信号结节（图6-24中A、B），T_2FLAIR呈高信号（图中C），DWI无扩散受限（图中D），注入Gd-DTPA后，病灶呈不均匀环形强化，邻近颅骨内板受压变形（图中E～G）。

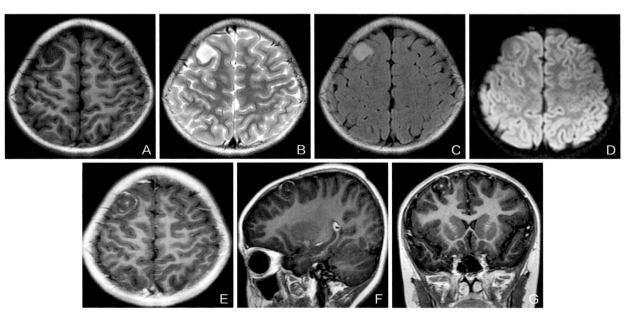

图6-24　节细胞胶质瘤一

影像表现：MRI示鞍上区略偏左侧见形态不规则肿块，呈稍长T_1、不均匀长T_2异常信号（图6-25中A、B）；T_2FLAIR呈稍高信号（图中C）；DWI略高信号，ADC略高信号，无明显扩散受限（图中D、E）；增强扫描肿块呈明显不均质强化，内见无强化的囊变坏死区（图中F～H）。

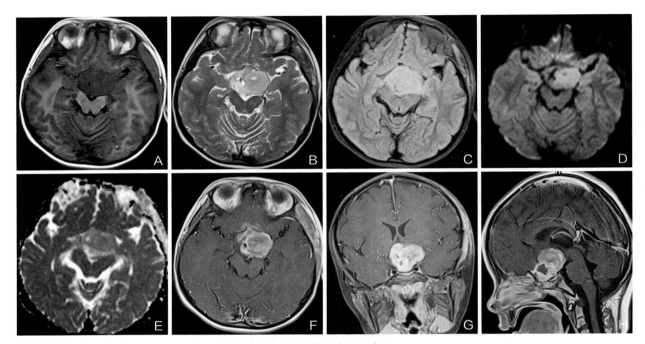

图6-25　节细胞胶质瘤二

三、诊断要点

（1）多位于大脑浅表部位，70%位于颞叶，其次额叶，少数位于脑室、小脑、脑干、丘脑、鞍区、松果体区、桥小脑角区等任意部位。多见儿童和青少年。

（2）肿瘤可分为囊实性、囊伴壁结节、完全实性三种类型；囊伴壁结节最为常见，实性者表现为圆形、不规则形肿块，或仅表现为脑回显著肿胀。实性成分T_1WI呈等或低信号，T_2WI呈等或稍高信号，增强扫描实性成分呈轻至中度强化。肿瘤常有钙化（35%～70%），内可见小的坏死、囊变区；边界清楚，无或轻度瘤周水肿及占位效应。

（3）弥漫浸润性病变边界欠清，呈片状长T_1、长T_2信号，占位效应不明显，增强扫描呈散在斑片状或点状轻度强化。

四、鉴别诊断

多形性黄色星形细胞瘤：肿瘤位于大脑表面，多为囊变伴壁结节，实性部分邻近脑膜且明显强化，钙化少见。

第14节 胚胎发育不良性神经上皮瘤

一、疾病概述

胚胎发育不良性神经上皮瘤（dysembryoplastic neuroepithelial tumor，DNET）是一种良性肿瘤，WHO分类为神经元和混合性神经胶质肿瘤，WHO Ⅰ级。好发于儿童及青少年，男性多于女性，最常见于颞叶，其次额叶、顶叶、枕叶，极少数发生于小脑、脑干、侧脑室、基底节等。临床表现主要为复杂性、难治性癫痫。

二、病例讨论

病例1

影像表现：MRI示左侧颞叶、顶叶皮质及皮质下区见楔形长T_1、长T_2异常信号，其内可见小圆形囊性灶（图6-26中A、B）；T_2FLAIR呈高信号（图中C）；DWI未见扩散受限（图中D）；注入Gd-DTPA病变未见明显异常强化，瘤周水肿及占位效应不明显（图中E、F）。

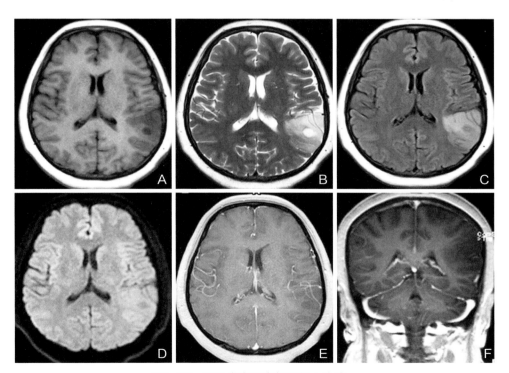

图6-26　胚胎发育不良性神经上皮瘤一

病例2 男，22岁。

影像表现：MRI示左侧额叶皮质区见片状长T_1、长T_2异常信号，病变信号不均，呈多囊泡状（图6-27中A、B）；冠状位T_1WI病变呈楔形，以脑表面为基底（图中C）；注入Gd-DTPA病变未见明显异常强化，瘤周无水肿，占位效应较轻（图中D～F）。

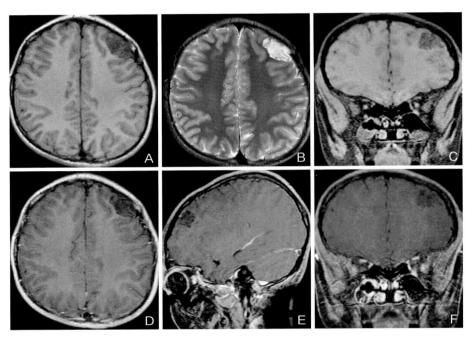

图6-27 胚胎发育不良性神经上皮瘤二

三、诊断要点

（1）好发部位表浅，多数位于皮质或皮质下区；颞叶是最常见的发病部位，其次为额叶。青少年多见，男性多见。

（2）肿瘤以脑表面为基底，尖端指向脑深部，边界清楚，呈三角形或楔形，称为"三角征"或"楔形征"；有时表现为增宽的、肥皂泡状、巨脑回状，常常伴有邻近皮质发育不良。

（3）T_1WI呈低信号，T_2WI呈高信号，呈囊状、多囊泡状长T_2信号；增强扫描无强化或局部轻度强化；瘤内可见等信号分隔。钙化少见，无瘤周水肿，无明显占位效应。脑皮质内囊泡样改变及三角征为DNET的特征性表现。

四、鉴别诊断

（1）低级别星形细胞瘤 多见于成年人，肿瘤以深部白质为主，无三角征及瘤内分隔，有轻度强化或无强化。

（2）少突胶质细胞瘤 额叶多见，多伴有钙化，弯曲条带状钙化较具特征性，部分伴瘤周水肿，肿瘤有强化。

（3）节细胞胶质瘤　多位于皮质下，囊实性多见，有不均质强化，钙化多见。

第15节　中枢神经细胞瘤

一、疾病概述

中枢神经细胞瘤为良性肿瘤，归类于神经元和混合性神经元-神经胶质肿瘤，WHO Ⅱ级。好发于青壮年，平均年龄30岁左右。肿瘤生长缓慢。主要临床表现为梗阻性脑积水引起的颅内高压症状，通常有头痛、恶心、呕吐、视力下降等。

二、病例讨论

病例1

影像表现：MRI示右侧侧脑室内透明隔孟氏孔区肿瘤，T$_1$WI、T$_2$WI呈等信号（图6-28中A、B），DWI呈高信号（图中C），ADC病变扩散受限呈低信号（图中D）；增强扫描呈轻度不均匀强化（图中E、F）。合并侧脑室扩张，中线结构左移（图中E、F）。

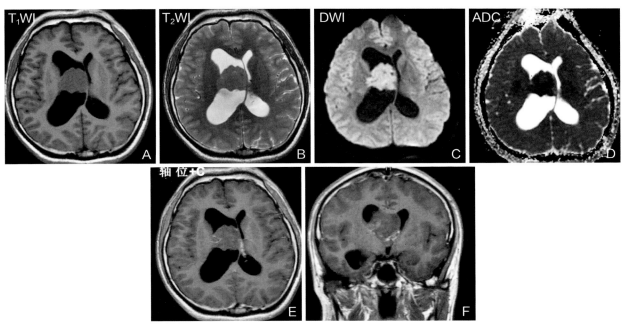

图6-28　中枢神经细胞瘤一

病例2

　　影像表现：MRI示左侧侧脑室内透明隔区占位病变，呈多囊状或蜂窝状，形态不规则（图6-29中A、B）；DWI及ADC图病变实性部分呈扩散受限（图中C、D）。增强扫描呈"丝瓜瓤"样强化（图中E、F）。合并侧脑室扩张，中线结构右移（图中E、F）。

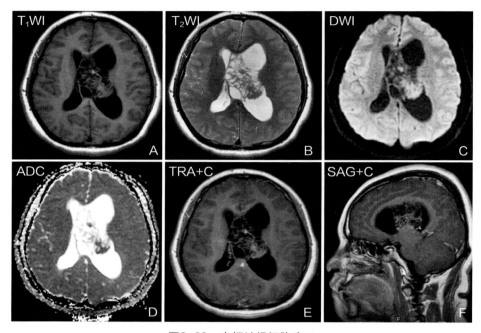

图6-29　中枢神经细胞瘤二

三、诊断要点

　　（1）部位　常位于侧脑室透明隔及孟氏孔附近；向两侧侧脑室内突出，通常以一侧为主；极少数位于脑实质内。

　　（2）肿瘤形态不规则，常有分叶，与邻近的脑室壁和胼胝体粘连。

　　（3）肿瘤信号不均匀，常有囊变、坏死及钙化，内部可见流空血管影；T_1WI呈等或稍低信号，T_2WI呈等或稍高信号，囊变呈高信号，钙化T_1WI、T_2WI均呈低信号；DWI实性部分扩散受限。增强扫描实性成分呈不均质轻至中度强化，呈"丝瓜瓤"样表现。

四、鉴别诊断

　　（1）室管膜瘤　幕上室管膜瘤可位于侧脑室内，DWI多数无扩散受限。发生于侧脑室透明隔及孟氏孔区及"丝瓜瓤"样改变是中枢神经细胞瘤较为特征性的表现。

　　（2）脉络丛乳头状瘤　侧脑室三角区的脉络丛乳头状瘤多见于儿童；单发，明显强化，轮廓呈结节状，伴有交通性脑积水。

第16节 髓母细胞瘤

一、疾病概述

髓母细胞瘤（medulloblastoma）是中枢神经系统的一种高度恶性肿瘤，WHO Ⅳ级，归类于胚胎性肿瘤。组织学分为经典型和促纤维增生型两种，后者多见，镜下细胞排列紧密，体积较小，大小一致，细胞核大、细胞质小；经典型可见菊形团样细胞排列结构。好发于儿童，成人少见。儿童髓母细胞瘤起源于后髓帆的胚胎残余细胞，肿瘤最初位于小脑蚓部或后髓帆，很快充满第四脑室；成人髓母细胞瘤起源于小脑发育过程的外颗粒层细胞残余，肿瘤偏离中线，且多位于小脑表浅部位。髓母细胞瘤恶性程度高，病程短，发展快，多有颅内压升高、小脑共济失调和脑干症状等临床表现。

二、病例讨论

病例1

影像表现：MRI示小脑蚓部见圆形稍长 T_1、稍长 T_2 信号肿块，信号欠均匀，内可见多发小囊变（图6-30中A、B）；T_2FLAIR呈稍高信号（图中C）；DWI呈高信号，ADC图病变扩散受限呈低信号（图中D、E）；增强扫描呈不均质轻度强化（图中F～H）。

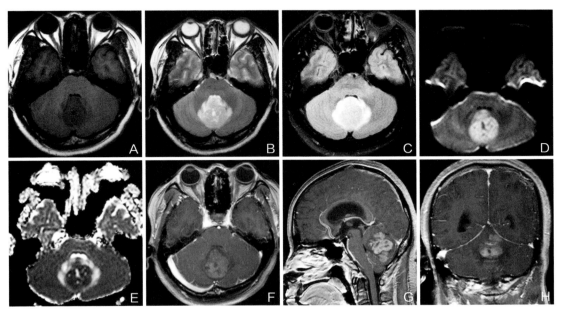

图6-30　髓母细胞瘤一

　　影像表现：MRI示小脑蚓部见稍长T₁、等T₂信号肿块，信号欠均匀，内可见多发小囊变（图6-31中A～C）；T₂FLAIR呈稍高信号（图中D）；DWI病变扩散受限，呈高信号（图中E）；增强扫描呈不均质轻中度强化，病变突入第四脑室内（图中F～H）。

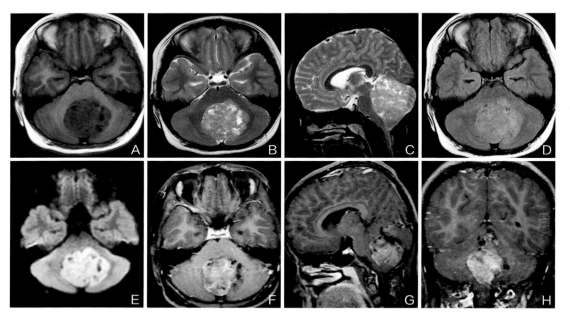

图6-31　髓母细胞瘤二

三、诊断要点

　　（1）儿童多见（＜10岁），好发于小脑蚓部及第四脑室；青壮年（20～30岁）的髓母细胞瘤可位于小脑半球。

　　（2）肿瘤以实性肿块为主，实质部分与灰质密度/信号相近，CT呈等或稍高密度；T₁WI为等或稍低信号，T₂WI为等信号，T₂WI较其他肿瘤的信号低，内常见偏心性小囊变；DWI扩散受限呈高信号；肿瘤实性部分脑回样、条状或结节状轻中度强化。

　　（3）多为圆形肿块，边界清楚；肿瘤突入第四脑室，可引起幕上脑室扩张积水，肿瘤周围及前部多见残存脑脊液信号；发生在小脑半球的肿瘤多靠近小脑表面。

　　（4）髓母细胞瘤可沿脑脊液播散至脑膜及幕上脑组织，表现为脑膜及室管膜增厚、强化，脑内多发转移灶。

四、鉴别诊断

　　（1）室管膜瘤　第四脑室内多见，囊实性，易囊变、坏死、钙化，呈不均质强化；DWI扩散一般不受限；多起自第四脑室底部，肿瘤后部可见脑脊液信号；呈塑形生长，可沿正中孔和（或）侧孔蔓延至桥小脑角区或小脑延髓池。

（2）毛细胞型星形细胞瘤　见于小脑半球，多为囊实性肿块。"大囊小结节"为特点，壁结节可见较明显的强化；DWI一般无扩散受限。

（3）血管网状细胞瘤　多见于成人，囊实性多见，T_2WI壁结节或实性部分有流空血管影，强化程度更加明显。

第17节　幕上原始神经外胚层肿瘤

一、疾病概述

幕上原始神经外胚层肿瘤（supratentorial primitive neuroectodermal tumors，PNET）起源于原始神经外胚层，是由未分化或低分化的神经上皮构成的小圆细胞恶性肿瘤，WHO Ⅳ级。根据起源分为外周性（pPNET）和中枢性（cPNET），cPNET包括位于幕下的小脑髓母细胞瘤和幕上的PNET；幕上PNET非常罕见，占整个脑肿瘤的0.1%左右，好发于儿童和青少年，发病高峰5岁以下，成人非常罕见，预后极差，临床症状主要是颅内压增高的表现。

在2016 WHO中枢神经系统肿瘤分类第4版修订版中，PNET被从胚胎性肿瘤分类词条中删除，对髓母细胞瘤以外的胚胎源性肿瘤影像特征亟待重新整理。

二、病例讨论

病例　男，15岁。

影像表现：CT显示左侧额叶不均匀高、等、低混杂密度肿瘤，内见钙化灶（图6-32中A）；MRI扫描T_1WI及T_2WI病变位于额叶皮质及皮质下白质内，信号不均，实性部分呈稍长T_1、等T_2信号，病变内见短T_1、长T_2高信号区，考虑出血（图中B～D）；DWI病变实性成分扩散受限呈高信号（图中E）；注入Gd-DTPA病变不均匀轻中度强化，瘤周无明显水肿，左侧侧脑室受压变窄，中线右移（图中F～H）。

三、诊断要点

（1）部位　多位于皮髓质交界区或同时累及皮质，位置较表浅；额叶、顶叶好发，可以位于大脑半球的任何部位。

（2）肿瘤以实性为主，实性成分接近皮质信号，T_1WI为等或稍低信号，T_2WI为稍高信号及混杂信号，DWI为高信号，ADC为低信号，增强实质部分明显强化；部分病灶内可见流空血管影。灌注加权成像（PWI）显示CBF、CBV增加。

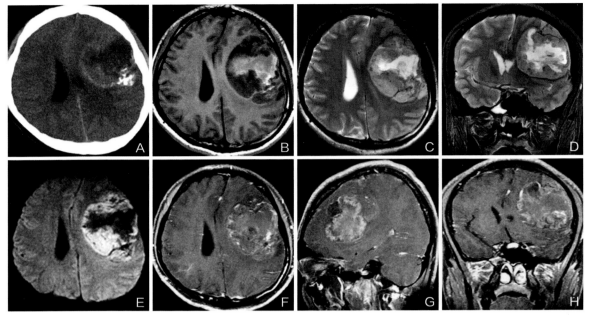

图6-32　幕上原始神经外胚层肿瘤

（3）肿瘤体积一般较大，信号不均，常见钙化、囊变、坏死、出血；瘤周水肿相对较轻，常有脑脊液种植转移。

四、鉴别诊断

（1）高级别星形细胞瘤　成人多见，多位于深部白质，瘤周水肿明显；PNET儿童多见，位于脑表浅部位，肿瘤较大，水肿相对较轻。

（2）节细胞胶质瘤　节细胞胶质瘤易累及大脑表浅部位，常见囊变，DWI无扩散受限。

（3）脑膜瘤　脑膜瘤主要见于成人，信号相对均匀，明显均匀强化，与硬脑膜宽基底相连，多见脑膜尾征。

第18节　不典型畸胎瘤样/横纹肌样瘤

一、疾病概述

不典型畸胎瘤样/横纹肌样瘤（atypical teratoma/rhabdomyoid tumor，AT/RT）是一种罕见的、高度恶性的中枢神经系统肿瘤，归类为胚胎性肿瘤的一种亚型，WHO Ⅳ

级。占2岁以下儿童中枢神经系统肿瘤的6.7%，罕见于成人。光镜下具有多向分化及多形性特点，肿瘤全部或部分由横纹肌样细胞组成，横纹肌样细胞的邻近可见不同比例的PNET样区域、肿瘤性间质成分和上皮组织，但缺乏生殖细胞及与恶性畸胎瘤相关的组织分化。该肿瘤预后极差，脑脊液播散多见，术后易复发，颅外转移以骨最多见，其次是淋巴结和软组织。临床表现取决于病灶部位与发病年龄，儿童表现为非特异性症状和体征，例如头痛、呕吐、嗜睡、激惹、癫痫、体重减轻、头围增大及生长受限；成人表现为颅内高压、脑神经麻痹、头痛和偏瘫。

二、病例讨论

病例1

影像表现：MRI示右额叶见形态不规则混杂T_1、混杂T_2信号肿瘤，内见斑片状短T_1、长T_2出血灶及长T_1、长T_2囊变灶，病灶周围大片长T_1、长T_2水肿区，中线结构略左移（图6-33中A～D）；T_2FLAIR呈高信号为主的混杂信号（图中E）；DWI部分病变区呈高信号、ADC扩散受限呈低信号（图中F、G）；T_2WI、T_2FLAIR及DWI出血灶周围均见含铁血黄素低信号环绕。SWI病灶内见环状含铁血黄素沉积低信号（图中H）。

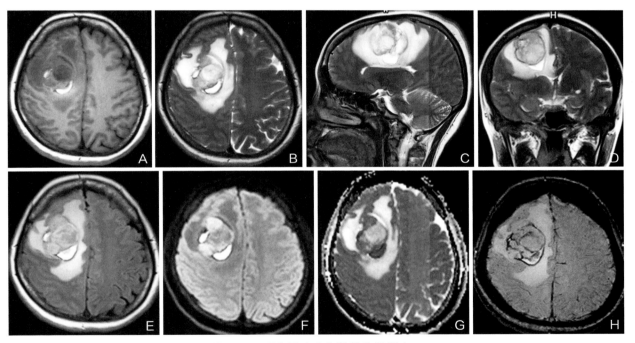

图6-33　不典型畸胎瘤样/横纹肌样瘤一

病例2　男，5岁。

影像表现：MRI示右额叶见圆形囊状长T_1、长T_2信号肿瘤，囊内见短T_2低信号小液平面，肿瘤前上部实性成分呈稍长T_1、稍长T_2信号，瘤周水肿区较轻，中线结构左移（图6-34中A～C）；T_2FLAIR呈低信号（图中D）；DWI呈低信号（图中E）；增强扫描实性成分及囊壁明显强化（图中F～H）。

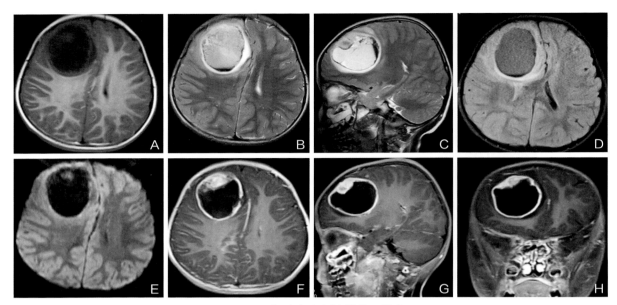

图6-34　不典型畸胎瘤样/横纹肌样瘤二

三、诊断要点

（1）幕下多见于2岁以下婴幼儿，小脑半球常见，亦可见于脑干；幕上多见于年龄稍大儿童，罕见于成人，以额叶多见。

（2）T$_1$WI呈等或低信号，T$_2$WI等或高信号，常见囊变、坏死、出血，信号表现混杂；DWI肿瘤实质部分多呈高信号，ADC图扩散受限呈低信号；增强扫描呈不均质强化，实性成分明显强化。瘤周水肿大小不一。

（3）易经脑脊液播散转移，表现为脑膜、室管膜及脑内强化灶。

四、鉴别诊断

AT/RT罕见、侵袭性高、生长迅速、缺乏特异性影像学表现，其影像表现与一些儿童常见肿瘤如PNET、髓母细胞瘤等相似，术前诊断困难，对于2岁以下婴幼儿患者应考虑到AT/RT可能，确诊需依赖组织病理学检查。

第19节 血管网状细胞瘤

一、疾病概述

血管网状细胞瘤又称血管母细胞瘤，是成年人最常见的小脑原发肿瘤，WHO Ⅰ级。最常见部位为小脑半球、蚓部、延髓和脊髓。男性多于女性。多为单发，少数多发。当肿瘤同时发生于脑内及视网膜时称为 Von Hippel-Lindau（VHL）病，该病为常染色体显性遗传，可伴有多脏器（肾脏、胰腺、睾丸等）的肿瘤和囊肿。临床表现多伴有眼球震颤和共济失调，常见头晕、复视，少数可有癫痫。

二、病例讨论

病例1 男，36岁；头痛、头晕、步态不稳半个月。

影像表现：MRI示左侧小脑半球见长 T_1、长 T_2 囊性肿瘤，囊壁见等 T_1、稍长 T_2 小壁结节，第四脑室受压变形（图6-35中A、B）；T_2FLAIR呈低信号，壁结节呈稍高信号，瘤周水肿较轻（图中C）；DWI未见扩散受限（图中D）；增强扫描可见强化的小壁结节，囊壁无强化（图中E～G）。

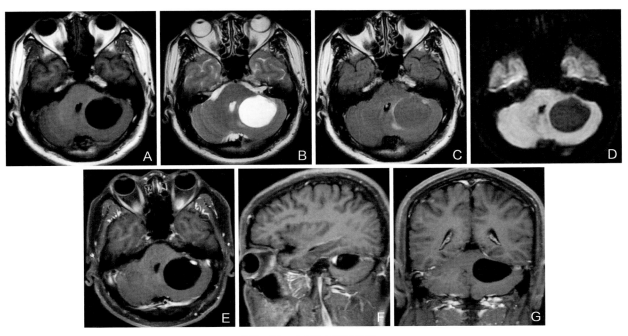

图6-35 血管网状细胞瘤一

病例2

影像表现：MRI示小脑蚓部见囊实性肿瘤，呈大囊小结节型，壁结节呈等T₁、稍长T₂信号，增强扫描壁结节呈明显强化，囊壁未见强化；瘤周水肿较轻。见图6-36。

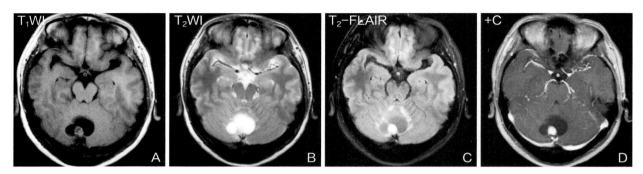

图6-36　血管网状细胞瘤二

病例3

影像表现：MRI示延髓背侧见不规则实性肿瘤，T₁WI呈不均匀等或低信号，T₂WI呈不均匀高信号，内见多发流空血管影（图6-37中箭头所示），增强扫描肿瘤呈明显强化。

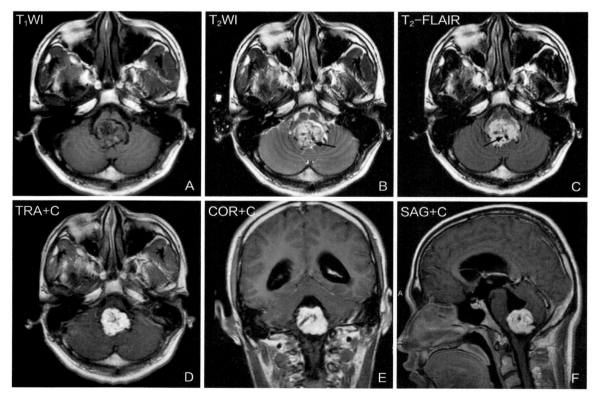

图6-37　血管网状细胞瘤三

三、诊断要点

（1）多位于小脑半球（约80%）或蚓部（15%），少数发生于幕上大脑半球（5%～10%）。

（2）以中青年为主，多见于30～60岁；儿童及青少年患者多伴有Von Hippel-Lindau综合征。

（3）分为囊结节型、实质型、单纯囊型。①囊结节型：最常见，多表现为大囊小结节，囊性成分T_1WI、T_2WI等或略高于脑脊液信号，壁结节为等长T_1、略长T_2信号；增强扫描壁结节呈明显强化，囊壁及囊腔不强化；可见瘤周水肿；壁结节及瘤周可见流空血管影。②实质型：多位于小脑蚓部和脑干，肿瘤内及周围常见流空血管影，肿瘤T_2WI明显高信号，增强扫描呈明显强化，瘤周水肿较明显。③单纯囊型：少见。

四、鉴别诊断

（1）毛细胞星形细胞瘤　多见于青少年（<20岁）；囊结节型多见，囊壁可以强化或不强化；无明显流空血管。

（2）脑脓肿　病程短，临床症状明显；囊内DWI呈高信号，ADC图扩散受限；增强扫描囊壁呈环形强化，周围水肿明显。

第20节　中枢神经系统淋巴瘤

一、疾病概述

原发性中枢神经系统淋巴瘤（PCNSL）是指仅中枢神经系统发现恶性淋巴瘤存在，发病率低，占全部原发脑肿瘤的2%。任何年龄均可发生，免疫系统正常者发病高峰为50～60岁，免疫缺陷者好发年龄为30岁左右。发病机制不清，与免疫功能关系密切。发生于中枢神经系统淋巴瘤大多数是非霍奇金淋巴瘤，90%为弥漫性大B细胞淋巴瘤。临床症状各异，可有头痛、癫痫、局灶运动障碍甚至瘫痪。

二、病例讨论

病例1　男，50岁；左侧肢体无力2个月。

影像表现：MRI示右侧颞叶、基底节区见不规则形等T_1、等T_2信号肿瘤，边界不清，周边大片瘤周水肿区，侧脑室受压变形，中线结构左移（图6-38中A～C）；DWI

呈均匀高信号（图中D）；增强扫描病变呈明显均匀强化（图中E～G）。

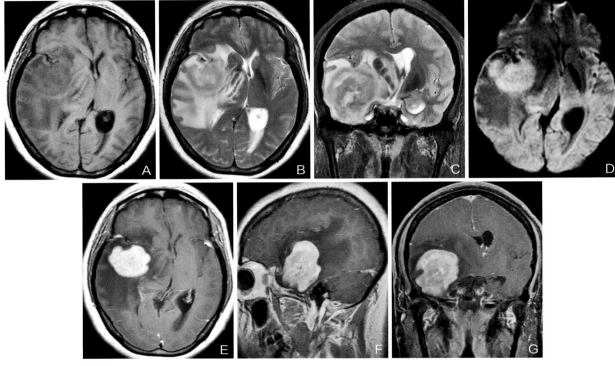

图6-38　弥漫性大B细胞淋巴瘤一

病例2

　　影像表现：MRI示双侧胼胝体压部不均匀等长T_1、等长T_2异常信号（图6-39中A、B），T_2FLAIR呈等高信号，周围可见片状水肿区（图中C）；DWI呈高信号，ADC图扩散受限呈低信号（图中D、E）；增强扫描病变呈不均匀明显强化（图中F）。

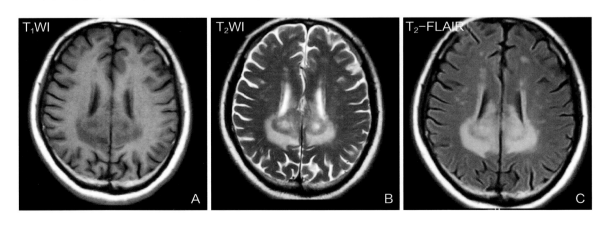

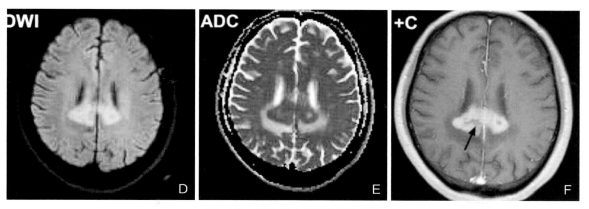

图6-39 弥漫性大B细胞淋巴瘤二

病例3

　　影像表现：MRI示右侧额叶、左侧丘脑、颞叶、左侧枕叶多发片状等长T$_1$、稍长T$_2$信号，边界不清，周边见片状水肿区（图6-40中A、B）；T$_2$FLAIR呈高信号（图中C）。DWI病变呈高信号，ADC呈低信号（图中D、E）；增强扫描见多发结节状明显强化灶，信号较均匀（图中F～H）。

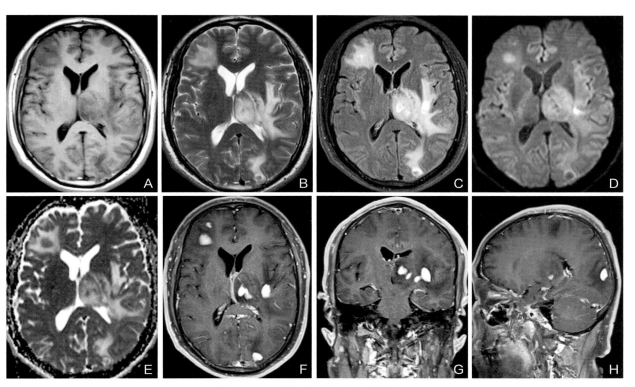

图6-40 多发弥漫型大B细胞淋巴瘤三

三、诊断要点

（1）部位　好发于深部灰质和白质，如基底节、脑室周围白质、胼胝体；脑干和小脑也可累及。

（2）T_1WI 等或低信号，T_2WI 等或稍高信号，DWI扩散受限呈高信号；增强扫描呈明显均匀强化，可表现为"尖角征"（肿瘤强化呈尖角样突出）、"脐凹征"或"握拳征"（肿瘤强化边缘出现脐凹或握拳样表现），累及胼胝体跨越中线呈"蝴蝶状"。

（3）典型淋巴瘤信号均匀，出血、囊变及钙化少见；单发或多发；轻至中度水肿；可累及室管膜、脑膜。

（4）不典型表现　主要见于免疫力低下或经过治疗的患者，肿瘤内可有出血、坏死、囊变，增强后呈不均匀强化、环形强化或无强化；可表现为弥漫性受侵而无肿块形成。不典型部位包括松果体区、脑神经、脑干、海绵窦等，可累及硬膜和邻近颅骨。

四、鉴别诊断

（1）高级别胶质瘤　信号常不均匀，出血、坏死常见，增强扫描呈不均匀强化或环形强化。

（2）脱髓鞘疾病　多见于年轻患者，增强扫描呈开环样强化，垂直于侧脑室分布；反复发作；强化程度不一。

（3）脑转移瘤　有原发肿瘤病史；皮髓交界区多见；肿瘤内出血、坏死常见，瘤周水肿明显。

第21节　松果体细胞瘤

一、疾病概述

松果体呈圆锥形，外有被膜并深入实质，将其分割成若干小叶，小叶内包括有髓、无髓神经纤维、松果体细胞、神经胶质及丰富的毛细血管。松果体细胞又称主细胞，电镜下主细胞分为明、暗两种。松果体细胞瘤（pineocytoma，PC）来源于明细胞，是一种生长缓慢的松果体实质细胞肿瘤，较罕见，仅占神经上皮起源肿瘤的0.5%，属于良性肿瘤，WHO Ⅰ级。松果体细胞瘤可见于任何年龄组，大部分发生于23～35岁，无明显性别差异。临床表现因肿瘤占位和压迫，表现为颅内压增高、视力和视野改变、智力障碍、脑干或小脑功能障碍等。

二、病例讨论

病例 女49岁；头晕、头痛1个月。

影像表现：MRI示松果体区实性肿瘤，呈稍长T$_1$、稍长T$_2$信号，内见更长T$_1$、更长T$_2$信号灶，第三脑室后部受压变形（图6-41中A～C）；T$_2$FLAIR呈稍高信号（图中D）；DWI呈高信号，ADC扩散受限呈低信号（图中E、F）。增强扫描呈不均匀明显强化（图中G、H）。

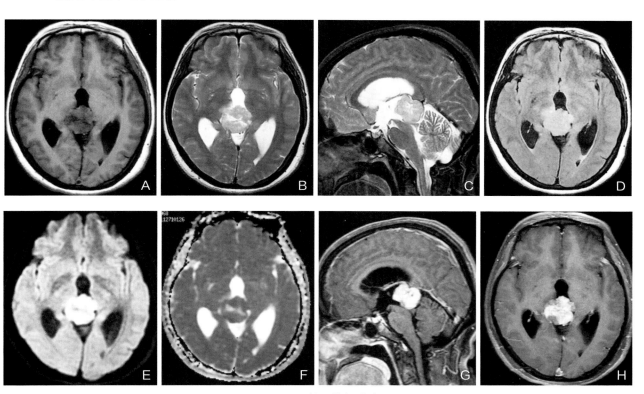

图6-41　松果体细胞瘤

三、诊断要点

（1）位于松果体区，一般小于3cm，呈膨胀性生长，可压迫周围结构如脑干、小脑、中脑导水管，可长入第三脑室，引起梗阻性脑积水。

（2）多数信号均匀，T$_1$WI稍低信号，T$_2$WI稍高信号，境界清楚，DWI扩散受限呈高信号；肿瘤内常见钙化，少部分可发生囊变。

（3）增强扫描呈明显强化，囊性的松果体细胞瘤呈囊壁强化。

四、鉴别诊断

（1）生殖细胞瘤　常见于青少年，男性多见；等T$_1$、等T$_2$均匀信号，无坏死囊变，DWI扩散受限，明显均匀强化。

（2）松果体母细胞瘤　常见于儿童，女性多见；肿瘤内常见"爆米花样"钙化，常见出血、坏死、囊变，不均匀强化；可侵犯周围脑组织，可见脑脊液播散。

（3）畸胎瘤　肿瘤密度/信号不均，伴有钙化、脂肪；呈不均匀轻度强化。

第22节　松果体母细胞瘤

一、疾病概述

松果体母细胞瘤（pineoblastoma，PB）来源于松果体细胞的暗细胞，是恶性肿瘤，WHO Ⅳ级；PB多见于儿童（平均年龄约3岁），女孩多见。PB和双侧视网膜母细胞瘤同时存在，称三边性视网膜母细胞瘤综合征。临床症状包括颅内压增高，视神经障碍，精神异常，脑干或小脑受累的相应症状。

二、病例讨论

病例　男，1岁；出生后频繁抽搐。

影像表现：CT示松果体区实性肿瘤，呈稍高密度，内见斑片状钙化及不规则囊变区（图6-42中A、B）。MRI示肿瘤呈不规则长T_1、稍长T_2信号，内见斑片状囊变区，病变与邻近脑组织分界不清，第三脑室后部受压变形，双侧侧脑室扩张（图中C、D）；T_2FLAIR肿瘤呈稍高信号（图中E）；DWI呈高信号（图中F）。增强扫描呈不均匀明显强化，囊变区不强化（图中G、H）。

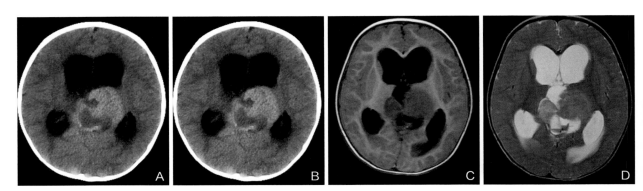

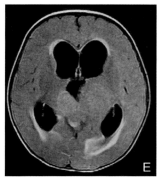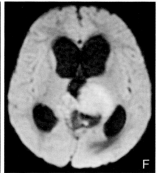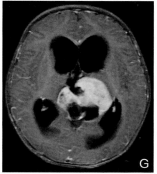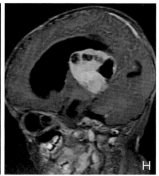

图6-42　松果体母细胞瘤

三、诊断要点

（1）好发部位　位于松果体区，边界不清，易侵犯周围脑组织，常有梗阻性脑积水。

（2）体积一般较大，形态不规则或分叶状，生长快的有明显的周围浸润，可伴有脑脊液种植转移。

（3）T_1WI呈等或低信号，T_2WI呈高信号；信号不均匀，囊变、坏死、钙化常见；增强呈不均质强化，坏死无强化。

四、鉴别诊断

（1）松果体细胞瘤　成年人多见，体积相对较小，脑积水程度轻，症状出现晚；钙化常见，有包膜，边界清，无浸润，无脑脊液播散。

（2）星形细胞瘤　成年人发生，多数位于中脑顶盖，少数起源于松果体，钙化少见，强化多不明显。

（3）生殖细胞瘤　常见于青少年，男性多见；等T_1、等T_2均匀信号，无坏死、囊变，DWI扩散受限，明显均匀强化。

（4）畸胎瘤　肿瘤密度/信号不均，伴有钙化、脂肪；呈不均匀轻度强化。

第23节　生殖细胞瘤

一、疾病概述

颅内生殖细胞肿瘤分为6个亚型：生殖细胞瘤、畸胎瘤、内胚窦瘤（卵黄囊瘤）、绒毛膜上皮癌、胚胎癌、混合性生殖细胞瘤。生殖细胞瘤（germinoma）好发于儿童及青少年（90% < 20岁）。松果体区生殖细胞瘤主要见于男性，鞍上区生殖细胞瘤以女性多见，基底节区生殖细胞瘤几乎只见于男孩。多呈浸润性生长，常有蛛网膜下腔及脑室系统种植转移。临床症状与受累部位相关，鞍上及下丘脑区病变，有不同程度尿崩症、垂体前叶功能减退、生长发育迟缓、性早熟等症状，侵犯视束、视神经可引起视力下降、视野缺损；松果体区病变由于毗邻中脑导水管，压迫导致阻塞性脑积水，较早引起颅内压增高症状；基底节区病变多表现为进行性偏侧肢体无力。

二、病例讨论

病例1 男，14岁。

影像表现：MRI示松果体区见不规则实性肿瘤，呈等T$_1$、等T$_2$信号，内见多发小囊变（图6-43中A ~ C）；侵及中脑四叠体并压迫第三脑室变形。注入Gd-DTPA后呈肿瘤明显强化；幕上脑室扩张（图中D ~ F）。

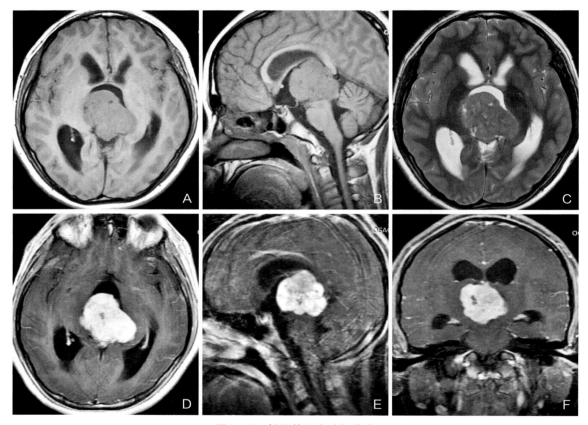

图6-43　松果体区生殖细胞瘤

病例2 女，26岁。

影像表现：MRI示鞍上、下丘脑区可见形态不规则等T$_1$等T$_2$异常信号灶，侵及视交叉及垂体柄（图6-44中A ~ C）；注入Gd-DTPA后病变区明显强化，垂体柄增粗，垂体受压变薄（图中D ~ F）；双侧侧脑室前角室管膜见条状强化（图中G）。

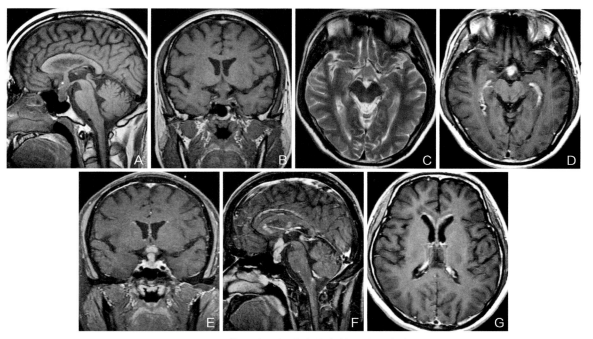

图6-44 鞍上生殖细胞瘤并室管膜种植转移

病例3 男，11岁。

影像表现：MRI示双侧基底节及左侧丘脑区散在分布斑片状稍长T_1、长T_2异常信号灶（图6-45中A～C）；DWI扩散受限呈斑片状稍高信号（图中D）；注入Gd-DTPA后病变区见多发点条状及结节状明显强化，无明显占位效应（图中E～G）。

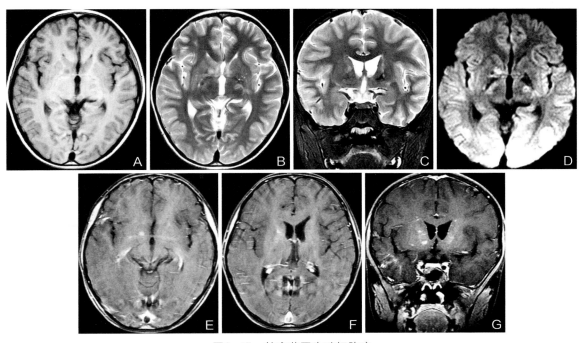

图6-45 基底节区生殖细胞瘤

三、诊断要点

（1）好发部位　松果体区最常见（50%～65%）；其次是鞍上区（25%～35%）；其他部位包括基底节区、丘脑等（5%～10%）。松果体区及鞍上区可同时发生。

（2）CT呈稍高密度；T_1WI呈等或稍低信号，T_2WI呈等或稍高信号，DWI扩散受限呈高信号，增强呈显著强化；信号较均匀，无钙化，出血、坏死、囊变少见，肿瘤可包绕钙化的松果体；较大的肿瘤囊变、坏死可见，可呈多囊状。肿瘤浸润性生长，多边界不清。压迫第三脑室、中脑导水管或沿脑脊液种植播散导致脑积水。

（3）鞍上生殖细胞瘤常累及垂体柄，表现为垂体柄增粗，呈显著均匀强化。

（4）基底节区生殖细胞瘤可呈实性结节，也可呈散在斑片状，界限不清，囊变、坏死及出血常见，实性部分明显强化，特征性表现是较快出现同侧脑萎缩；病变区SWI呈低信号。

四、鉴别诊断

（1）颅咽管瘤　鞍上区的颅咽管瘤发病高峰为8～16岁和50～60岁，无明显性别差异，钙化多见，可见囊壁蛋壳样钙化，病变成分多样，信号复杂。而鞍上生殖细胞瘤一般无钙化，且强化程度明显。

（2）胶质瘤　基底节区胶质瘤发病年龄较大，占位效应及瘤周水肿较生殖细胞瘤明显。

第24节　畸胎瘤

一、疾病概述

畸胎瘤起源于具有潜在多向分化的原始胚胎细胞，由外、中、内胚层中的两个或三个胚层组织构成。颅内畸胎瘤较少见，主要见与儿童和青年人（占70%），其他年龄也有。畸胎瘤按组织分化程度分为成熟型畸胎瘤、未成熟型畸胎瘤和畸胎瘤恶变；按大体结构分为囊性畸胎瘤和实性畸胎瘤。囊性畸胎瘤也叫皮样囊肿，多为良性，内含脂样物质、毛发、牙齿或骨骼、液体等。按生物学行为分为良性和恶性。

二、病例讨论

病例1　男，43岁，持续头晕3个月。

影像表现：MRI示额底部中线区可见椭圆形短T_1、长T_2高信号灶，信号不均匀

（图6-46中A～C）；脂肪抑制T$_2$FLAIR病变呈低信号（图中D）；DWI未见明显扩散受限（图中E）；脂肪抑制增强扫描T$_1$WI病变以低信号为主，内见轻度不均质强化，邻近脑实质受压（图中F～H）。

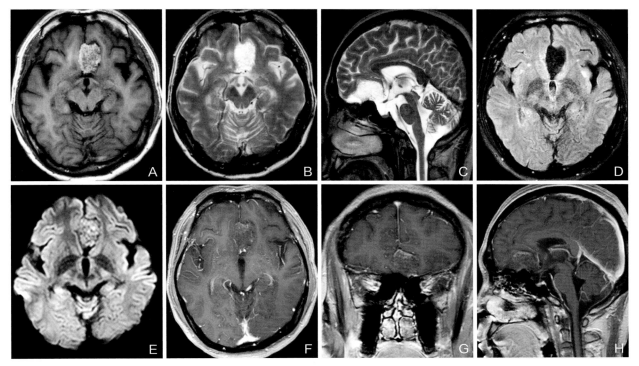

图6-46　畸胎瘤一

病例2

　　影像表现：MRI示松果体区见类圆形短T$_1$、长T$_2$异常信号，其内可见结节状长T$_1$、短T$_2$信号（图6-47中A、B）；T$_2$FLAIR病变呈高信号（图中C）；DWI呈低信号，ADC图呈高信号（图中D、E）；注入Gd-DTPA病变未见明显增强，病灶边界清晰（图中F～H）。

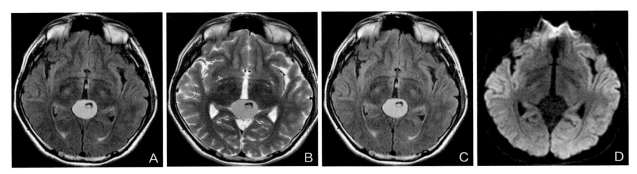

图6-47

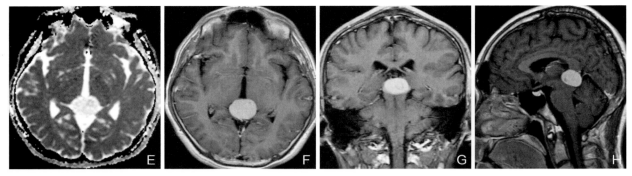

图6-47　畸胎瘤二

病例3

影像表现：MRI示右侧鞍上及外侧裂区见不规则形短T$_1$、长T$_2$不均匀高信号，右外侧裂内见多发点状短T$_1$高信号（图6-48中A～D）；脂肪抑制T$_1$WI上述高信号病变均被抑制呈低信号（图中E、F）。

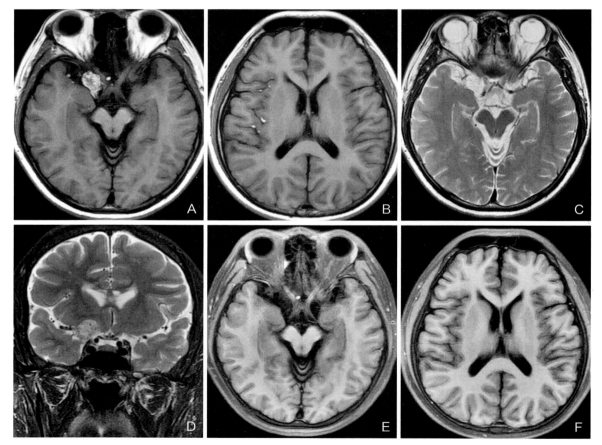

图6-48　畸胎瘤破裂

三、诊断要点

（1）好发部位　多数位于中线区，以松果体区最常见。其次是鞍区，或后颅窝及第三脑室等中线区域。

（2）畸胎瘤含钙化、骨骼、牙齿、囊变、脂肪、出血等多种成分，MRI 信号不均，可见短 T_1、长 T_2 脂肪信号，脂肪抑制序列呈低信号。增强扫描囊性部分不强化，实性部分无或有轻度强化。

（3）恶性畸胎瘤呈分叶状，边界清，内有小囊变，肿瘤信号不均，可见出血和钙化，部分无脂肪成分，实性部分呈不均质强化，可见明显瘤周水肿。

四、鉴别诊断

表皮样囊肿：起源于外胚层，但不含皮肤附件，多位于桥小脑角区或中线区，信号近似于脑脊液，DWI 扩散受限呈高信号，无强化，有"见缝就钻"塑形生长的特点。

第25节　嗅神经母细胞瘤

一、疾病概述

嗅神经母细胞瘤是起源于筛骨筛板或鼻腔嗅区黏膜上皮的低度恶性肿瘤，嗅神经上皮分布于筛板、鼻中隔上部 1/3、上鼻甲和筛窦的嗅黏膜，经筛孔入颅，终止于嗅球前缘，因此肿瘤发病部位多位于鼻腔顶部、筛窦及前颅底。可发生于任何年龄，有 2 个发病高峰，分别是 11 ～ 20 岁、51 ～ 60 岁；男女发病率基本相近；大多数生长缓慢。常见临床症状是鼻塞、鼻出血，累及筛板可伴嗅觉下降或丧失，眼眶、额窦受累可有突眼、复视、流泪、面部疼痛、头痛、视力减退等。

二、病例讨论

病例1

影像表现：T_2WI 左侧鼻腔上部、筛窦、前颅底、额叶见不规则肿块，呈均匀略高信号，后部囊变区明显高信号（图6-49中 A、B）；T_1WI 病变呈低信号，内夹杂少量斑点状高信号（图中 C）；T_2FLAIR 病灶呈不均匀稍高信号，囊变区信号高于脑脊液（图中 D）；DWI 实性部分呈高信号（图中 E）。增强扫描左侧上鼻道-颅底沟通性肿瘤，前颅底骨质破坏，实性部分明显强化，囊壁见强化（图中 F ～ H）。

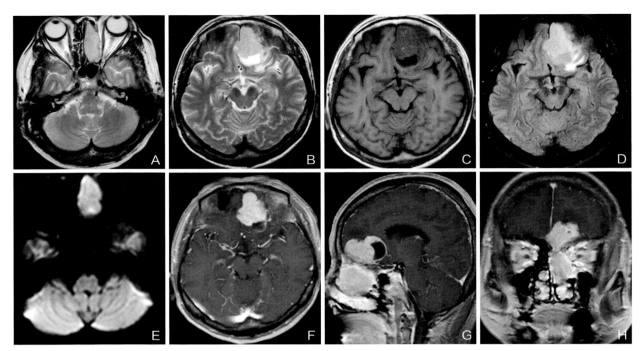

图6-49 嗅神经母细胞瘤一

病例2 男，15岁。

影像表现： CT示双侧鼻腔、上鼻道稍高密度软组织肿瘤，双侧中上鼻甲、鼻中隔及蝶窦下壁，前额底部骨质破坏（图6-50中A、B）；T_1WI示鼻腔上部、筛窦、前颅底不规则肿块，呈等信号（图中C）；T_2WI病变呈稍低信号，内见斑片状更低信号（图中D）。DWI病变呈高信号（图中E）。增强扫描双侧上、中鼻道-颅底沟通性肿瘤，明显较均匀强化，前颅底骨质破坏，双侧额叶受侵及（图中F～H）。

三、诊断要点

（1）好发部位　与嗅黏膜分布区一致，肿瘤中心主要位于鼻腔顶部，以膨胀性生长为主，常侵犯邻近骨质，呈膨胀性或浸润性破坏。可破坏鼻中隔上部，侵及双侧筛窦、蝶窦，可破坏前颅底及眼眶，可跨颅内外生长。

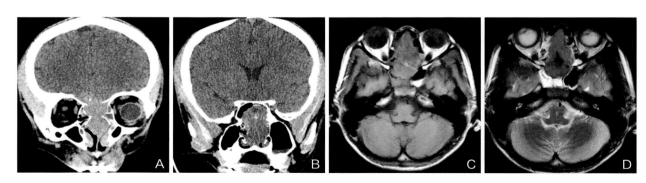

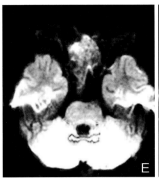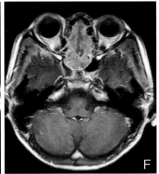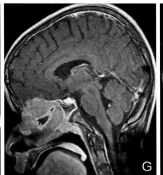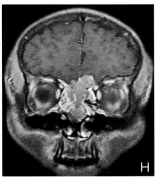

图6-50　嗅神经母细胞瘤二

（2）肿瘤沿嗅神经走行，形成不规则肿块，呈膨胀性和浸润性生长；T_1WI等或略低信号，T_2WI等或略高信号，肿瘤密度/信号多较均匀，可有钙化，病灶较大时可有小片坏死、囊变；DWI扩散受限；增强扫描肿瘤中度至明显强化。

四、鉴别诊断

（1）内翻性乳头状瘤　男性较女性多见，发生部位为鼻腔外壁近中鼻道处。多数病灶信号均匀，在T_1WI及T_2WI上均表现为稍低或中等信号，增强后呈"脑回样"或"栅栏样"强化。

（2）纤维血管瘤　多见于青壮年，好发于鼻咽、翼腭窝、颞下窝及上颌窦等处，T_2WI呈不均匀高信号，内可见流空血管，呈明显强化。

（3）鼻窦癌　发病年龄较大，起源于鼻窦，常伴有窦壁骨质破坏。

（4）鼻腔淋巴瘤　起自鼻前庭区，常累及鼻背部及面颊部软组织，肿瘤密度/信号均匀，呈明显均匀强化，骨质破坏较轻。

第26节　神经鞘瘤

一、疾病概述

神经鞘瘤是起自神经鞘膜的施万细胞的良性肿瘤，好发于脑神经，其中听神经瘤和三叉神经瘤最常见。神经鞘瘤光镜下可见有梭形细胞丰富区（antoni A）和松散的黏液区（antoni B）。脑实质内无施万细胞，神经鞘瘤的发生率不到1%。90%的肿瘤为单发，多发性神经鞘瘤常见于神经纤维瘤病Ⅱ型。发病年龄为30～60岁，临床症状包括听力丧失、颜面部疼痛、感觉异常等。

二、病例讨论

病例1

影像表现： MRI示右侧桥小脑角区等略长T_1、长T_2异常信号灶（图6-51中A～C），T_2FLAIR呈高信号（图中D），DWI无明显扩散受限，呈等信号（图中E）；增强扫描呈不均质明显强化，肿瘤向右侧内听道内延伸（图中F～H）。

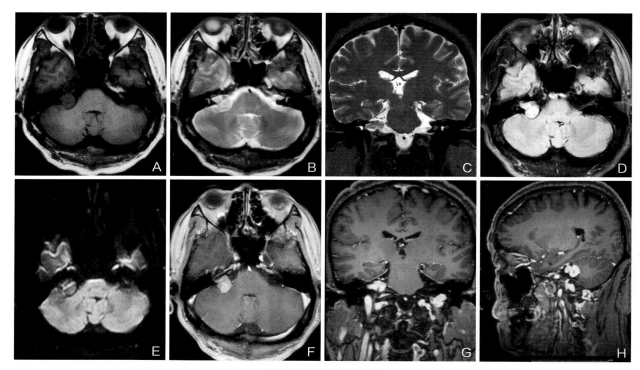

图6-51　听神经鞘瘤

病例2

影像表现： MRI示右侧Meckel腔区见等或略长T_1、略长T_2信号肿瘤，内见多发小囊变灶（图6-52中A、B），T_2FLAIR呈稍高信号（图中C），注入Gd-DTPA病变呈明显不均质强化，病灶边缘见无强化小囊变区。肿瘤累及右侧海绵窦、Meckel腔及三叉神经脑池段（图中D～F）。

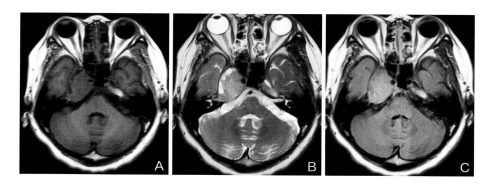

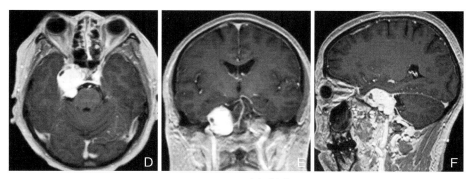

图6-52　三叉神经鞘瘤一

病例3

影像表现：MRI示左侧Meckel腔见一椭圆形长T_1、长T_2异常信号灶（图6-53中A、B），T_2FLAIR呈稍高信号（图中C），DWI病变未见扩散受限（图中D），注入Gd-DTPA后病变呈环形不均匀强化，局部向后突入后颅窝（图中E～G）。

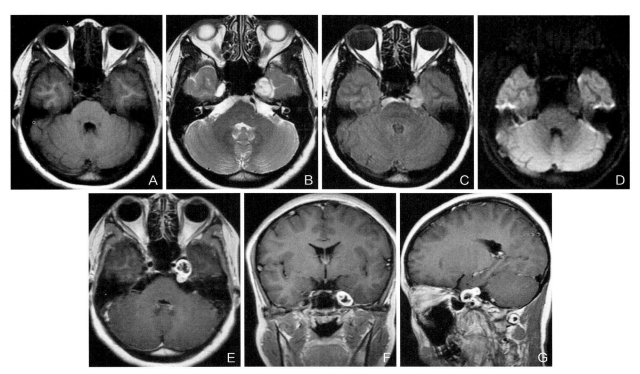

图6-53　三叉神经鞘瘤二

三、诊断要点

（1）好发部位　听神经鞘瘤以内听道区为中心，内通道口常扩大，肿瘤较大者突向桥小脑角区。三叉神经鞘瘤位于三叉神经颅内段走行区，较小时位于海绵窦后外侧壁，约50%可累及Meckel腔，较大者跨中、后颅窝生长呈"哑铃状"。除发生于听神经和三叉神经外，还可见于幕下的Ⅶ和颈静脉孔区的Ⅸ、Ⅹ、Ⅺ脑神经。

（2）边界清晰的脑外肿瘤，T_1WI为低或稍低信号，T_2WI为稍高或高信号；较小的肿瘤为实性，信号均匀；较大者常有囊变、坏死或出血，信号不均；增强扫描较小者均匀强化，较大者因囊变、出血等，强化不均匀。周围骨质呈受压改变。

（3）影像学表现与肿瘤内部成分密切相关。antoni A区CT为略高密度，T_2WI为稍低信号，增强后富细胞区因血管相对丰富，呈持续明显强化；antoni B区CT为低密度，T_2WI为明显高信号，增强扫描黏液区强化不明显；随着肿瘤的生长，常出现囊变、出血、钙化、玻璃样变等，则呈混杂信号。

四、鉴别诊断

（1）脑膜瘤　多为等T_1、等T_2信号，囊变、坏死少见，多呈明显均匀强化，可见脑膜尾征，宽基底附着于硬膜生长，邻近骨质增生。而神经鞘瘤沿着神经走行方向生长，信号不均匀。

（2）表皮样囊肿　CT密度低于脑脊液；MR呈长T_1、长T_2信号，DWI高信号；塑形生长；增强扫描无明显强化。

第27节　脑膜瘤

一、疾病概述

脑膜瘤起源于蛛网膜的帽状细胞，与蛛网膜颗粒关系密切，少数起源于硬脑膜的成纤维细胞或附于脉络丛的蛛网膜组织，属脑实质外良性肿瘤。多见于中年人，女性多见。神经纤维瘤病Ⅱ型易发生多发性脑膜瘤。常见的脑膜瘤病理分型包括：纤维型，由成纤维细胞和胶原纤维组成；上皮型，由蛛网膜上皮细胞组成，最常见；血管瘤型，含有丰富的血管成分；沙粒型，含有大量的沙粒体；混合型，瘤内含有上述四种成分。根据肿瘤增殖活跃程度、侵袭性等生物学行为，将脑膜瘤分良性或典型性、非典型性及间变型、恶性脑膜瘤。良性者边界清楚，可见钙化，有完整包膜，血运丰富，邻近骨质增生常见；脑膜瘤进展缓慢，早期临床症状不明显，以后可逐渐出现颅内高压及局部症状和体征。非典型性（如囊性脑膜瘤、扁平型脑膜瘤等）及恶性脑膜瘤生长速度快，具明显侵袭性，可见骨质破坏，恶性脑膜瘤发病年龄较大，进展较快，术后复发更常见，具有恶性肿瘤的特点，可发生转移。

二、病例讨论

病例1

　　影像表现：MRI示左侧鞍旁见类圆形等T_1、等略长T_2信号肿瘤，其周边见环形脑脊液信号（图6-54中A、B）；DWI及ADC图未见明显扩散受限（图中C、D）；增强扫描呈明显较均匀强化，肿瘤邻近可见"脑膜尾征"（图中E～G）；MRS示NAA峰消失，Cho峰明显升高（图中H）。

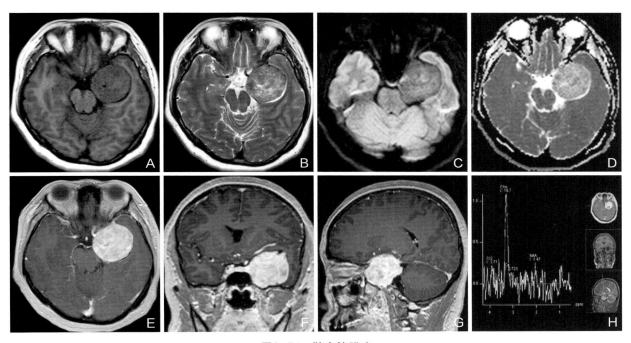

图6-54　鞍旁脑膜瘤

病例2

　　影像表现：MRI示右枕部小脑幕区见类圆形等T_1、等T_2信号肿瘤，边界清，其前缘见弧形线状长T_2信号，邻近脑组织被推压变形（图6-55中A、B）；T_2FLAIR呈略高信号（图中C）；DWI扩散受限，呈略高信号（图中D）。注入Gd-DTPA肿瘤呈明显强化，肿瘤前部小脑幕可见"脑膜尾征"（图中E～G）。

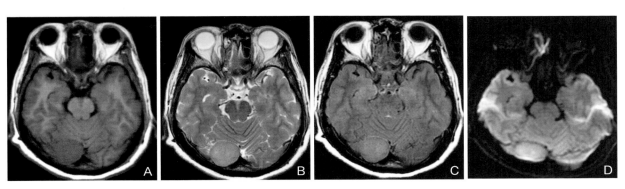

图6-55

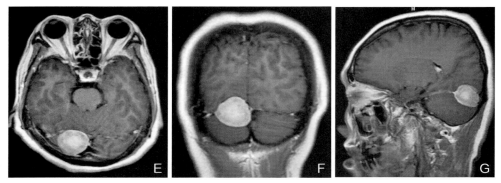

图6-55　小脑幕脑膜瘤

病例3

　　影像表现：MRI示大脑镰下、胼胝体上方见类圆形等T_1、略长T_2信号，周围环绕脑脊液信号（图6-56中A、B）；T_2FLAIR呈高信号（图中C）；DWI病变扩散受限呈高信号（图中D）。注入Gd-DTPA后明显均质强化，可见脑膜尾征，胼胝体体部受压变形（图中E～G）。

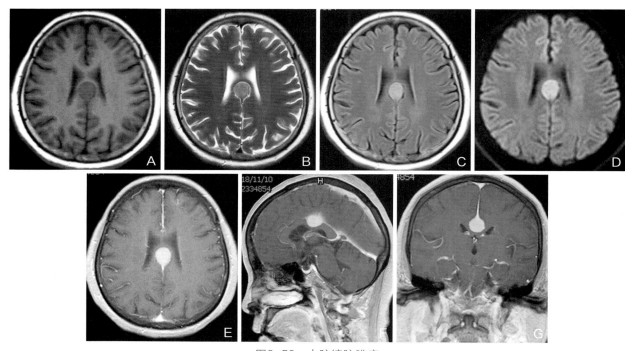

图6-56　大脑镰脑膜瘤

病例4

　　影像表现：MRI示右侧侧脑室三角区类圆形等T_1、长短T_2混杂信号肿瘤（图6-57中A、B）；T_2FLAIR呈不均匀高信号，脑室旁见片状高信号水肿区（图中C）；DWI及ADC病变扩散受限（图中D、E）；注入Gd-DTPA后呈明显欠均匀强化，边界有浅分叶，中线结构局部略左移（图中F～H）。

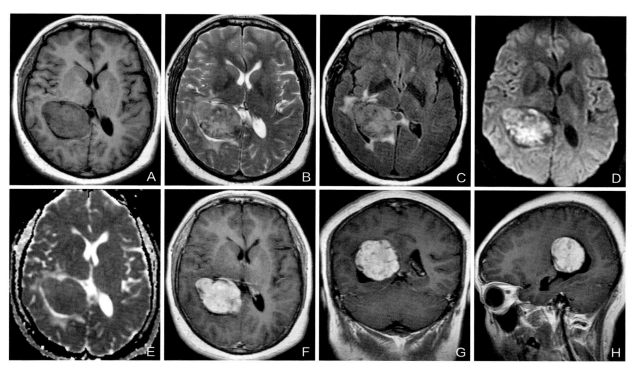

图6-57　侧脑室内脑膜瘤

三、诊断要点

（1）好发于大脑凸面、矢状窦旁、蝶骨嵴、嗅沟、桥小脑角区、大脑镰或小脑幕，少数发生于脑室内。

（2）具有脑外肿瘤的征象　①"脑膜尾征"：肿瘤以宽基底与硬脑膜相连，增强扫描可见邻近硬脑膜增厚、呈条状强化。②"脑脊液环征"：肿瘤周围被脑脊液信号部分或完全环绕。③"血管移位征"：肿瘤邻近脑沟内的血管流空信号被推压移位，分布于肿瘤边缘。④"皮质塌陷征"：肿瘤邻近脑皮质被肿瘤推压、移位、凹陷，瘤周水肿较少见。⑤肿瘤邻近颅骨骨质增生、少数骨质破坏。

（3）脑膜瘤MRI信号较均匀，T_1WI呈等或稍低信号，T_2WI呈等或略高信号，DWI多数扩散受限，增强扫描呈明显均匀强化，可见"脑膜尾征"。

（4）恶性脑膜瘤　少见，生长速度较快，囊变、坏死区较大，瘤周水肿明显，不强化或轻中度强化，具有侵袭性，邻近颅骨破坏。

四、鉴别诊断

（1）血管外皮瘤　起源于脑膜间质毛细血管壁的Zimmerman周细胞，多呈分叶状或不规则形，内见流空血管影，常有坏死、囊变，多呈明显均匀或不均匀强化，以窄基底与硬脑膜相连，脑膜尾征少见，骨质破坏常见。

（2）星形细胞瘤　星形细胞瘤位于脑实质内，强化程度不如脑膜瘤明显，信号不均匀。

（3）垂体瘤　鞍上脑膜瘤需与垂体瘤鉴别，垂体瘤从鞍内向鞍上生长，信号不均匀，出血、坏死及囊变较常见，无"脑膜尾征"。

（4）脉络丛乳头状瘤　侧脑室内的脑膜瘤需与脉络丛乳头状瘤鉴别。后者儿童多见，常位于侧脑室三角区，单发，结节状外观，明显强化，常有交通性脑积水。

第28节　血管外皮细胞瘤

一、疾病概述

血管外皮细胞瘤（haemangiopericytoma，HPC）是一种起源于毛细血管外皮细胞（Zimmerman细胞）的脑膜间质性肿瘤，又叫血管周细胞瘤。过去被当作血管型脑膜瘤，但是肿瘤组织化学和电镜超微结构研究表明两者之间是有区别的。WHO在Ⅱ～Ⅲ级之间。病变起源于脑外，缺乏血脑屏障，富含大量新生毛细血管，血供非常丰富，生长较快。2016年WHO中枢神经系统肿瘤分类将孤立性纤维瘤和血管外皮瘤归为一种，列入脑膜间质非上皮性肿瘤，并分为Ⅰ、Ⅱ、Ⅲ级。Ⅰ级类似以前的孤立性纤维瘤，有较多胶原蛋白、相对较低的细胞密度和梭形细胞；Ⅱ级类似以前的血管外皮细胞瘤，对应更多细胞，较少的胶原伴肥大的细胞和鹿角样血管结构；Ⅲ级与之前间变型血管外皮细胞瘤的表现相对应。本病临床较罕见，好发年龄为40～50岁，男性略多于女性，具有侵袭性，易脑外转移，术中易大出血，术后复发率高。临床症状取决于发病部位及肿瘤大小，多表现为颅内高压症状，如头痛、头晕、呕吐等。

二、病例讨论

病例1　女，41岁；头痛2个月。

影像表现：MRI示右侧枕叶见不规则分叶状长T_1、长T_2信号肿瘤，信号不均匀，内见多发囊变（图6-58中A、B）；T_2FLAIR病灶呈不均匀高信号，瘤周水肿明显（图中C）；DWI（b=1000）肿瘤无扩散受限（图中D、E）；增强扫描呈明显强化，囊变区未见强化，未见脑膜尾征（图中F～H）。

病例2

影像表现：T_1WI小脑幕旁见不规则分叶状等信号病灶（图6-59中A）；T_2WI呈等或略高信号，内见多发高信号小囊变（图中B）；T_2FLAIR病灶呈不均匀等高信号，未见瘤周水肿（图中C）；DWI（b=1000）部分肿瘤区信号略高（图中D）；增强扫描病变跨左侧小脑幕生长，呈明显强化，小囊变区未见强化，未见脑膜尾征（图中E～G）。

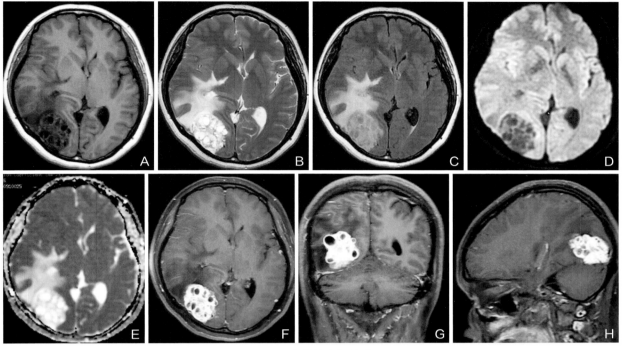

图6-58　血管外皮细胞瘤一

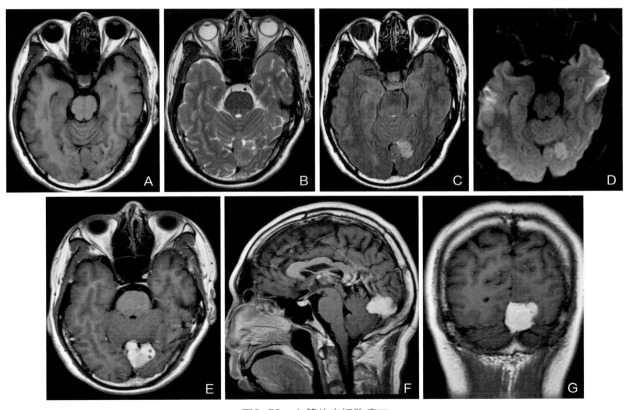

图6-59　血管外皮细胞瘤二

三、诊断要点

（1）部位　静脉窦旁、颅底、大脑镰旁、小脑幕、大脑凸面，80%位于幕上，与脑膜瘤部位相近。

（2）肿瘤实性部分T_1WI等或稍低信号，T_2WI等或稍高信号，内常见血管流空信号；DWI可低或等或高信号，但ADC无扩散受限，均为高信号；增强扫描明显强化。常呈分叶状，囊变、出血、坏死常见，信号不均匀；钙化罕见。

（3）具有脑外肿瘤特点，常跨幕生长，侵犯静脉窦，累及颅骨呈溶骨性破坏。部分病例可见宽或窄基底与邻近脑膜相连，有时可见"脑膜尾征"。

四、鉴别诊断

需与脑膜瘤鉴别：脑膜瘤形态规则，常见钙化，邻近颅骨骨质增生。HPC多呈分叶状生长，邻近颅骨溶骨性破坏，钙化罕见；HPC较脑膜瘤血供丰富，强化程度更加明显；脑膜尾征出现率较脑膜瘤少见。但是HPC与不典型及恶性脑膜瘤鉴别较为困难。

第29节　孤立性纤维瘤

一、疾病概述

孤立性纤维瘤（solitary fibrous tumor，SFT）是一种少见的间叶组织来源的梭形细胞肿瘤，可发生于身体各个部位，如浆膜表面、心包膜、腹膜、肝脏，还可以发生在与浆膜无关的部位，如颈部、大腿、纵隔、眼眶、甲状腺、鼻腔及颅内等。原发于颅内的SFT少见，通常见于脑膜，2016年WHO中枢神经系统肿瘤分类将其列入间质非脑膜上皮性肿瘤，将孤立性纤维瘤和血管外皮瘤归为一种肿瘤，并分为Ⅰ、Ⅱ、Ⅲ级。颅内的SFT现多认为来源于硬膜的CD34阳性的成纤维细胞或树突细胞。本病多见于成年人，无明显性别差异。临床症状依不同部位和肿瘤大小不同而异，主要表现为肿瘤的占位和颅内压增高症状，部分患者可伴有低血糖、杵状指等副肿瘤综合征。

二、病例讨论

病例

影像表现：T_1WI小脑幕旁见等或略低信号病灶，信号欠均匀（图6-60中A）；

T_2WI病灶呈低信号，中央见斑片状高信号（图中B）；T_2FLAIR病灶以低信号为主，中央见斑片状高信号，瘤周可见片状水肿（图中C）；DWI（b=1000）肿瘤呈低信号（图中D）。增强扫描病变跨右侧小脑幕生长，呈分叶状，欠均匀，明显强化，中央区强化程度低（图中E～G）。

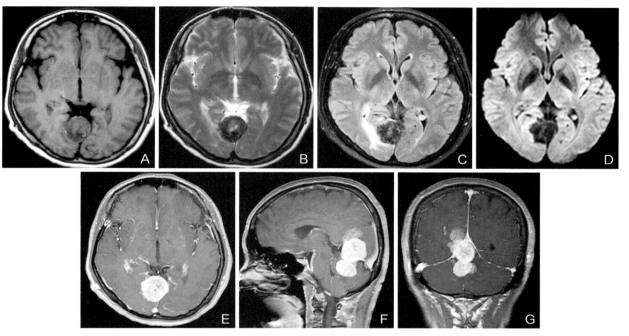

图6-60　孤立性纤维瘤

三、诊断要点

（1）部位　多数与脑膜相连或与脑膜关系密切，颅底、大脑凸面、大脑镰、小脑幕和静脉窦等附近，也可位于脑室内。

（2）肿瘤实性部分T_1WI等或稍低信号，T_2WI及T_2FLAIR呈混杂信号，病灶内可见钙化、囊变、坏死灶；DWI无扩散受限。增强扫描呈明显均匀或不均匀强化；有时可见脑膜尾征；部分病灶周边可见轻度水肿。

（3）具有脑外肿瘤的特点，邻近脑实质受压；可跨小脑幕生长，邻近颅骨一般无破坏及增生。

四、鉴别诊断

（1）脑膜瘤　起源于蛛网膜颗粒中的蛛网膜帽状细胞，一般类圆形，T_1WI呈等或稍低信号，T_2WI等或稍高信号，增强呈较均匀强化，有脑膜尾征，瘤周水肿少见，当瘤体较大压迫静脉致回流障碍时会引起明显水肿。

（2）血管外皮瘤　起源于脑膜间质毛细血管壁的Zimmerman周细胞，肿瘤多呈分叶状或不规则形，内见流空血管影，多呈明显均匀或不均匀强化，脑膜尾征少见。

第30节 恶性黑色素瘤

一、疾病概述

颅内恶性黑色素瘤是颅内较少见的高度恶性肿瘤，分原发性和继发性。原发性黑色素瘤多起源于软脑膜的成黑色素细胞，继发性多起源于皮肤黑色素瘤血性转移至颅内。脑膜原发性黑色素瘤分为脑膜黑色素细胞增多症、脑膜黑色素细胞瘤、脑膜黑色素瘤及脑膜黑色素瘤病。其中，脑膜黑色素细胞增多症为良性肿瘤，脑膜黑色素细胞瘤为交界性肿瘤，脑膜黑色素瘤及脑膜黑色素瘤病为恶性肿瘤。黑色素瘤多富含黑色素，肉眼可见脑组织、颅骨被黑色素肿瘤组织侵犯呈黑色，肿瘤组织一般质地软，血供丰富，易快速生长合并出血。肿瘤细胞可脱落随脑脊液播散种植。本病发病率低，预后差。

二、病例讨论

病例

影像表现：T$_1$WI左侧颞叶前部及左侧鞍旁见两处类椭圆形短T$_1$高信号灶（图6-61中A），脂肪抑制T$_1$WI病变仍呈高信号（图中B）；T$_2$WI及T$_2$FLAIR左侧鞍旁病灶

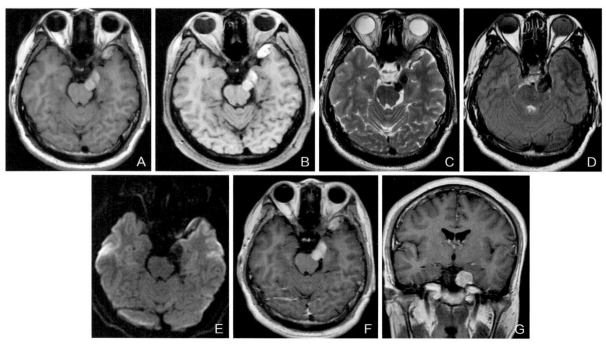

图6-61 恶性黑色素瘤

呈明显低信号，左侧颞叶前部病灶呈等、稍高信号（图中C、D）；DWI病变未见明显扩散受限（图中E）；注入Gd-DTPA后，病灶呈高信号，边界清（图中F、G）。

三、诊断要点

（1）根据肿瘤内黑色素的含量不同，MRI表现分为4型：①黑色素型，T_1WI呈高信号，T_2WI呈低信号；②非黑色素型，T_1WI呈低或等信号，T_2WI为高或等信号；③混合型，表现复杂多样。④出血型，表现为不同时期出血的信号，与血肿不易鉴别。

（2）MRI增强扫描呈明显均匀或不均匀强化。

（3）可随脑脊液播散，脑膜及脑室系统出现肿瘤信号。

四、鉴别诊断

（1）急性或亚急性血肿　临床呈急性过程，高血压脑出血常位于基底节、丘脑区，MR信号随血肿演变而改变。

（2）胶质瘤伴出血　脑内肿瘤内见等短T_1、长T_2信号，瘤周水肿及占位效应明显。

（3）皮样囊肿破裂　病灶含有脂肪信号，压脂序列信号降低，CT为脂肪密度。

第31节　脑转移瘤

一、疾病概述

脑转移瘤是颅内最常见的肿瘤，约占50%，多为血行播散而来。原发肿瘤以肺癌、乳腺癌常见，其次是前列腺癌、胃肠道肿瘤、泌尿系统肿瘤、恶性黑色素瘤、绒癌等。脑转移瘤为边界清晰的结节或肿块，易发生囊变，部分合并出血；镜下瘤细胞与原发肿瘤相似。中老年人多见，临床症状多以颅内高压、头痛、呕吐为主，另外包括肢体无力、运动障碍、精神障碍、共济失调、抽搐等。老年患者若出现小脑肿瘤，尤其是环形强化者应首先考虑转移瘤。

二、病例讨论

病例1　男，62岁；肺癌病史。

影像表现：MRI示双侧脑内弥漫多发结节灶，呈长T_1、长T_2信号（图6-62中A、B）；T_2FLAIR呈高信号，病灶周围可见不同程度片状水肿区（图中C）；DWI及ADC病变扩散受限（图中D、E）；注入Gd-DTPA后病灶呈大小不一的结节状及环形明显强化（图中F～H）。

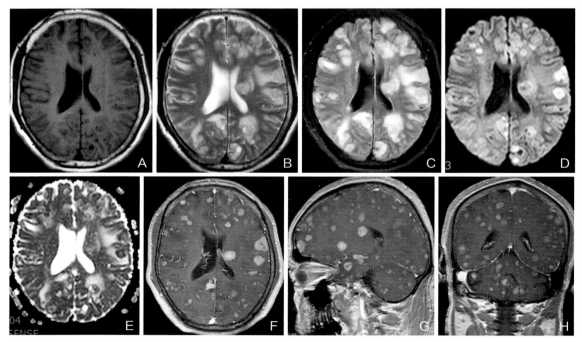

图6-62 脑转移瘤一

病例2 男，48岁；膀胱癌病史。

影像学表现：MRI示左侧顶叶皮髓交界区见类圆形长 T_1 信号灶， T_2FLAIR呈等低信号，周围片状水肿区（图6-63中A、B）；DWI及ADC图示病灶扩散受限

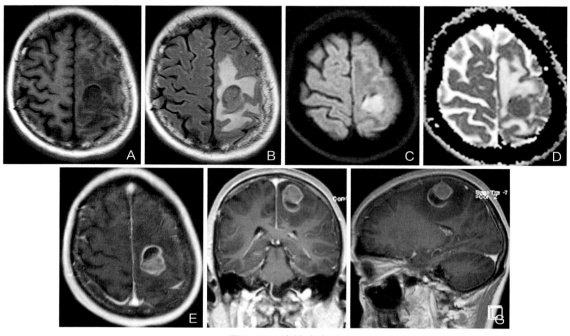

图6-63 脑转移瘤二

（图中C、D）；增强扫描病灶呈囊实性，实性部分及囊壁明显强化；囊变区无强化（图中E～G）。

病例3

影像表现：MRI示右侧额顶叶局部脑回肿胀增厚，脑沟变浅，皮髓质分界模糊（图6-64中A、B）；T_2FLAIR右顶叶局部脑沟变浅，脑回信号略低，脑沟内呈条状稍高信号（图中C）；DWI局部脑沟稍高信号（图中D）。增强扫描右顶叶局部软脑膜呈条状及结节状强化灶，邻近脑沟变窄（图中E～G）。

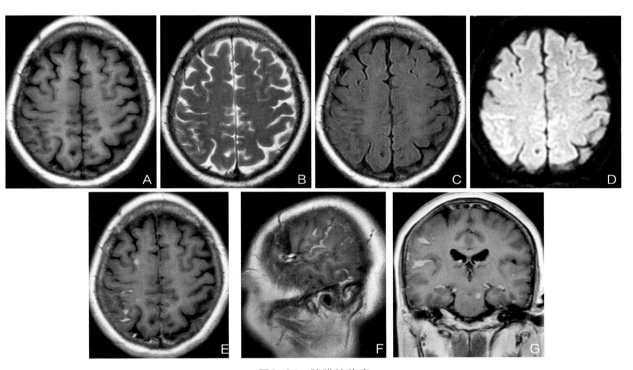

图6-64　脑膜转移瘤

三、诊断要点

（1）部位　可位于脑内任何部位，以大脑皮髓交界区最常见，幕下约占20%；单发或多发。

（2）等长T_1、长T_2信号，类圆形、不规则形，结节或肿块，可囊变；DWI常为高信号，也可无扩散受限呈等或低信号。注入Gd-DTPA呈结节样或环形强化。灶周水肿常较明显，有"小病灶大水肿"之说。MRS显示Cho峰升高，NAA峰消失，可有Lac与Lip峰。

（3）T_2WI低等信号者常见于结肠癌等胃肠道肿瘤、骨肉瘤、黑色素瘤转移。

（4）癌性脑膜炎表现为脑回肿胀、脑沟变浅，脑膜、室管膜增厚，条状或结节状强化，软脑膜转移灶可延伸到脑沟内。

四、鉴别诊断

（1）单发转移瘤需与胶质母细胞瘤鉴别　胶质母肿瘤周围水肿区内可见肿瘤组织浸润，水肿区MRS表现为Cho峰明显升高，NAA峰下降；转移瘤周围水肿区MRS曲线基本正常

（2）环形强化结节需与脑脓肿及囊虫病鉴别　脑脓肿脓腔内DWI为高信号，转移瘤内坏死囊变区DWI为低信号；囊虫病可见头节及钙化灶。

参考文献

［1］Louis D N, Perry A, Reifenberger G, et al. The 2016 World Health Organization Classification of Tumors of the Central Nervous System: a summary. Acta Neuropathol, 2016, 1319(6): 803-820.

［2］苏昌亮，李丽，陈小伟，等. 2016年WHO中枢神经系统肿瘤分类总结. 放射学实践，2016, 31: 570-579.

［3］Upadhyay N，Waldman A D. Conventional MRI evaluation of gliomas. Br J Radiol, 2011, 84(Spec No2): S107-S111.

［4］朱记超，陈燕萍，张方璟，等. 儿童后颅窝肿瘤的MRI诊断与鉴别诊断. 医学影像学杂志，2009, 19(3): 261-264.

［5］张伟，郭强，陈俊喜，等. 多形性黄色星形细胞瘤的临床及影像学特征分析. 临床神经外科杂志，2018, 15(6): 457-459.

［6］汪文胜，宋亭，成丽娜，等. 脑神经节神经胶质瘤的CT和MRI表现. 临床放射学杂志，2011, 30: 120.

［7］廖明朗，唐文才，黄菁慧. 青少年幕上脑实质室管膜瘤CT及MRI影像表现与病理类型的相关性研究. 临床放射学杂志，2016, 35(8): 1162-1166.

［8］王希明，郭亮，胡春洪，等. MRI对侧脑室肿瘤的鉴别诊断. 实用放射学杂志，2010, 26(3): 312-315.

［9］罗静. 儿童不常见母细胞瘤影像学表现. 临床放射学杂志，2013, 32: 1366-1371.

［10］甄英伟，姜涛，张玉琪，等. 儿童颅内未成熟畸胎瘤（附30例报告）. 中华神经外科杂志，2010,26(4): 334-337.

［11］冯婕，许乙凯，杨蕊梦，松果体区肿瘤的MRI诊断与鉴别诊断. 医学影像学杂志，2007, 17(12): 1322-1325.

［12］王燕，李德龙，王兴东，等. 幕上原始神经外胚层肿瘤的MRI表现与病理分析. 医学影像学杂志，2015, 25: 1520 -1524.

［13］任彦军，李坤成，王志群，等. 非典型畸胎样/横纹肌样瘤一例. 放射学实践，2014, 29(11): 1346-1347.

［14］杨楠楠，盛会雪，张宗军. 颅内血管外皮瘤MRI诊断以及临床意义. 临床放射学杂志，2013, 32: 317-321.

［15］Nagata S, Nishimura H, Amrami K K, et al. The Value of MRI and Clinical Features in Differentiating Between Cellular and Fibrous Solitary Fibrous Tumors. AJR, 2017, 208: 10-17.

［16］耿承军，陈君坤，卢光明，等. 原发性中枢神经系统淋巴瘤的CT、MRI表现与病理对照研究. 中华放射学杂志，2003, 37: 246-250.

［17］Farrokh D, Fransen P, Faverly D. MR findings of a primary intramedullary malignant melanoma: Case report and literature review. AJNR, 2001, 22 (10): 1864-1866.

第**7**章　鞍区及垂体

概述

　　鞍区是指蝶鞍及其周围的区域，解剖结构复杂，是颅内很多病变的好发部位，蝶鞍为蝶骨中线处的凹陷，其前缘由蝶骨小翼的前床突组成，后缘由鞍背组成，鞍背的顶部延伸形成后床突。硬脑膜在蝶鞍处分两层，一层紧贴于鞍底，另一层紧张于鞍结节与鞍背之间，称为鞍隔，其中部有一孔，有垂体柄通过。

　　蝶鞍内的解剖结构是垂体，垂体分为腺垂体和神经垂体，腺垂体包括远侧部（前叶）、结节部、中间部，腺垂体细胞分泌多种激素，如促甲状腺激素（TSH）、促肾上腺皮质激素（ACTH）、促黄体生成素（LH）、卵泡刺激素（FSH）、泌乳素（PRL）及生长激素（GH）；神经垂体包括神经部、正中隆起和漏斗；中间部和神经部合为垂体后叶；垂体后叶储存多种激素，如抗利尿激素、加压素和催产素。正常垂体高度女性最高可达9mm，男性为8mm，女性青春期时垂体高度可达10mm，哺乳期时可达12mm。在磁共振T_1WI垂体前叶呈等信号，而后叶呈高信号，这是由于含抗利尿激素的神经分泌颗粒使垂体后叶T_1值缩短所致，也可能还与下丘脑神经分泌细胞轴突覆盖的磷脂、垂体柄至垂体后叶静脉血流速度缓慢有关。10%～15%的正常人垂体后叶T_1WI高信号不显示。

第**1**节　垂体柄阻断综合征

一、疾病概述

　　垂体柄阻断综合征（PSIS）是因垂体柄结构异常（如断裂、缺失或明显变细）导致垂体功能减退的临床综合征，常伴有垂体前叶发育不良、垂体后叶异位或缺如等垂体结构异常。目前病因尚不明确，可能与围生期损伤、妊娠期环境因素有关，研究提示某些垂体发育相关转录因子发生基因变异可能导致PSIS的发生。

可表现为单一垂体激素缺乏或多种垂体激素缺乏。对极细的垂体柄往往磁共振增强扫描前被判断为垂体柄完全阻断，而强化后则可更清晰地显示其是否连续。与垂体柄部分阻断的患儿相比，垂体柄完全阻断的患儿发生多种垂体激素缺乏症的风险更高。

二、病例讨论

病例1 男，16岁，生长迟缓，身材矮小，性器官发育幼稚。

影像表现： MRI示垂体体积变小，垂体后叶短T_1信号缺失，下丘脑漏斗处见结节样短T_1信号，垂体柄未见显示（图7-1中A为矢状位T_1WI；B为冠状位T_2WI；C、D为冠状位、矢状位增强）。

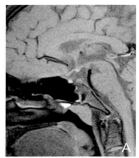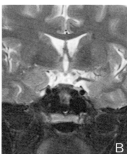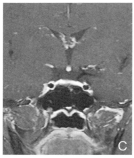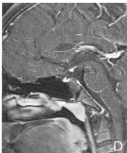

图7-1　垂体柄阻断综合征一

病例2 男，19岁，生长发育迟缓15年。

影像表现： MRI示垂体柄呈不连续细线状，垂体后叶短T_1高信号缺失，下丘脑漏斗处见结节样短T_1高信号（图7-2中A为矢状位T_1WI；B为冠状位T_2WI；C、D为矢状位、冠状位增强）。

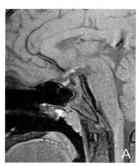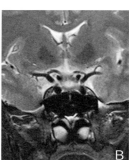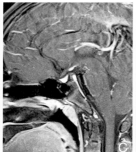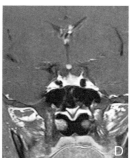

图7-2　垂体柄阻断综合征二

病例3 男，17岁，身材矮小，未长胡须，性器官幼稚。

影像表现： MRI示垂体体积变小，垂体后叶短T_1信号缺失，下丘脑漏斗处见结节样短T_1信号，垂体柄未见显示（图7-3中A、B为矢状位、冠状位T_1WI；C为冠状位T_2WI；D为矢状位增强）。

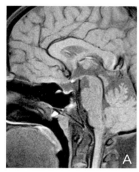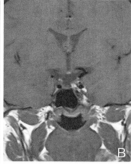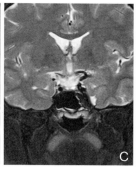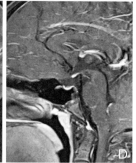

图7-3　垂体柄阻断综合征三

三、诊断要点

① 垂体柄缺如，或呈连续或不连续的细线状。

② 垂体窝内垂体后叶T_1WI高信号不显示。

③ 垂体后叶T_1WI高信号多数异位于下丘脑漏斗处，部分不显示。

④ 一般垂体前叶厚度减低。

⑤ 部分患者可合并其他畸形（如胼胝体发育不良、Chiari畸形等）。

四、鉴别诊断

（1）空蝶鞍或部分空蝶鞍　垂体体积明显缩小或显示不清，其上方为脑脊液充填，垂体柄及垂体后叶T_1WI高信号可见显示。

（2）正常垂体后叶显示不清　10%正常人垂体后叶显示不清，可能与年龄、抗利尿激素存储量或部分容积效应有关；但垂体柄存在，且前叶高度一般正常。

第2节　Rathke裂囊肿

一、疾病概述

胚胎第4周时，原始口腔顶部外胚层上皮细胞增生，向顶端突出一囊状结构称Rathke囊，向间脑底部（及神经垂体起始部）伸展，Rathke囊与原始口腔顶之间的柄逐渐伸长变细，最终消失。Rathke囊前壁细胞增殖旺盛，逐渐增厚分化成腺垂体远侧部，囊的后壁形成腺垂体中间部，远侧部与中间部之间囊腔逐渐完全封闭或残留一小裂隙，但少数人该裂隙终生存在，当裂隙内出现液体聚积时，则逐渐扩大形成Rathke裂囊肿。

女性发病率稍高于男性，大多数Rathke裂囊肿无临床症状，但当囊肿体积较大压迫垂体或视交叉者可出现临床症状，如头晕、垂体功能低下及视力障碍等。Rathke裂囊肿MRI信号呈多样性，尤以T_1WI明显，这与囊内容物的不同成分及含量有关，其内容物成分复杂，主要包含蛋白质、胆固醇、黏多糖、陈旧性出血或脱落细胞碎屑等。

二、病例讨论

病例1 39岁，男，头痛、一侧视力下降。

　　影像表现：MRI示蝶鞍内异常信号，T_1WI呈高信号（图7-4中A、B），T_2WI呈不均匀等、低信号（图中C）；增强扫描病变无强化（图中D、E），周围可见受压变薄的垂体组织。

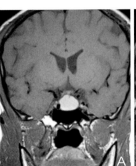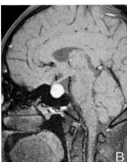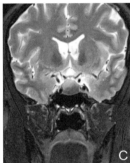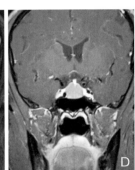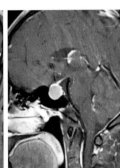

图7-4　Rathke裂囊肿一

病例2 男，11岁，生长激素缺乏。

　　影像表现：MRI示垂体前叶和中间部之间见长T_1、短T_2异常信号灶，增强扫描无明显强化。矢状位病变呈纵向线条状，冠状位呈横向条带状。垂体柄居中（图7-5中A为矢状位T_1WI；B为冠状位T_2WI；C、D为冠状位、矢状位增强）。

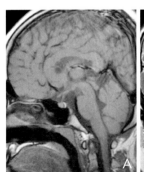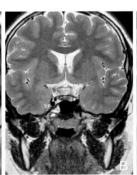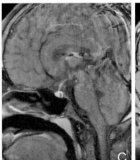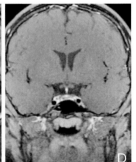

图7-5　Rathke裂囊肿二

病例3 女，10岁，发现乳腺发育1月余。

　　影像表现：MRI示垂体前后叶之间见等长T_1、稍短T_2异常信号，增强扫描未见强化，垂体柄居中（图7-6中A为矢状位T_1WI；B为冠状位T_2WI；C、D为冠状位、矢状位增强）。

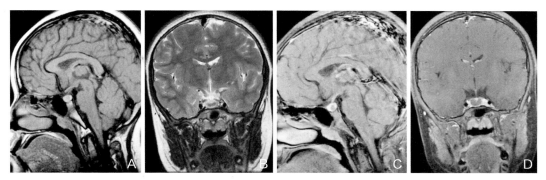

图7-6　Rathke裂囊肿三

三、诊断要点

① 大多数位于垂体窝内，垂体前叶与后叶之间（由于中间部一般显示不清）；囊肿较大时，可向鞍上发展；完全位于鞍上者罕见。

② 信号多变，最常表现为长T_1、长T_2，其次短T_1、长T_2信号；多数DWI呈低信号，ADC呈高信号；增强扫描无强化。

③ 部分可见鞍底塌陷、视交叉及垂体柄移位。

四、鉴别诊断

（1）垂体腺瘤　Rathke裂囊肿边缘较腺瘤更光滑、锐利；Rathke裂囊肿为T_1WI高信号时，其信号较腺瘤出血信号均匀；垂体腺瘤囊变形态不规则，增强扫描实性部分可见强化，而Rathke裂囊肿无强化。

（2）颅咽管瘤　主体位于鞍上，囊性或囊实性，成分复杂，多有钙化，增强扫描囊壁及实性部分可见强化。

（3）表皮样囊肿　多位于鞍上，呈匍行生长，DWI示扩散受限。

第3节　灰结节错构瘤

一、疾病概述

灰结节错构瘤是一种少见的先天性脑组织发育异常，并非真性肿瘤，病理上与正常灰质相似，含有大小不等的神经元，本病可单独存在或同时伴有胼胝体缺如、视隔发育不良、灰质异位、脑回畸形等。由于错构瘤不是真性肿瘤，所以肿物一般不会逐渐增大。本病多在婴幼儿发病，有性早熟，痴笑样癫痫；有文献指出，在婴幼儿期性早熟患者中，灰结节错构瘤是最常见的病因。药物治疗本病对单纯性早熟有效，但对痴笑样癫痫及其他类型癫痫无效，若频发，治疗首选手术切除。

二、病例讨论

病例1 女，4岁，性早熟。

影像表现：MRI示灰结节下方可见等T_1、等T_2结节（图7-7中A为矢状位T_1WI），冠状位和轴位T_2WI箭头所指（图中B、C），信号与大脑灰质较一致，边界清，增强扫描未见明显强化（图中D）。

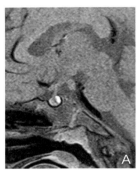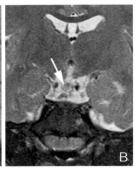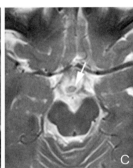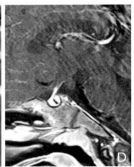

图7-7 灰结节错构瘤一

病例2 女，6岁，性早熟。

影像表现：MRI示灰结节下方见等T_1、等T_2结节（图7-8中A、B为T_1WI、T_2WI），信号与大脑灰质较一致，边界清，增强扫描未见明显强化（图中C）。

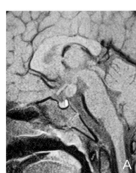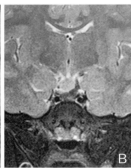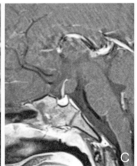

图7-8 灰结节错构瘤二

病例3 女，4岁，发现乳房发育半年。

影像表现：MRI示灰结节处见等T_1、等T_2信号结节，信号与脑灰质一致，增强扫描未见强化（图7-9中A、B为矢状位、冠状位T_1WI；C为冠状位T_2WI；D为矢状位增强）。

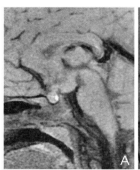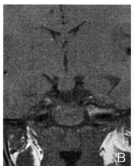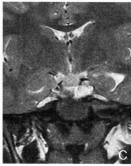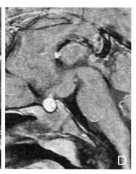

图7-9 灰结节错构瘤三

三、诊断要点

① 鞍上灰结节处肿块，圆形或卵圆形，大小不一，一般以宽基底与灰结节相连。
② 病变T_1WI、T_2WI与脑灰质呈等信号，增强扫描无明显强化。

四、鉴别诊断

（1）颅咽管瘤　少数情况下灰结节错构瘤内可见钙化，类似颅咽管瘤，但一般无囊变，实质部分无强化，颅咽管瘤呈囊性或囊实性，增强扫描囊壁和实性部分可见强化。

（2）生殖细胞瘤　注入对比剂后有明显均匀强化。

（3）下丘脑胶质瘤　信号常不均匀，注入对比剂后肿瘤有强化。

第4节　垂体大腺瘤

一、疾病概述

　　垂体大腺瘤一般直径大于1.0cm，部分无内分泌功能，肿瘤较大时，压迫邻近结构产生临床症状才被发现，最常见的临床症状为肿瘤向上压迫视交叉造成视力障碍。如果垂体瘤向后上生长压迫垂体柄或下丘脑，可致多饮多尿；肿瘤向侧方生长侵犯海绵窦壁，则出现动眼神经或外展神经麻痹；肿瘤穿过鞍隔向上生长至额叶腹侧部，有时出现精神症状；肿瘤向后上生长阻塞第三脑室前部和室间孔，则出现头痛、呕吐等颅内压增高症状；肿瘤向后生长，可压迫脑干致昏迷、瘫痪或去大脑强直等。

二、病例讨论

病例1 男，44岁，突发头晕、呕吐5天。

影像表现：MRI示蝶鞍扩大，鞍底下陷，鞍内及鞍上见等T_1、等稍长T_2信号肿块（图7-10中A、B），增强扫描不均匀强化（图中C、D），局部囊变，视交叉受压，垂体柄矢状位可见（图中C），冠状位显示不清（图中D），肿瘤与右侧海绵窦关系密切，斜坡骨质受累。

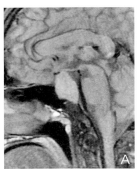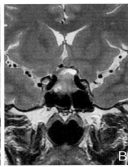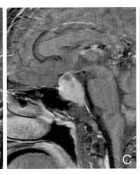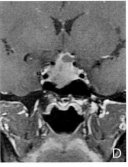

图7-10　垂体大腺瘤一

病例2 女，17岁；停经3年，间歇性头痛伴视力下降4个月。

影像表现：MRI示蝶鞍扩大，鞍底下陷，鞍内及鞍上见等T_1、不均匀稍长T_2信号肿块（图7-11中A、B），增强扫描不均匀强化（图中C、D）。垂体后叶短T_1信号存在，视交叉上抬，垂体柄显示不清。

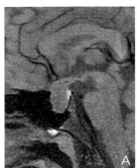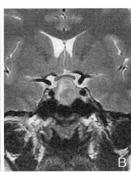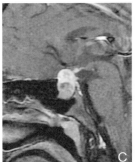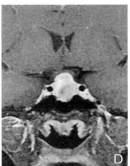

图7-11　垂体大腺瘤二

病例3 女，42岁，头痛、恶性、呕吐10年，双眼视物模糊，进行性加重半年。

影像表现：MRI示鞍区异常信号肿块，呈"束腰状"，肿瘤大部分呈短T_1、长T_2信号且无强化（出血），肿瘤下缘实性部分呈条状稍长T_1、稍长T_2信号，增强扫描下部实性部分强化较明显。视交叉受压上抬（图7-12中A、B为冠状位、矢状位T_1WI平扫；C为冠状位T_2WI；D为矢状位增强）。

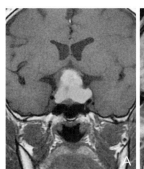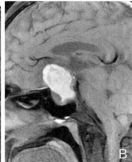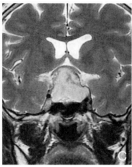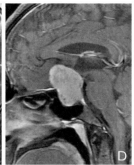

图7-12　垂体大腺瘤卒中

三、诊断要点

① 蝶鞍扩大，可有鞍底下陷。

② 多为实性，MR信号和CT密度与正常垂体相同；较大者常有出血、囊变、坏死，信号各异；钙化罕见；增强扫描肿瘤实性部分显著强化。

③ 向鞍上生长多见，可居中或偏向一侧，可呈"束腰征"；可侵犯双侧海绵窦，一般包绕海绵窦2/3时才确定侵犯海绵窦；向下破坏鞍底可深入蝶窦；向后可破坏后床突及斜坡，压迫脑干。

④ 垂体瘤卒中：是指因垂体腺瘤突然出血或梗死而导致肿瘤快速增大，引起头痛、视力损害、眼肌麻痹和意识状态改变的一种临床综合征。其临床表现主要取决于肿瘤的扩展方向、出血速度、出血量、压迫周围神经的程度及垂体破坏多少。

四、鉴别诊断

（1）鞍上脑膜瘤　肿瘤基底通常附着于鞍结节，矢状位显示肿瘤中心位于鞍结节上方而不是垂体腺上方；鞍结节有骨质硬化，有脑膜尾征，DWI扩散受限；无蝶鞍扩大，可见正常垂体形态及信号。

（2）颅咽管瘤　鞍上病变，垂体窝内可见垂体形态及信号；完全囊性或部分囊性，信号较复杂，钙化多见。

（3）垂体脓肿　典型表现为环形强化，脓肿壁厚度较均匀或稍不均匀，DWI脓液扩散受限呈高信号。

（4）淋巴细胞性垂体炎　需结合病史，多见于妊娠晚期和产后期妇女，但近年无上述情况的病例报道明显增加；垂体增大，多为均匀强化，可伴垂体柄增粗。而垂体瘤通常引起垂体柄偏移，很少垂体柄增粗。

（5）垂体增生　垂体腺体积增大，信号及强化均匀一致，垂体柄一般居中，通常伴有甲状腺功能低下、性腺功能低下等。

第5节　垂体微腺瘤

一、疾病概述

　　垂体微腺瘤多有内分泌功能，可在早期因出现内分泌功能的异常而被发现，所以肿瘤一般较小。临床症状与分泌激素有关。以泌乳素瘤最多见，好发于青年女性，主要表现为闭经、泌乳、性功能减退及不育等，男性泌乳素瘤可因忽视症状而发现较晚致肿瘤较大；其次为生长激素腺瘤，青春期前发病表现为巨人症，成人则表现为肢端肥大症。对有明显临床症状和相应的实验室检查结果，即使影像表现正常，仍不能除外垂体微腺瘤。

二、病例讨论

病例1　女，50岁，闭经、泌乳半年。

　　影像表现：MRI示垂体左侧份局部见直径约0.6cm等T_1、稍长T_2信号结节（图7-13中A为冠状位T_1WI；B为冠状位T_2WI）。增强扫描病灶强化程度低于邻近正常垂体组织（图中C、D），垂体柄居中。

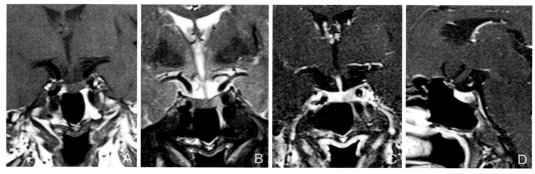

图7-13　垂体微腺瘤一

病例2　女，26岁，泌乳素明显增高。

　　影像表现：MRI示垂体高度约7mm，垂体正中下部见一稍长T_1、等T_2信号灶，增强扫描病灶强化程度低于正常垂体，垂体柄居中（图7-14中A为冠状位T_1WI平扫；B为冠状位T_2WI；C为冠状位增强）。

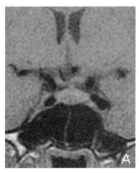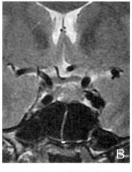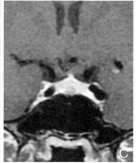

图7-14　垂体微腺瘤二

病例3　女，54岁，皮质醇增多症。

　　影像表现：MRI示腺垂体右侧部见稍长T_1、等T_2信号灶，直径约6mm（图7-15中A为矢状位T_1WI；B为冠状位T_2WI）；垂体后叶短T_1信号存在。增强扫描病灶强化程度低于正常垂体组织（C为冠状位增强；D为横轴位增强）。

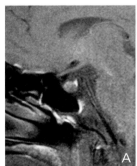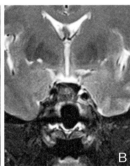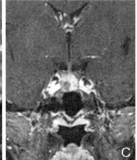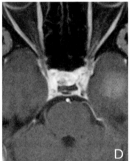

图7-15　垂体微腺瘤三

三、诊断要点

　　① 病灶直径小于1cm，典型表现为稍长T_1、稍长T_2信号，少数T_1WI呈等或稍高信号，T_2WI可呈高、等、低信号，增强扫描垂体微腺瘤呈相对低信号。
　　② 间接征象：垂体柄偏移，垂体上缘局部隆起，鞍底略凹陷，垂体高度异常。

四、鉴别诊断

　　（1）Rathke裂囊肿　一般为长T_1、长T_2信号，增强扫描无强化；位于前后叶之间。
　　（2）垂体增生　垂体体积增大，信号及强化程度均匀一致，垂体柄无偏移；临床常有甲状腺素或生长激素减低。
　　（3）淋巴细胞性垂体炎　垂体体积增大，信号及强化程度与垂体组织均匀一致，垂体柄可增粗；若出现硬脑膜或海绵窦受累，即强化后出现"脑膜尾征"是垂体炎区别于垂体腺瘤的影像学表现之一。

第**6**节 颅咽管瘤

一、疾病概述

颅咽管瘤起源于最初连接Rathke's囊与口腔颅咽管的胚胎釉质原基。Rathke's囊残余部分能形成肿瘤的起点，因而颅咽管瘤能发生在Rathke's囊移行的任何部位，范围从犁骨、蝶骨中线至蝶鞍部；少见部位如脑桥、桥小脑角区、颅外鼻咽部等可发生异位的颅咽管瘤，被认为是Rathke's囊异常移行所致。颅咽管瘤患者常因肿瘤压迫邻近器官，产生相应的临床症状，常表现为颅内压增高、视觉障碍及内分泌症状。颅内压增高常引起头痛、恶心、呕吐；当肿瘤向下压迫垂体时产生内分泌症状，如停经、泌乳、肥胖、尿崩症等；向鞍上生长压迫视交叉时引起视觉障碍，压迫第三脑室、室间孔时造成脑积水压迫海马引起癫痫。

二、病例讨论

病例1 男，65岁，双眼视力下降半年余。

影像表现：MRI示鞍上区可见囊性肿块，囊壁厚薄不均（图7-16中A为T$_1$WI；B为T$_2$WI），增强扫描实性部分明显强化（图中C）；视交叉显示不清，鞍内可见正常垂体形态及信号。CT矢状位重建图像（图中D）可见囊性肿块，囊壁未见明显钙化；病理为乳头型颅咽管瘤。

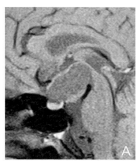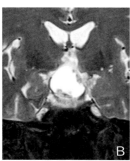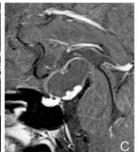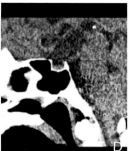

图7-16　颅咽管瘤一

病例2 女，33岁，泌乳素增高。

影像表现：MRI示病变主要位于鞍上，凸向鞍内，呈囊状短T$_1$、长T$_2$高信号，囊壁薄（图7-17中A为冠状位T₁WI；B为冠状位T₁WI），视交叉受压上抬；增强扫描内部短T₁信号区未见强化（C为冠状位增强；D为矢状位增强）；正常垂体形态及信号存在。CT平扫可见囊壁呈环形稍高密度，未见确切钙化（图中E为CT横轴位；图中F为CT矢状位重建）。

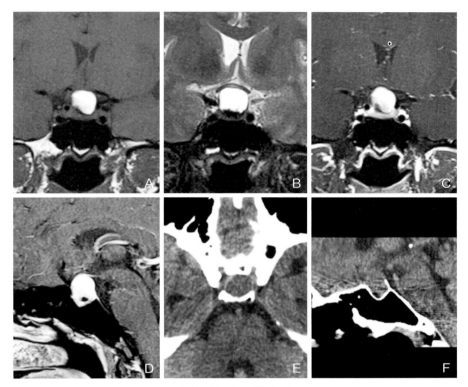

图7-17　颅咽管瘤二

病例3 男，6岁，恶性、呕吐，视力下降1个月。

　　影像表现：MRI示鞍上见短T₁、长T₂囊性信号灶（图7-18中A、B），囊壁欠规则，局部内见分隔，增强扫描囊壁可见强化（图中C），视交叉及垂体柄显示不清；CT平扫（图中D）可见囊壁环形钙化。双侧脑室扩张，脑室旁间质性水肿。病理为成釉细胞型颅咽管瘤。

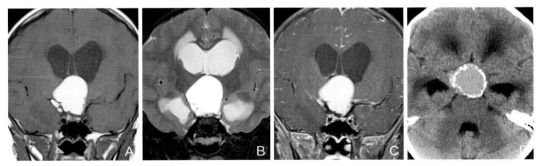

图7-18　颅咽管瘤三

三、诊断要点

① 颅咽管瘤是儿童鞍上区最常见的肿瘤，儿童患者病理类型多为成釉质细胞型，半数以上发生于20岁以前；另一发病高峰年龄为40～50岁，病理类型多为鳞状乳头型。

② 主要发生于鞍上，也可同时累及鞍内和鞍上，少数可单独发生于鞍内、鞍旁甚至桥前池、颞顶叶。

③ 肿瘤以完全囊性和部分囊性多见，钙化率较高，尤其在儿童患者可达80%；囊性部分因成分不一，CT可呈低、等或稍高密度；MRI-T_1WI信号多变，T_2WI多呈高信号。实性颅咽管瘤及囊实性颅咽管瘤以成人鳞状乳头型多见，实性部分在T_1WI多呈等信号，T_2WI呈等或稍高信号，实质部分内可有许多小囊腔形成。

④ 增强扫描肿瘤的实质部分及囊壁部分可呈中度或明显不均匀强化。

四、鉴别诊断

（1）垂体大腺瘤　好发于成人，多位于鞍内垂体区，钙化少见，多为实性，增强扫描正常垂体结构累及，常侵犯海绵窦。

（2）鞍区脑膜瘤　呈等T_1、等T_2信号，少数可有钙化，呈宽基底与硬脑膜相连，增强后多为明显均匀强化，可见脑膜尾征，DWI呈高信号。

（3）Rathke裂囊肿　位于垂体前叶和后叶之间，一般无强化；若囊肿合并感染时囊壁增厚强化，则难与颅咽管瘤鉴别。

（4）皮样囊肿/表皮样囊肿　皮样囊肿边缘光滑锐利，表皮样囊肿匍匐生长，形态不规则，DWI扩散受限，增强扫描两者囊肿壁极少强化。

（5）鞍区动脉瘤　T_2WI可见流空现象，边缘锐利，增强扫描强化程度与血管一致。

（6）鞍上生殖细胞瘤　多为信号均匀的实性肿瘤，一般无钙化，显著均质强化；部分患者松果体或基底节同时有生殖细胞瘤存在。

第7节　垂体增生

一、疾病概述

垂体增生分生理性和病理性增生。在青春期（尤其女性）、妊娠期及产后，垂体可以生理性增大。病理性垂体增生主要是垂体靶腺（如甲状腺、性腺、肾上腺等）长期功能低下，导致负反馈抑制减低，下丘脑及垂体的激素产生和释放增加，从而刺激垂体代偿性增生。临床较常见为甲状腺功能减退所致。相应激素替代治疗后垂体大小可恢复到正常范围内。

二、病例讨论

病例1 男，15岁，甲状腺功能减退。

影像表现：MRI示垂体高度约9mm，上缘膨隆，后叶短T_1信号存在，增强扫描垂体均匀强化（图7-19中A、B为矢状位、冠状位T_1WI；C为冠状位增强；D为冠状位T_2WI）。

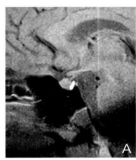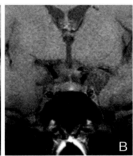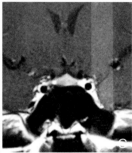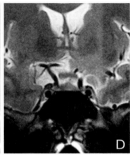

图7-19 垂体增生一

病例2 女，11岁，甲状腺功能低下10年。

影像表现：MRI示垂体体积明显增大，呈等T_1、等T_2信号，垂体后叶T_1WI高信号存在，垂体柄居中；增强扫描垂体均匀强化（图7-20中A、B为冠状位、矢状位T_1WI；C为冠状位T_2WI；D为冠状位增强）。

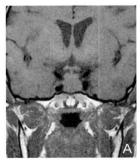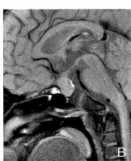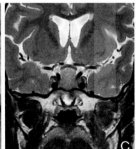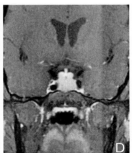

图7-20 垂体增生二

三、诊断要点

① 垂体体积弥漫性增大，上缘膨隆；平扫信号均匀，呈等T_1、等T_2信号，强化均匀一致；垂体柄居中。

② 病史长者可能引起蝶鞍扩大；显著增大可向鞍上生长，呈葫芦状，病变鞍上部分一般小于鞍内部分；体积增大可压迫视交叉，导致部分鞍上池闭塞；但双侧海绵窦和鞍底不受累。

③ 有临床内分泌异常病史，如甲状腺、性腺、生长激素功能低下。

四、鉴别诊断

（1）淋巴细胞性垂体炎　垂体弥漫性增大，向鞍上蔓延，边界欠清晰，可见垂体柄增粗，邻近硬脑膜可见强化。多见于妊娠后期或产后妇女。

（2）垂体瘤　垂体大腺瘤也可表现为葫芦状，增强扫描肿瘤信号低于正常垂体组织，垂体柄常有偏移。

第8节　淋巴细胞性垂体炎

一、疾病概述

本病是自身免疫性疾病，多见于妊娠后期或产后妇女，但无上述情况的病例报道明显增加。根据其浸润部位可分为：淋巴细胞性腺垂体炎、淋巴细胞性漏斗部神经垂体炎和两者均侵犯的淋巴细胞性全垂体炎。

临床表现为两方面的症状，垂体肿大所致的症状以及垂体功能障碍所致的症状。垂体肿大可致头痛及视力视野障碍；侵犯海绵窦时，可因动眼神经及外展神经受累出现复视症状。垂体功能障碍主要表现为腺垂体功能低下，以促肾上腺皮质激素分泌低下最常见，其次是促甲状腺激素分泌低下，本病患者泌乳素可以表现正常、升高或下降。垂体功能障碍还可表现为神经垂体功能障碍（抗利尿激素缺失），此时 MRI 表现为垂体柄增粗，垂体后叶短 T_1 信号消失，引起中枢性尿崩，临床表现为多饮、多尿等症状。

二、病例讨论

病例1　女，39岁，产后50天，腺垂体功能减退。

影像表现：MRI 示腺垂体体积增大，垂体后叶 T_1WI 高信号存在，垂体柄未见明显增粗，增强扫描垂体均匀强化（图7-21中 A 为矢状位 T_1WI；B 为矢状位增强；C 为冠状位 T_2WI）。

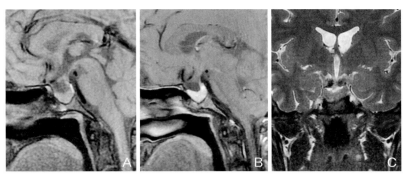

图7-21 淋巴细胞性垂体炎一

病例2 女，17岁，头痛，多饮多尿。

影像表现：MRI示垂体饱满，垂体柄增粗、垂体后叶T_1WI高信号未显示，增强扫描垂体较均匀强化，内见小灶性囊变，垂体柄增粗并强化（图7-22中A为矢状位T_1WI；B、C为矢状位、冠状位增强）。治疗后复查垂体后叶T_1WI高信号仍未显示，垂体饱满程度较前减轻，垂体柄较前变细（D为矢状位T_1WI；E、F为增强扫描）。

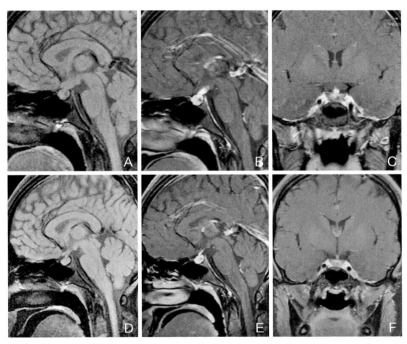

图7-22 淋巴细胞性垂体炎二

三、诊断要点

① 垂体弥漫性增大，T_1WI呈等或稍低信号，T_2WI呈等或稍高信号，信号较均匀，少部分病灶内可出现囊性变；增强扫描明显强化，多数均匀强化，少数强化不均匀。

② 漏斗部和下丘脑受累时垂体柄增粗、不规则，可见异常强化；一般无垂体柄偏移；累及神经垂体时，正常垂体后叶短T_1信号消失；海绵窦、硬脑膜可受累，硬脑膜

受累时可出现斜坡、鞍背的硬脑膜增厚及强化，出现脑膜尾征。

③ 多见于妊娠后期或产后妇女；临床可有尿崩及垂体功能低下。

四、鉴别诊断

（1）垂体大腺瘤　常有鞍底下陷，信号常不均匀，垂体柄偏移，邻近脑膜很少出现脑膜尾征，一般不累及垂体后叶；功能性垂体腺瘤往往激素分泌亢进，而淋巴细胞性垂体炎通常垂体功能激素减少。

（2）垂体增生　一般不侵犯鞍区周围结构，不累及海绵窦及硬脑膜；多见于甲状腺功能低下者，临床表现为发育迟缓，身材矮小，智力低下等。

（3）生殖细胞瘤　鞍区生殖细胞瘤也可表现为垂体柄增粗，垂体后叶短T_1信号消失；生殖细胞瘤多见于儿童，与妊娠和生育无关，脑脊液和血清中绒毛膜促性腺激素和甲胎蛋白升高，对放射治疗敏感。

（4）颅咽管瘤　有两个发病高峰，20岁以前及40～50岁，绝大多数位于鞍上，垂体及垂体柄多表现正常，钙化和囊变多见。

参考文献

［1］成令忠，王一飞，钟翠平. 组织胚胎学——人体发育和功能组织学. 上海：上海科学技术文献出版社. 2003.

［2］Connor S E, Penney C C.MRI in the differential diagnosis of a sellar mass.ClinRadiol, 2003, 58(1):20-31.

［3］Mazumdar A.Imaging of the pituitary and sellaturcica.Expert Rev Anticancer Ther, 2006, 6Suppl 9:S15-22.

［4］Tsai S L, Laffan E, Lawrence S. A retrospective review of pituitary MRI findings in children on growth hormone therapy.PediatrRadiol, 2012; 42(7): 799-804.

［5］张晓亚，王昆鹏，殷洁，张建党. 垂体柄阻断综合征的MRI诊断价值. 磁共振成像，2014, 5(5): 336-338.

［6］陈广源，刘德祥，陈汉威，庄伟钊，孙学文. Rathke裂囊肿的MRI诊断. 中国CT和MRI杂志，2012, 10(6): 22-24.

［7］罗世祺，李春德，马振宇，等. 下丘脑错构瘤40例临床分析. 中华神经外科杂志，2002, 18(1): 37-40.

［8］冯逢，李明利，李小圳，孟春玲，金征宇.淋巴细胞性垂体炎的MRI表现. 中华放射学杂志，2005, 39(11): 1198-1200.

［9］董从松，戴真煜，刘洋，潘文艳，戴迎桂，江舒，仲海. 淋巴细胞性垂体炎的MRI诊断价值. 医学影像学杂志，2013, 23(12): 1873-1876.

［10］戴慧，李建军，漆剑频，王承缘，朱文珍. 颅咽管瘤的MRI表现及病理分析.放射学实践，2010, 25(4): 389-392.

［11］唐颖，张俊海，李益明，梁宗辉. 原发性甲状腺功能减退导致垂体增生的MRI表现. 中国医学计算机成像杂志，2014, 20(1): 1-4.

［12］Eom K S, See-Sung C, Kim J D, Kim J M, Kim T Y.Primary hypothyroidism mimicking a pituitary macroadenoma: regression after thyroid hormone replacement therapy.PediatrRadiol, 2009, 39(2): 164-167.

［13］赵国峰，娄昕，马林，董志伟. 淋巴细胞性垂体炎的MRI诊断及鉴别诊断. 中国医学影像学杂志，2011, 19(3): 219-222.

第 **8** 章 桥小脑角区病变

概述

脑桥和小脑交界的区域称为桥小脑角区（cerebellopontine angle,CPA），内听道和三叉神经是CPA区最重要的解剖结构。该区的占位性病变占整个颅内肿瘤性病变的6% ～ 10%，以听神经瘤和脑膜瘤最常见，其次是三叉神经瘤；还可以起源于其他组织结构，如胚胎的残留物，包括表皮样囊肿、皮样囊肿、脂肪瘤等，其中以表皮样囊肿较为常见。此区病变起源多，临床有许多相同症状，缺乏特异性，故术前诊断较为重要。MRI对CPA区肿瘤或肿瘤样病变的检出及定性均优于CT，该区病变的诊断首先要明确其起源部位，然后根据病变的密度、MRI各序列信号、强化特点、形状、范围以及和邻近骨质的关系来定性肿瘤

第 **1** 节 听神经瘤

一、疾病概述

听神经瘤WHO Ⅰ级；好发年龄为40 ～ 60岁，儿童罕见；临床症状早期耳鸣、听力下降，随肿瘤进展，表现为颜面部麻木、疼痛等桥小脑角综合征；晚期出现共济失调及脑神经症状，当肿瘤较大压迫脑干，导致呼吸及循环中枢受压及脑积水。

二、病例讨论

病例1 女，46岁，左耳听力下降伴耳鸣8个月。

影像表现： MRI示左侧CPA区见长T_1、长T_2信号肿块，向左侧内听道内尖角状延伸，信号欠均匀，邻近小脑、脑干受压变形(图8-1中A为T_2WI；B为T_1WI)；增强

扫描病变呈明显不均匀强化(图中C)；DWI未见明显扩散受限(图中D)。

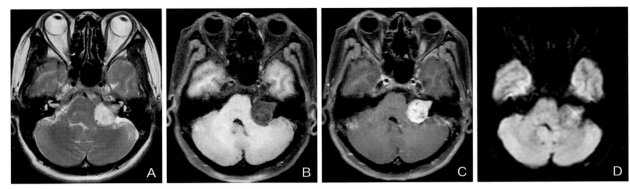

图8-1 听神经瘤一

病例2 女，54岁，右面部麻木伴右耳听力下降半年。

影像表现：MRI示右侧CPA区见不均匀等长T₁、不均匀等长T₂信号肿块，病变内见多发囊变区，肿块周围见环状脑脊液信号，邻近小脑、脑干受压(图8-2中A为T₂WI；B为T₁WI)；增强扫描肿瘤明显不均匀强化(图中C)；DWI未见明显扩散受限(图中D)。

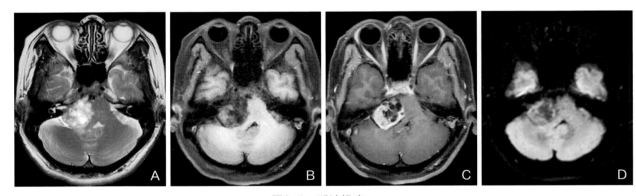

图8-2 听神经瘤二

三、诊断要点

① 听神经瘤以内听道为中心，较小时可仅位于内听道内，CT常易漏诊，MR增强扫描可呈条状或结节状强化，稍大者可致内听道扩大。

② 肿瘤T₁WI呈等或稍低信号，T₂WI呈高信号；较小时平扫及增强扫描信号较均匀，较大时肿瘤常坏死、囊变或大部分呈囊性；DWI扩散不受限；增强扫描病变实性成分显著强化。

四、鉴别诊断

（1）脑膜瘤 T₁WI多呈均匀等或稍低信号，T₂WI呈均匀等或稍高信号，增强扫描多呈均匀强化，可出现脑膜尾征，局部骨质增生，肿瘤内可有钙化，内听道无扩大，DWI示扩散受限。

（2）三叉神经瘤　MRI信号与听神经瘤基本相同，但不累及内听道。肿瘤可呈哑铃状，骑跨中后颅凹，沿三叉神经生长。

（3）表皮样囊肿　匍匐塑形生长，T_1WI、T_2WI信号多变，多数情况下T_1WI呈低信号，T_2WI呈高信号且高于听神经瘤，增强扫描无强化，DWI示扩散受限。

第2节　三叉神经鞘瘤

一、疾病概述

三叉神经鞘瘤根据发生的部位分为3型。①半月节前型：发生于后颅窝三叉神经根部，常表现为共济失调、面神经及听神经功能减退、低位脑神经麻痹。②半月节型：即发生于中颅窝的半月神经节，常见临床症状为三叉神经痛、面部麻痹、咀嚼肌萎缩。③半月节后型：发生于三叉神经半月节以后部分，包括三叉神经眼支（易累及海绵窦，引起突眼、复视等症状）、颅外交感神经链、颈丛等。

二、病例讨论

病例1　女，44岁，右面部麻木、疼痛2个月。

影像表现：MRI示右侧CPA区囊实性肿瘤，跨中颅窝、后颅窝，增强扫描实性部分呈明显强化，囊变部分未见强化；病灶累及右侧Meckel腔，与右侧海绵窦分界不清；邻近脑桥、右侧小脑半球、右侧颞叶受压(图8-3中A、B为横轴位、冠状位T_2WI；C为冠状位T_1WI；D为冠状位增强；E为矢状位增强)。

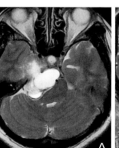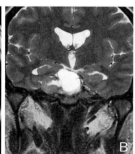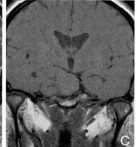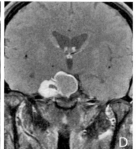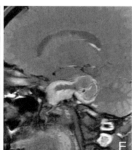

图8-3　三叉神经鞘瘤一

病例2 男，54岁，左耳听力下降2个月。

影像表现： MRI示左侧CPA区不规则囊实性肿块，实性部分呈稍长T_1、稍长T_2信号，左侧Meckel腔消失，邻近脑干、小脑受压，第四脑室受压变形(图8-4中A为T_2WI；B为T_1WI)；DWI肿瘤无扩散受限，呈等或低信号（图中C）；增强扫描肿瘤实性部分呈明显强化，囊变部分未见强化，病变向前延伸入左侧Meckel腔内（图中D）。

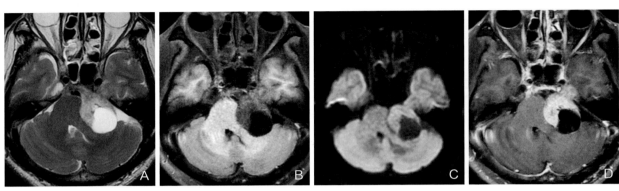

图8-4　三叉神经鞘瘤二

三、诊断要点

① 起源于三叉神经根部或三叉神经半月神经节；常跨越中颅窝、后颅窝，表现为桥小脑角及鞍旁同时有肿瘤存在，呈哑铃状；常累及同侧Meckel腔；常伴有岩骨、颅底骨质吸收、破坏，同侧咀嚼肌萎缩等。

② T_1WI呈低或等低混杂信号，T_2WI呈高信号，肿瘤较小时信号较均匀，较大时常坏死、囊变或呈囊性肿瘤；DWI扩散不受限；增强扫描实性成分显著强化。

四、鉴别诊断

（1）听神经瘤　与三叉神经瘤信号基本一致，位于后颅窝，以内通道为中心生长，常延伸入内听道，可见内听道扩大、骨质吸收。

（2）脑膜瘤　可位于后颅窝，也可骑跨中颅窝、后颅窝；T_1WI等信号，T_2WI呈等或稍高信号，T_2WI信号低于三叉神经瘤；DWI示扩散受限；强化较均匀，可见脑膜尾征；邻近骨质增生，有时可见肿瘤钙化。

（3）表皮样囊肿　形态不规则，常沿邻近脑池生长、蔓延；T_1WI、T_2WI信号多变，多数情况下T_1WI呈低信号，T_2WI呈高信号且高于三叉神经瘤；增强扫描无强化，DWI示扩散受限。

第3节 脑膜瘤

一、疾病概述

脑膜瘤是颅内最常见的肿瘤，在CPA区发生率仅次于听神经瘤；高峰年龄为40～60岁。脑膜瘤早期症状不明显，随病变进展，逐渐出现颅内高压症状，多有一支或多支脑神经因受压发生功能障碍，以第Ⅴ、Ⅶ、Ⅷ对脑神经损害和小脑功能障碍最常见；主要症状有头痛、听力下降或丧失、耳鸣、面部麻木、步态不稳、眼震、共济失调等。

二、病例讨论

病例1 女，53岁，间歇性头痛1年。

影像表现：MRI示左侧CPA区见圆形等T_1、等T_2信号肿瘤，信号均匀，与灰质信号相近(图8-5中A为T_2WI；B为T_1WI)；DWI呈稍高信号（图中C）；增强扫描病变明显均匀强化（图中D～F），邻近小脑幕脑膜呈线状强化。

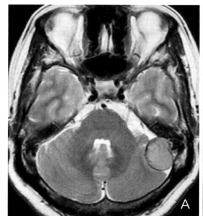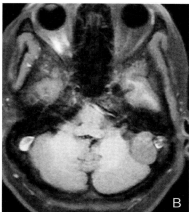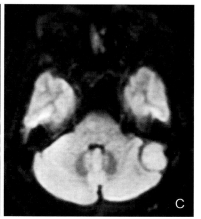

图8-5

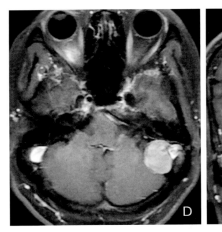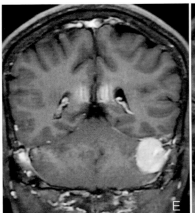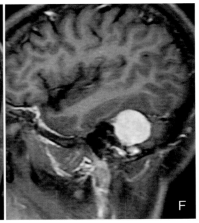

图8-5　脑膜瘤一

病例2　女，59岁，右侧耳鸣伴听力下降。

影像表现：MRI示右侧CPA区见等T$_1$、等T$_2$信号占位病变，信号均匀，宽基底附着于硬脑膜，邻近小脑中脚受压，右侧内听道未见异常（图8-6中A为T$_2$WI；B为T$_1$WI）；DWI呈稍高信号（图中C）；增强扫描肿瘤明显均匀强化，邻近脑膜见线状强化（脑膜尾征）（图中D）。

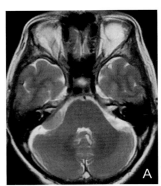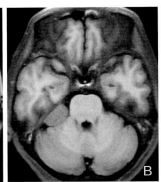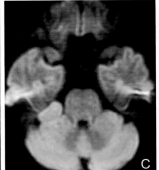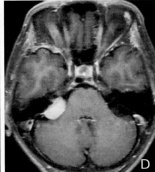

图8-6　脑膜瘤二

病例3　女，55岁，视物重影十余年，头痛1个月。

影像表现：MRI示右侧CPA区及右侧鞍旁见不规则占位病变，呈均匀等T$_1$、等T$_2$信号，与灰质信号相近，右侧Meckel腔受压变窄（图8-7中A为T$_2$WI；B为T$_1$WI）；DWI呈等信号（图中C）；增强扫描呈较均匀明显强化，邻近脑膜呈线状强化（图中D）。

三、诊断要点

① T$_1$WI呈等或稍低信号，T$_2$WI呈等或稍高信号，瘤内信号较均匀，与脑灰质信号相近；DWI扩散受限呈稍高信号；增强扫描呈明显均匀强化，与岩锥或小脑幕宽基底相连，可见"脑膜尾征"；肿瘤与小脑之间常可见脑脊液信号相隔。

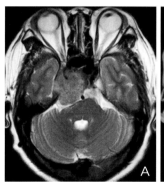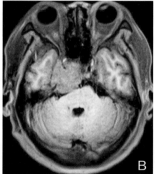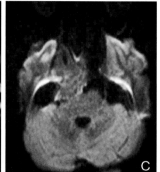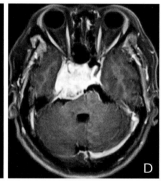

图8-7　脑膜瘤三

②CT平扫呈等或稍高密度，瘤内可见沙粒样钙化，坏死、囊变少见；邻近骨质增生。

四、鉴别诊断

（1）听神经瘤　内听道为中心生长，内听道扩大，呈T_1WI低信号、T_2WI高信号，常发生囊变，增强扫描明显不均匀强化，DWI扩散不受限。

（2）三叉神经瘤　三叉神经增粗和（或）Meckel腔扩大，肿瘤信号与听神经瘤一致；常发生囊变，增强扫描明显不均匀强化。

（3）动脉瘤　CPA区动脉瘤多呈圆形或卵圆形，T_1WI、T_2WI可见流空信号，有血栓形成时则为混杂信号，增强扫描显著强化，与血管一致，可见强化病灶与动脉相连。

第4节　表皮样囊肿

一、疾病概述

表皮样囊肿又称胆脂瘤或珍珠瘤，来自外胚层，可位于硬膜下、硬膜外、脑室内，少数可见于脑实质内，以硬膜下最多见，约半数发生于CPA区；各年龄均可发生；对邻近脑组织结构压迫时，多表现为头痛、头晕等非特异性症状；小脑受压可造成头晕伴步态不稳；三叉神经或面神经受压导致一侧面部麻木、痛觉减退；听神经受压可致耳鸣、听力下降；向上蔓延至鞍上池者，视交叉受压致视物模糊或视物重影；向鞍旁及一侧中颅窝生长，可引起头痛或间断性抽搐；脑干受压造成吞咽呛咳等。

二、病例讨论

病例1 女，31岁，左侧面部麻木2年，头痛3天。

影像表现：MRI示左侧CPA区见不规则T_2WI高信号（图8-8中A），T_1WI低信号（图中B），与蛛网膜下腔分界不清；DWI示病变扩散受限呈高信号（图中C），左侧桥臂及脑桥受压变形。

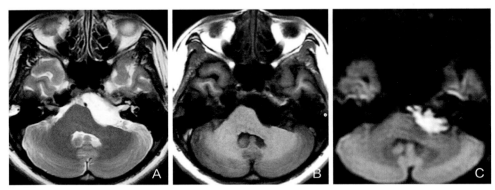

图8-8　表皮样囊肿一

病例2 女，28岁，头痛。

影像表现：MRI示右侧CPA区见形态不规则T_2WI高信号区（图8-9中A），T_1WI呈低信号（图中B），与蛛网膜下腔分界不清；DWI示病变扩散受限呈高信号（图中C），邻近脑组织受压。

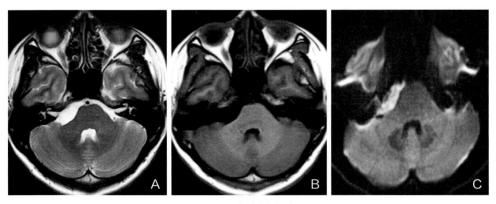

图8-9　表皮样囊肿二

病例3 女，63岁，左耳听力下降、耳鸣20年。

影像表现：MRI示左侧CPA区见形态不规则T_2WI高信号（图8-10中A），T_1WI低信号区（图中B），信号欠均匀，邻近脑干及小脑受压变形；DWI病变呈不均匀高信号（图中C）；增强扫描病变未见强化（图中D为横轴位增强；图中E为冠状位增强）。

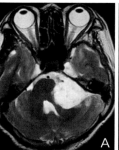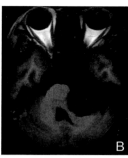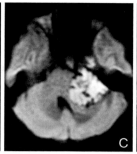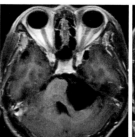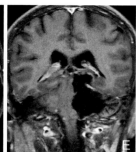

图8-10 表皮样囊肿三

三、诊断要点

① 匍匐塑形生长，形态不规则，具有见缝就钻的特点。

② 通常CT呈脑脊液样低密度，MRI呈脑脊液样信号；T_2FLAIR表皮样囊肿常呈不均匀低信号，与脑脊液信号不同；增强扫描无强化；DWI扩散受限呈高信号具有特征性。

③ 病变密度、信号与囊内容物成分有关，若含蛋白较多，CT可呈等或稍高密度，T_1WI呈高信号，T_2WI可呈高或低信号；若含胆固醇较多，CT可低于脑脊液密度。

四、鉴别诊断

（1）蛛网膜囊肿 表现为桥小脑角池局部扩大，其内信号与脑脊液信号一致，占位效应明显，囊壁菲薄，增强后无强化，DWI呈低信号。

（2）听神经瘤 主要与明显囊变的听神经瘤鉴别，增强扫描肿瘤的囊壁和实性成分明显强化，DWI扩散不受限。

参考文献

［1］Bonneville F,Sarrazin J L,Marsot-Dupuch K, etal.Unusual lesions of the cerebellopontine angle: a segmental approach.Radiographics, 2001, 21(2): 419-438.

［2］孔祥泉，杨秀萍，查云飞. 肿瘤影像与病理诊断. 北京：人民卫生出版社，2009.

［3］缪飞，展颖，沈天真，陆勇，陈克敏，陈星荣. 桥小脑角区肿瘤的MRI诊断和鉴别诊断. 中国医学影像学杂志，2002，10(2): 81-84.

［4］鱼博浪，中枢神经系统CT和MR鉴别诊断. 2版. 西安：陕西科学技术出版社，2005.

［5］陈利军，陈士新，赵志友，等.颅内表皮样囊肿的非典型CT和MRI表现. 医学影像学杂志，2013，23(7): 990-993.

［6］秦卫和，付飞先，龙宇飞. 桥小脑角区肿瘤的CT诊断. 中国CT和MRI杂志，2005, 3(3): 11-13.

第**9**章　脑积水

概述

1.脑脊液循环

脑脊液由侧脑室、第三脑室及第四脑室的脉络丛分泌，脑脊液循环是左、右侧脑室的脑脊液经室间孔流入第三脑室，汇合第三脑室分泌的脑脊液后，经中脑导水管进入第四脑室。第四脑室的脑脊液经正中孔和外侧孔进入小脑延髓池及蛛网膜下腔。脑脊液进入蛛网膜下腔后，可以向下流入椎管的蛛网膜下腔，或经蛛网膜颗粒吸收进入上矢状窦。脑脊液每天分泌约500mL，脑脊液循环总量约150mL。

2.脑积水定义

由于脑脊液的产生和吸收不平衡以及脑脊液循环通道上任何异常所致脑室系统的异常扩大。

3.分类

脑积水分为交通性脑积水和梗阻性脑积水。

脑脊液吸收障碍、产生过多或脑室外粘连梗阻引起的脑室扩大，称为交通性脑积水。多是由于蛛网膜下腔或脑脊液吸收的终点即蛛网膜颗粒吸收障碍所致，如头部外伤、脑出血、颅内感染、手术后蛛网膜下腔粘连等。

脑室系统内梗阻引起的脑室扩大，称为梗阻性脑积水，即脑室系统不能与蛛网膜下腔进行有效沟通，导致脑脊液在阻塞部位以上的脑室系统内蓄积。多是由于肿瘤、寄生虫病、中脑导水管先天性病变等所致。

4.脑积水的成因

（1）先天畸形　如先天性中脑导水管狭窄、隔膜形成或闭锁，室间孔畸形，小脑扁桃体下疝等。

（2）感染　脑内感染性病变常导致中脑导水管粘连、狭窄。胎儿宫内感染未能及早控制，纤维组织增生阻塞脑脊液循环通道，或炎症使脑池、蛛网膜下腔和蛛网膜颗粒粘连闭塞。

（3）出血　颅脑外伤、蛛网膜下腔出血、凝血块等使蛛网膜颗粒粘连或梗阻、脑脊液流动受阻引起脑积水。小脑、脑干、丘脑血肿压迫脑室系统阻塞脑脊液循环。

（4）肿瘤　占位性病变压迫脑室系统，引起梗阻性脑积水；脉络丛肿瘤使脑脊液分泌增多，出现交通性脑积水。

5. 脑积水诊断

正常人两侧侧脑室前角尖端之间最大距离不超过45mm，第三脑室宽度4mm，最大不超过6mm，第四脑室宽度9mm，最大不超过12mm；测量值大于上述数值，可以诊断为脑积水。发现脑积水后，应确定积水的原因。

6. 脑室系统变异

（1）透明隔腔　又称第五脑室；出生后2个月内透明隔腔消失，10% ～ 15%直到成年后仍存在。

（2）透明隔囊肿　透明隔腔发生囊状扩张，大者可阻塞孟氏孔或累及第六脑室，造成一侧或双侧脑积水。

（3）第六脑室　又称Verga腔；第五脑室向后延伸，与第五脑室并存，呈尖端向前的三角形。

（4）中间帆腔　又称脑室间腔；位于第三脑室上方、第六脑室下方，双侧丘脑及穹窿脚之间，可前达室间孔，后与四叠体池相通。

第1节　梗阻性脑积水

一、疾病概述

梗阻性脑积水最常见，各种引起第四脑室出口以上脑脊液循环障碍的疾病均可导致梗阻性脑积水，梗阻水平可从Monro孔至第四脑室出口的所有位置。常见原因包括脑室内或其邻近的肿瘤与囊肿、感染、先天性导水管狭窄与蹼、脑室内出血、寄生虫等。颅内压力过高，可发生天幕裂孔疝和小脑扁桃体下疝。

二、病例讨论

病例1　男，5岁，头痛，步态不稳。

影像表现：MRI示小脑蚓部髓母细胞瘤压迫第四脑室导致梗阻性脑积水；双侧侧脑室、第三脑室扩张，侧脑室旁见片状间质性脑水肿，呈长T_2信号（图9-1中A～E

均为T$_2$WI序列）。

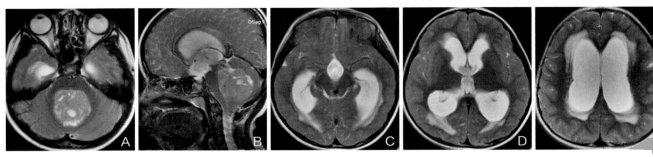

图9-1　小脑蚓部髓母细胞瘤

病例2　男25岁，头痛、头晕1个月。

影像表现：MRI示中脑导水管下端粘连、不通，中上段明显扩张，双侧侧脑室、第三脑室扩张，第四脑室形态正常。T$_2$FLAIR双侧脑室旁见片状高信号带（图9-2中A为矢状位T$_2$WI；B～E为横轴位T$_2$WI；F为横轴位T$_2$FLAIR）。

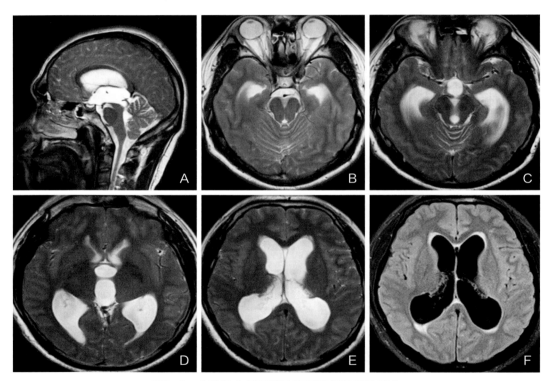

图9-2　中脑导水管下端粘连导致梗阻性脑积水

病例3　男，11岁。

影像表现：MRI示中脑顶盖区局部肿大，呈片状长T$_2$信号区，增强扫描未见异常强化；双侧侧脑室、第三脑室扩张，侧脑室前角旁见片状间质性脑水肿，矢状位中脑导水管形态消失（图9-3中A～C为T$_2$WI；D、E为增强扫描）。

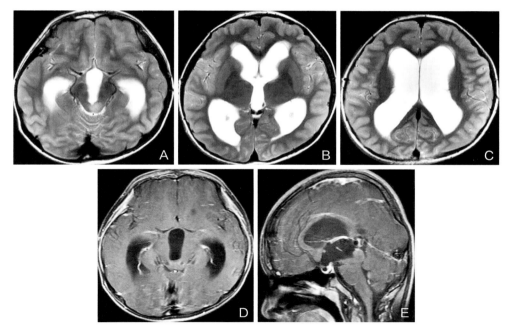

图9-3　中脑顶盖区低级别胶质瘤压迫中脑导水管导致梗阻性脑积水

病例4 女，49岁。

影像表现：MRI示松果体区肿瘤增强扫描明显强化，压迫第三脑室后部及中脑导水管，梗阻平面以上双侧侧脑室及第三脑室前部扩大（图9-4中A～D为T$_2$WI；E为T$_1$WI；F为矢状位增强扫描）。

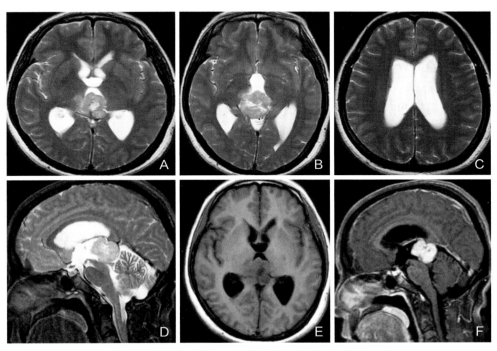

图9-4　松果体细胞瘤压迫第三脑室后部及中脑导水管

病例5 男，31岁。

影像表现：MRI示左侧侧脑室中枢神经细胞瘤经室间孔延伸至第三脑室内，导致双侧侧脑室扩张，以左侧扩张为著；矢状位T₂FLAIR显示第四脑室无扩张（图9-5中A～C为T₂WI；D、E为T₁WI；F为矢状位T₂FLAIR）。

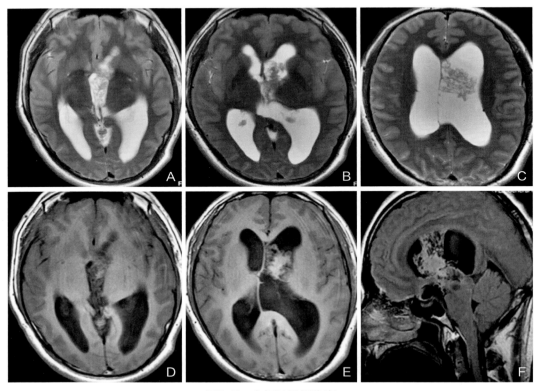

图9-5　中枢神经细胞瘤

三、诊断要点

梗阻水平以上脑室系统异常扩大，同时可见相应部位肿瘤、出血等表现；脑室周围间质性水肿多见于急性梗阻，长期慢性梗阻脑室周围可没有间质性脑水肿表现。

（1）第四脑室平面梗阻　常见于后颅窝肿瘤，成人包括听神经瘤、血管网状细胞瘤、转移瘤等；儿童包括星形细胞瘤、髓母细胞瘤等；脑室内出血也可以导致脑积水。影像学表现为第四脑室受压变形移位，第三脑室及双侧侧脑室扩张，中脑导水管可见显示。

（2）中脑导水管平面梗阻　主要为中脑导水管先天性闭锁或狭窄，其次为炎症或脑干及小脑蚓部肿瘤，是最常见的梗阻性脑积水。影像学表现为第三脑室、双侧侧脑室扩张，第四脑室不扩大。

（3）第三脑室平面梗阻　常见原因为丘脑及基底节区的血肿，丘脑区、松果体区肿瘤等。影像学表现为第三脑室受压、变形、移位，双侧侧脑室扩张，第四脑室不扩大。

（4）侧脑室平面梗阻　常见原因包括脑室内及周围血肿、肿瘤等。影像学表现为一侧侧脑室扩大，室间孔阻塞。

第2节　交通性脑积水

一、疾病概述

又称脑室外梗阻性脑积水，是由于第四脑室出口以后脑脊液循环通路障碍所致。最常见原因包括蛛网膜下腔出血、脑膜炎等。

二、病例讨论

病例1 男，67岁，动脉瘤破裂出血2个月后。

影像表现：MRI示侧脑室、第三脑室、第四脑室普遍扩大（图9-6中A～D为T_2WI）；2个月前CT平扫显示脑室内及蛛网膜下腔积血，侧脑室、第三脑室、第四脑室及双侧外侧裂池、右侧桥小脑角池见高密度区（图9-6中E、F）。

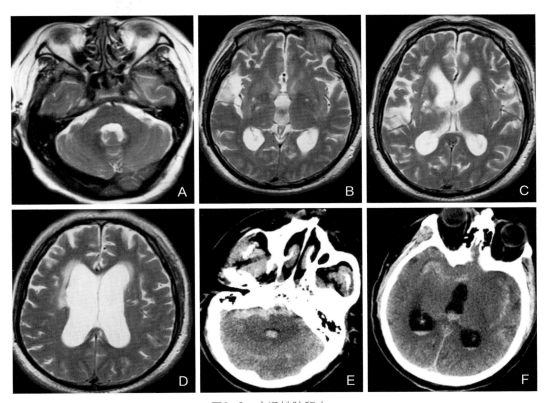

图9-6　交通性脑积水一

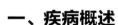 男，15岁；头痛半年，有脑膜炎病史。

影像表现：MRI示双侧侧脑室、第三脑室、第四脑室普遍扩大，脑室旁未见明显间质性水肿，脑沟裂无明显变化（图9-7中A～C为横轴位T₂WI；D为矢状位T₂WI）。

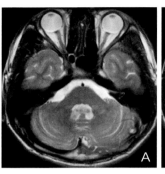 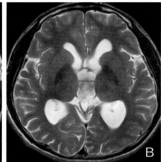 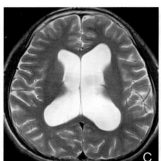 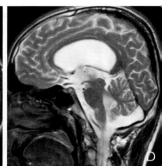

图9-7　交通性脑积水二

三、诊断要点

（1）脑室系统普遍扩大，脑沟变浅或消失。

（2）脑膜炎引起的交通性脑积水，鞍上池、环池粘连变窄，增强扫描后可见脑膜强化。

（3）脑室旁间质性脑水肿，表现为脑室旁条带状低密度，或长T_1、长T_2信号，出现率及程度较梗阻性脑积水轻。

第3节　正常压力性脑积水

一、疾病概述

正常压力性脑积水（normal pressure hydrocephalus，NPH）是指影像学检查具有脑室扩大，但脑脊液压力测定在正常范围的一组临床综合征。临床分为两类，一类为继发性，常继发于有明确发病原因的颅脑创伤、蛛网膜下腔出血、颅内感染、脑炎等疾病；另一类为特发性，临床中无明确的病因。特发性正常压力性脑积水以步态不稳、痴呆、尿失禁三联征为临床主要表现，步态不稳是最常见的症状，一般在60～70岁发生。目前临床治疗方法主要为脑脊液分流术。

正常压力脑积水被认为是交通性脑积水的特殊类型，病理生理机制尚不完全明确。主要理论是颅内静脉系统顺应性降低，表现为脑脊液搏动性减弱和蛛网膜颗粒功能受损，从而影响了脑脊液的流动和吸收。由于吸收减少，脑室扩大，相应脑室旁白质间质水肿，脑血流减少，代谢障碍而产生临床症状。

二、病例讨论

病例 女，65岁，步态不稳，易跌倒1个月余。

影像表现：MRI示脑室系统普遍性扩大，以第三脑室、侧脑室扩大为著，双侧脑沟裂无明显增宽（图9-8中A～D为横轴位T_2WI；E为矢状位T_2WI）。MRA显示脑动脉形态及分布基本正常（图中F）。

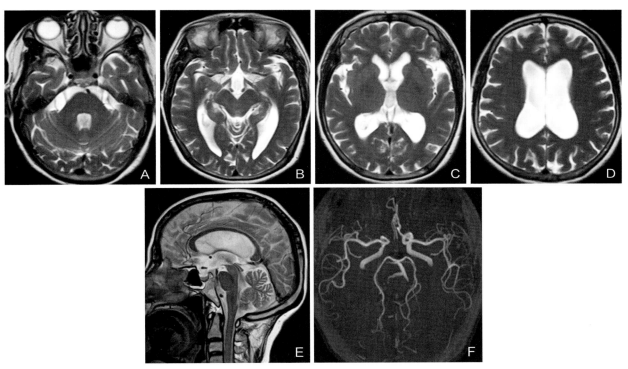

图9-8 正常压力性脑积水

三、诊断要点

脑室系统普遍扩大，脑沟加深，两者不成比例，脑室扩大更显著。脑室周围间质性水肿较轻。

四、脑积水与脑萎缩鉴别

脑积水所致脑室扩大是中心性扩大，表现为脑室膨胀、张力大、侧脑室前角及第三脑室呈气球状扩张；脑沟变浅或消失，脑池不增大。脑萎缩所致脑室扩大为一致性、无力性，仍保持原有形态；脑沟与脑室成比例增宽。

参考文献

［1］杨正汉，冯逢，王霄英. 磁共振成像技术指南——检查规范、临床策略及新技术应用. 2版. 北京：人民军医出版社，2010.

［2］沈沉浮，刘景平. 脑积水68例诊治体会. 国际神经病学神经外科学杂志，2011, 38(4): 330-332.

［3］谭震，陈乾，朱凤军，等. 3D-CISS序列在儿童脑积水术前诊断中的应用. 中国微侵袭神经外科杂志，2014,19(7): 296-299.

［4］Matsumae M, Hirayama A, Atsumi H, et al. Velocity and pressure gradients of cerebrospinal fluid assessed with magnetic resonance imaging.J Neurosurg,2014,120:218-227.

［5］中国医师协会神经外科医师分会. 中国脑积水规范化治疗专家共识(2013版). 中华神经外科杂志，2013, 29(6): 634-637.

［6］张赛. 特发性正常压力脑积水诊疗思考. 中华神经外科杂志，2011, 27(6): 742-743.

第 **10** 章　颅内囊肿性病变

概述

　　颅内囊肿性病变，根据发病机制大体可分为正常的解剖学变异（如扩大的血管周围间隙）、先天性包涵囊肿（皮样囊肿、表皮样囊肿）、胚胎外胚层或内胚层囊肿（胶样囊肿和神经肠源性囊肿）等。

　　临床有时不易获得颅内囊肿壁的组织学病理资料，影像学容易表述的是囊肿的解剖部位和囊肿的影像学特点（密度、信号特点，有无钙化、强化等），因此分析颅内囊肿的方法是以解剖学为基础。颅内囊肿性病变根据解剖位置进行分类，首先分为颅内脑实质外和脑实质内，然后再分为幕上和幕下；脑实质外的囊肿可分为中线部位和非中线部位，脑实质内囊肿分为脑组织内和脑室内。表10-1和表10-2做了简单的总结。

表10-1　颅内常见的囊性病变

名称	脑实质外	脑实质内
幕上囊性病变	中线部位： 松果体囊肿 皮样囊肿 Rathke裂囊肿 蛛网膜囊肿（鞍上）	脑实质内： 血管周围间隙扩大 神经上皮囊肿 海马残余囊肿
	非中线部位： 蛛网膜囊肿（中颅窝、大脑凸面） 脉络膜裂囊肿 表皮样囊肿	脑室内： 脉络丛囊肿 胶样囊肿 透明隔囊肿 神经上皮囊肿
幕下囊性病变	中线部位： 神经肠源性囊肿 蛛网膜囊肿	脑实质内： 血管周围间隙扩大
	非中线部位： 表皮样囊肿（桥小脑角区） 蛛网膜囊肿（桥小脑角区）	脑室内： 表皮样囊肿（第四脑室、枕大池）

表10-2 不同类型颅内囊肿的好发部位

囊肿类型	好发部位
蛛网膜囊肿	中颅窝、桥小脑角、鞍上池
脉络膜裂囊肿	脉络膜裂（位于颞角和鞍上池之间）
脉络丛囊肿	脉络丛球（侧脑室三角区）
胶样囊肿	室间孔、第三脑室前上部
皮样囊肿	鞍上、大脑纵裂、松果体区
扩大的血管周围间隙	基底节、中脑、前联合、脑白质、齿状核
表皮样囊肿	桥小脑角区
海马残余囊肿	海马、紧邻侧脑室内侧
神经肠源性囊肿	脑桥延髓前方
神经胶质囊肿	额颞叶皮质下白质、脑室
松果体囊肿	松果体区

第 1 节　血管周围间隙扩大

一、疾病概述

血管周围间隙（perivascular spaces,PVS）又称Virchow-Robin间隙，内衬软膜，间隙内充满组织间液，而非脑脊液，与穿通支动脉伴行，与蛛网膜下腔无直接交通。可见于脑内的任何部位及任何年龄。通常无明显临床症状，在影像检查或尸检时偶然发现。簇状PVS可引起占位效应、脑积水等；中脑的PVS扩大可压迫导水管或第三脑室，引起脑积水。

二、病例讨论

病例1　男，30岁，查体。

影像表现：MRI示左侧前联合区见囊性脑脊液信号灶，T_2WI高信号（图10-1中A、C），T_1WI低信号（图中B），边界清晰；CT示病灶呈脑脊液密度（图中D）。

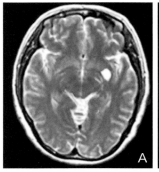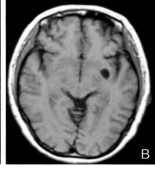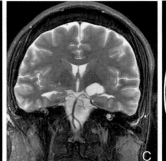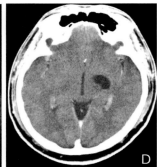

图10-1 血管周围间隙扩大一

病例2 男，30岁。

影像表现：MRI示双侧大脑深部白质区见多发大小不等、簇集样排列的脑脊液性信号灶，垂直于侧脑室分布，边界清晰。T_1WI低信号（图10-2中A），T_2WI高信号（图中B、D、E），T_2FLAIR呈低信号（图中C），DWI扩散不受限（图中F）。

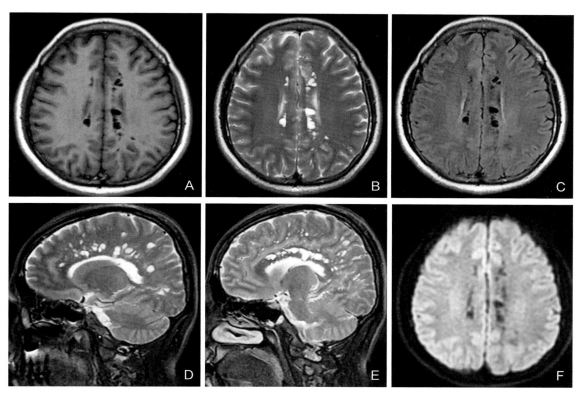

图10-2 血管周围间隙扩大二

三、诊断要点

① 边界清楚、大小各异的囊状、簇集性条状液体信号；单发或多发，多发者常见；常小于5mm，部分可较大达数厘米。

② 最常见部位为基底节（前联合周围），也可见于中脑、深部白质、岛叶皮质下或外囊，较少见于丘脑、齿状核、胼胝体、扣带回等处；病变不累及皮质。

③ PVS各序列与脑脊液信号一致，周围脑组织无水肿及异常信号；可有少数患者PVS周围脑实质可见轻微信号增高，提示有少许胶质增生；增强扫描无强化，部分可见强化的穿通动脉。

四、鉴别诊断

（1）腔隙性脑梗死 发病年龄较大，多位于基底节区及脑白质内，梗死灶周边因胶质增生，环绕T_2WI及T_2FLAIR高信号。

（2）囊性肿瘤　常为单发病变；与脑脊液信号不一致，病变的实性部分强化，周围脑实质常见水肿及占位效应。

（3）脑囊虫病　囊虫常有头节，可多发，但不呈簇集状分布，囊壁常有强化并可见周边水肿；CT常见钙化。

第2节　透明隔腔及透明隔囊肿

一、疾病概述

在胚胎发育及新生儿期，侧脑室之间常有一潜在腔隙，内含脑脊液。位于双侧脑室前角间的称为透明隔间腔，又称第五脑室；其后方三角形的称为Verga腔，又称第六脑室；二者之间通过狭窄的间隙相通。多数于生后2个月内闭合，但约15%终生存在。透明隔间腔不属于脑室系统，囊壁被覆的不是室管膜上皮。如积液过多、囊壁向外膨隆，则形成透明隔囊肿。透明隔间腔临床上没有任何症状；透明隔囊肿较大时可阻塞室间孔，引起侧脑室扩大和颅内压增高，出现头痛等症状。

二、病例讨论

病例1 女，49岁。

影像表现：MRI示侧脑室前角之间有条状腔隙，呈脑脊液信号，无明显张力，为透明隔间腔；其后三角形的腔隙为第六脑室（图10-3中A为T$_2$WI；B为T$_1$WI；C为T$_2$FLAIR；D为冠状位增强扫描）。

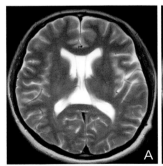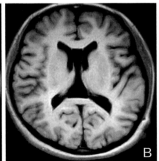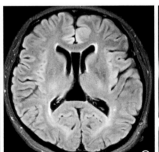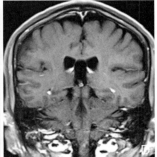

图10-3　透明隔间腔

病例2 女，49岁：头痛。

影像表现：MRI示两侧脑室之间囊状液体信号灶，囊壁呈弧形外凸，为透明隔囊肿。T₂WI高信号（图10-4中A），T₁WI低信号（图中B），T₂FLAIR低信号（图中C），DWI扩散不受限（图中D）。

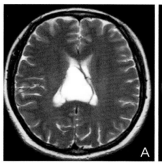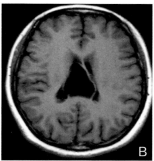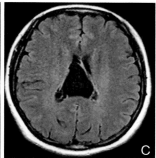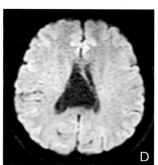

图10-4 透明隔囊肿

三、诊断要点

（1）侧脑室之间存在的腔隙，呈脑脊液信号，无明显张力。位于双侧脑室前角间的为透明隔间腔，又称第五脑室，其后呈三角形的间腔称为第六脑室，又称Verga腔。

（2）透明隔囊肿为透明隔间腔增宽，囊壁向外膨隆，囊呈弧形外凸，其内为脑脊液信号。囊肿较大时可阻塞室间孔，引起侧脑室扩大。

第3节 蛛网膜囊肿

一、疾病概述

蛛网膜囊肿是临床最常见的颅内囊性病变，由蛛网膜包裹脑脊液形成，可分为先天性和继发性。先天性者不与蛛网膜下腔直接交通，可发生于任何年龄，约75%见于儿童，常无症状，一般为偶然发现。继发性者由创伤、炎症等引起的蛛网膜粘连所致，有时与蛛网膜下腔之间有狭窄的裂隙交通。临床症状随囊肿的大小和部位而异，可有头痛、头晕、耳聋、偏侧面肌痉挛等，鞍上的蛛网膜囊肿可引起梗阻性脑积水。

二、病例讨论

病例1　女，48岁。

影像表现：MRI示右侧桥小脑角区囊性液体信号灶，左侧小脑半球、脑桥臂及左侧听神经受压（图10-5中A为T_1WI；B、C为T_2WI），T_2FLAIR呈低信号（图中D）。

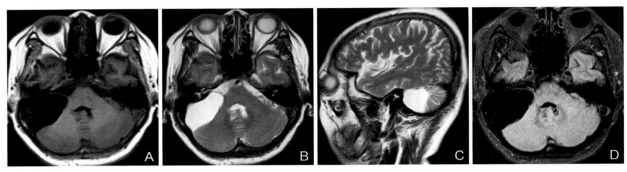

图10-5　蛛网膜囊肿一

病例2　女，7岁。

影像表现：MRI示左侧颞部囊性脑脊液信号灶（图10-6中A为T_2WI；B为T_1WI），左侧颞叶受压变形，T_2FLAIR呈低信号（图中C）。

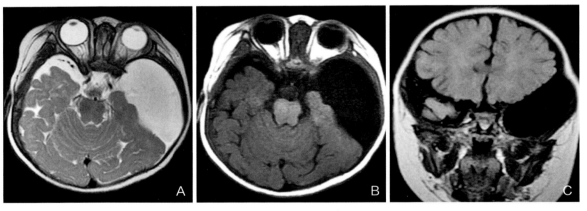

图10-6　蛛网膜囊肿二

三、诊断要点

（1）发生部位　常发生于中颅窝、桥小脑角区、鞍上、脑表面、四叠体池等部位，也可见于脑室内。

（2）形态　圆形、椭圆形，边缘锐利，囊壁菲薄常不能显示；脑外囊肿常致皮质受压；位于中颅窝者，常有颞叶发育不良。

（3）信号与脑脊液相同，T_2FLAIR完全抑制呈低信号，DWI扩散不受限，囊壁无异常强化。

四、鉴别诊断

（1）表皮样囊肿　常沿脑池蔓延塑形生长，并包绕血管或神经；T₂FLAIR不能被完全抑制，信号常不均匀；DWI扩散受限呈高信号；增强扫描无强化或呈线样强化。

（2）慢性硬膜下血肿　信号与脑脊液不同，T₁WI稍高于脑脊液信号，常不均匀，增强扫描周围脑膜可有或没有强化。

（3）脑穿通畸形性囊肿　位于脑组织内，囊肿周围环绕胶质增生；常见于脑外伤及脑卒中患者。

第4节　神经胶质囊肿

一、疾病概述

本病又称神经上皮囊肿，是指一组来源于原始神经上皮的中枢神经系统囊肿，由于起源有争议，因而命名繁多。这些囊肿曾包括胶样囊肿、脉络丛囊肿、室管膜囊肿、蛛网膜囊肿等，有研究表明胶样囊肿起源于内胚层而非神经上皮，蛛网膜囊肿从组织学上也不同于神经上皮囊肿。因此典型的神经上皮囊肿主要包括脉络丛囊肿、室管膜囊肿及发生于脑实质内的神经胶质囊肿。病理上表现为良性、内衬室管膜或神经胶质、内含液体的脑室内或脑内囊肿。任何年龄均可发生，最常见的临床症状为头痛、癫痫发作，可出现神经系统功能减退。

二、病例讨论

病例1　女，36岁。

影像表现：MRI示右侧额叶脑组织内见椭圆形囊性灶，边界清晰，T₂WI（图10-7中A）、T₁WI（图中B）、T₂FLAIR（图中C）、DWI（图中D）各序列均呈脑脊液信号，增强扫描囊壁无强化（图中B）。

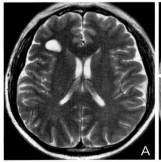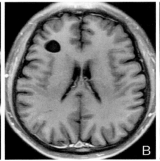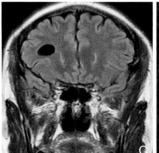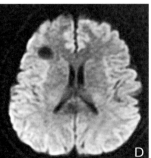

图10-7　神经胶质囊肿一

病例2 女，52岁。

影像表现：MRI示左侧侧脑室内见类圆形囊性灶，T_2WI（图10-8中A）、T_1WI（图中B）、DWI（图中C）各序列均呈脑脊液信号，边界清晰，可见菲薄的囊肿壁；脑室内脉络丛推压移位。

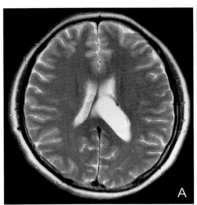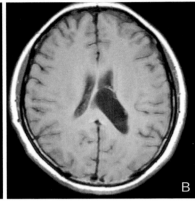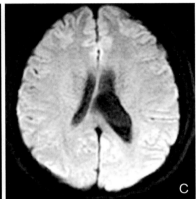

图10-8　神经胶质囊肿二

三、诊断要点

（1）可发生在脑和脊髓的任何部位，最常见部位为脑室内（侧脑室＞第三、四脑室）；少见发生于脑实质内，脑实质内主要见于额叶。

（2）脑室内的神经上皮囊肿囊壁薄而均匀，常有脉络丛推压、变形、移位；脑实质内囊肿与脑室系统不相通，周边无或有轻微胶质增生。

（3）大小各异，一般为光滑、圆形、单囊样病灶；各序列均呈脑脊液样信号，增强扫描无强化。

四、鉴别诊断

（1）两侧侧脑室不对称　正常发育变异，无囊壁，脉络丛无移位。

（2）脑穿通畸形囊肿　与脑室系统相通，邻近脑组织常伴有胶质增生，常见于外伤、脑卒中软化后。

（3）血管周围间隙扩大　脑实质内成簇的大小不等的囊腔，沿血管走行分布。

第5节 表皮样囊肿

一、疾病概述

表皮样囊肿也称为胆脂瘤或珍珠瘤，为胚胎发育的第3～5周，神经管闭合期间，起源于外胚层的包涵体囊肿，囊肿通过不断的上皮细胞脱屑转变成角质和胆固醇结晶而逐渐长大。发病年龄多为青少年，可见于任何年龄，男、女发病无差别。临床症状取决于病变部位和对毗邻神经血管结构的影响，最常见的症状为头痛，也可无临床症状。

二、病例讨论

病例1 女，47岁，右侧面部麻木半年。

影像表现：MRI示右侧鞍旁圆形异常信号，T_2WI呈高信号，其内信号不均，内见多发条状低信号（图10-9中A），T_1WI呈低信号（图中B），DWI呈高信号（图中C）；增强扫描病变周围线样强化（图中D）。

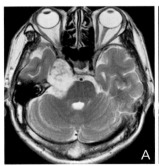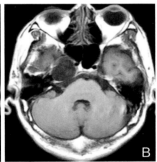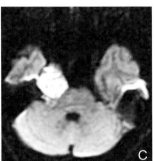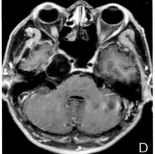

图10-9 表皮样囊肿一

病例2 女，45岁，头痛、头晕。

影像表现：MRI示大脑纵裂区见不规则形异常信号灶，T_2WI呈不均匀高信号，其内多发条状低信号（图10-10中A、B），T_1WI呈不均匀低信号（图中C），DWI呈高信号（图中D）；增强扫描未见明显异常强化（图中E）。

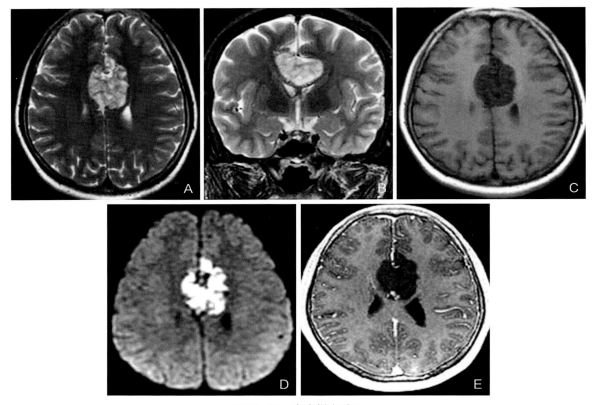

图10-10　表皮样囊肿二

三、诊断要点

（1）表皮样囊肿90%发生于颅内，桥小脑角区占40%～50%（在CPA区占位中仅次于神经鞘瘤和脑膜瘤），其他部位包括第四脑室、鞍上、鞍旁；少数可发生在脑实质及脑室内；10%发生在硬膜外，常位于颅骨和脊柱。

（2）形态常不规则，呈分叶状；钻孔、塑形样生长方式，沿脑脊液池潜行生长，包绕血管、神经等。

（3）由于表皮样囊肿内成分复杂，MR可呈各种信号变化，常不均质。T_1WI低信号，但常略高于脑脊液信号，少数相对于脑组织呈高信号；T_2WI呈等信号或略高信号，罕见呈低信号；T_2FLAIR不能完全被抑制；增强扫描无强化或周围线样强化。DWI扩散受限具有特征性。CT为境界清晰的低密度影，10%～25%可有钙化。

（4）病变破裂可引起化学性脑膜炎，表现为蛛网膜下腔及脑室内多发的DWI高信号灶。

四、鉴别诊断

（1）蛛网膜囊肿　所有序列与脑脊液信号一致，DWI扩散不受限；对周围结构推压而不是包裹和潜行性生长；轮廓光滑，不呈分叶状。

（2）皮样囊肿　常位于或接近中线区，信号与脂肪相似，含有皮肤附件，可破裂。
（3）囊性肿瘤　位于脑组织内，信号不完全与脑脊液一致，实性部分强化。

第6节　皮样囊肿

一、疾病概述

颅内皮样囊肿是起源于外胚层皮肤剩余组织的先天性囊肿，由胚胎3～5周神经管闭合期间包埋于神经沟内的皮肤外胚层发展而成；皮样囊肿内衬复层鳞状上皮，囊内含脂肪和液态胆固醇，以及毛囊、皮脂腺和汗腺等皮肤附属组织。囊肿破裂可引起化学性脑膜炎。本病占颅内原发肿瘤的比例不足0.5%，硬膜内的皮样囊肿较表皮样囊肿少见。多见于青少年，临床症状多为头痛、癫痫发作；巨大囊肿可引起梗阻性脑积水。

二、病例讨论

病例1　女，22岁。

影像表现：MRI示右侧外侧裂池、鞍上池区见团块状异常信号，T_2WI呈不均匀高信号（图10-11中A），T_1WI不均匀高信号，右侧额颞叶脑沟裂内见多发点状高信号灶（图中B、C）；脂肪抑制T_1WI上述异常信号被抑制呈低信号（图中D）。

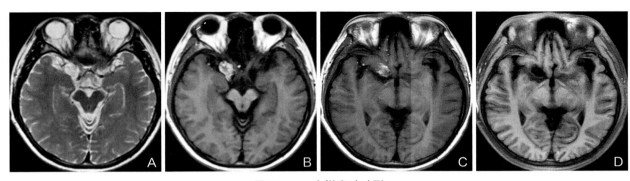

图10-11　皮样囊肿破裂

病例2　男，52岁。

影像表现：MRI示小脑蚓部团片状不规则异常信号，边界不清；T_2WI高信号（图10-12中A），T_1WI高信号（图中B），DWI低信号（图中C）；脂肪抑制T_1WI呈低信号（图中D）。脑桥另可见腔隙性梗死灶。

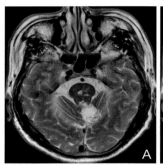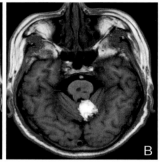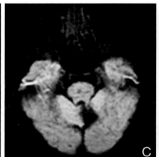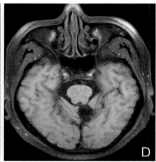

图10-12　皮样囊肿

三、诊断要点

（1）好发于中线及中线旁，常见于鞍上区、前颅窝底、后颅窝、松果体区；头皮、板障、眼眶内等也可发生。

（2）大小形态各异，呈团块状或分叶状，界限清晰，含脂肪成分。

（3）CT可见病变内脂肪性低密度影；T_1WI及T_2WI病变内见均匀或不均匀高信号，囊肿破裂后蛛网膜下腔内可见高信号脂肪滴，脑室内亦可见脂肪-液体平面；脂肪抑制序列脂肪成分呈低信号；增强扫描病变无强化或包膜环形强化，破裂后因化学性脑膜炎可致软脑膜强化。

四、鉴别诊断

（1）表皮样囊肿　大部分表皮样囊肿T_1WI低信号，T_2WI高信号，不含脂肪成分；DWI扩散受限；常偏离中线分布。

（2）颅咽管瘤　位于鞍上区，病变可为实性或囊实性，信号较复杂，实性部分明显强化。CT可见钙化。

（3）脂肪瘤　呈均匀一致的脂肪信号，钙化较皮样囊肿少见。皮样囊肿更倾向于异质性。

第7节　胶样囊肿

一、疾病概述

胶样囊肿多数起源于脑室系统，几乎均位于第三脑室前部孟氏孔（Monro孔）周围，呈条形或卵圆形，囊壁薄，囊内呈胶冻状，有时可见钙化和出血。病理上胶样囊肿富含黏液成分、血液降解成分、胆固醇晶体。囊肿较小时可无临床症状，较大的囊肿阻塞了室间孔可引起脑积水而出现头痛等症状，部分患者可伴有精神症状、步态不稳及共济失调等。发病年龄多在20～40岁，有临床症状或者大于10mm的胶样囊肿应手术治疗。

二、病例讨论

病例 女，67岁，头痛。

影像表现：MRI示室间孔区圆形异常信号灶，边界清晰。T_2WI低信号（图10-13中A），T_1WI呈高信号（图中B），DWI无扩散受限（图中C），增强扫描病灶无明显强化（图中D）。

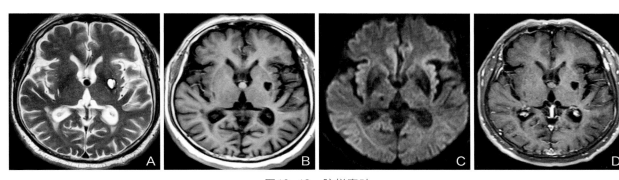

图10-13　胶样囊肿

三、诊断要点

（1）位于第三脑室前部Monro孔区，类圆形，边界光滑，部分病变可进入室间孔；可出现侧脑室扩大。

（2）CT　常为高密度，少数等或低密度，与囊内容物、含铁血黄素及微小钙化有关。

（3）MRI　信号与囊内成分相关，T_1WI多数（2/3）呈高信号，1/3呈等信号，取决于胆固醇浓度；T_2WI信号多变，取决于水分含量；DWI无扩散受限；增强扫描无强化，少数可出现边缘轻微强化。

四、鉴别诊断

（1）脑室内表皮样囊肿　T_1WI低信号、T_2WI不均匀高信号，DWI高信号，呈塑形生长。

（2）室管膜下瘤　常位于侧脑室前角室管膜下，实性肿瘤，T_1WI及T_2WI与灰质呈等信号，通常无强化，也可见斑片状强化。

第**8**节 脉络膜裂囊肿

一、疾病概述

脉络膜裂为大脑表面形成的第一条沟裂，是胚胎时期脉络膜襞突入侧脑室形成脉络丛时所经的裂隙，软脑膜及其携带的血管于此处顶着室管膜突入侧脑室，发育成侧脑室脉络丛。在侧脑室中央部此裂位于穹隆和丘脑之间，在侧脑室颞角则位于海马伞和终纹之间。脉络膜裂在MRI上表现为边缘光滑锐利的脑脊液间隙，自后上方斜行于前下方，分为颞部、房部和体部；颞部在矢状位和冠状位显示，以冠状位为佳；房部在矢状位和横轴位可显示，以横轴位为佳；体部较窄细，在各方位显示均欠佳。在胚胎发育过程，可在脉络膜裂的任何部位形成脉络膜裂囊肿，脉络膜裂囊肿属于神经上皮囊肿，内衬有上皮组织。发生率较低，常无症状，影像学多为偶然发现，通常认为脉络膜裂囊肿无明确临床意义，但也有报道其与癫痫等症状可能有关。

二、病例讨论

病例1 女，36岁，右面部发作性疼痛2个月。

影像表现：MRI示右侧环池外侧、侧脑室颞角及海马内侧见圆形囊性灶，呈脑脊液信号，边界清楚，增强扫描无异常强化；冠状位可见侧脑室颞角位于海马外侧，囊肿位于海马上方并与脑室分隔（图10-14中A、D为T$_2$WI；B为T$_1$WI；C为T$_2$FLAIR；E为冠状位增强）。

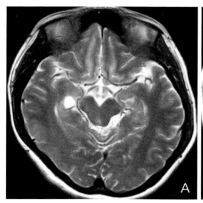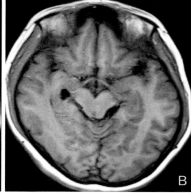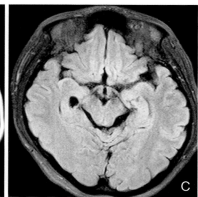

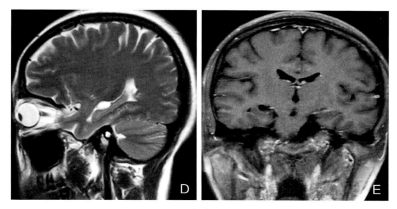

图10-14　脉络膜裂囊肿一

病例2　男，35岁，查体。

影像表现：MRI示右侧脑室颞角内侧、环池外侧、脉络膜裂走行区见小囊状脑脊液信号灶，边界清晰（图10-15中A、B为T_2WI；C为T_1WI；D为T_2FLAIR）。

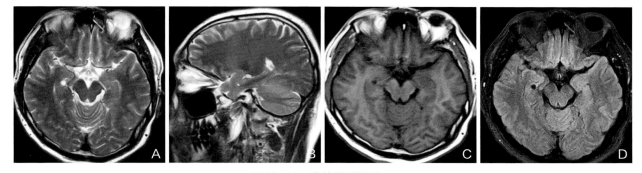

图10-15　脉络膜裂囊肿二

三、诊断要点

（1）位于侧脑室颞角及海马内侧、环池外侧，脉络膜裂走行区。

（2）囊状，呈脑脊液信号，冠状位及矢状位T_2WI可显示病变与脉络膜裂的关系，DWI扩散不受限，增强扫描无强化。

四、鉴别诊断

（1）侧脑室颞角扩大　侧脑室颞角位于海马外侧，脉络膜裂囊肿则位于海马内侧或上方并与侧脑室间分隔。

（2）蛛网膜囊肿　信号可与脉络膜裂囊肿一致，但多位于颞叶前方或邻近环池内。

（3）表皮样囊肿　T_1WI信号稍高，葡匐样或塑形状生长，DWI高信号。

（4）皮样囊肿　T_1WI通常为高信号，脂肪抑制后呈低信号。

第**9**节　**海马残余囊肿**

一、疾病概述

　　海马残余囊肿是常见的正常变异，一般是由于胚胎期海马角和齿状回的缺陷和不完全融合所致。沿原始海马沟分布，病理上代表部分未融合的海马沟。一般为多发，临床无症状，多为偶然发现；癫痫患者中，约10%～15%可发现。

二、病例讨论

　　病例　女，60岁。

　　影像表现：MRI示双侧海马区多发小囊性灶，呈串珠样排列；T_2WI及T_1WI呈脑脊液信号，T_2FLAIR呈低信号（图10-16中A、B为T_2WI；C为T_1WI，D为T_2FLAIR）。

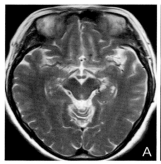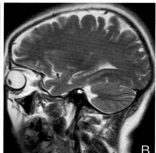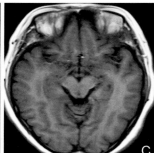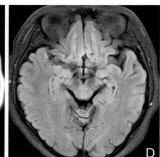

图10-16　海马残余囊肿

三、诊断要点

　　（1）海马外侧边缘、侧脑室颞角内侧多发串状分布小囊肿。
　　（2）呈脑脊液信号，DWI扩散不受限，增强扫描无强化。

四、鉴别诊断

　　（1）脉络膜裂囊肿　位于海马内侧，多为单发，体积常大于海马残余囊肿，多位于脉络膜裂区。

（2）蛛网膜囊肿　多为单发，常大于海马残余囊肿，多位于颞叶前方或邻近环池内。

第10节　松果体囊肿

一、疾病概述

　　松果体囊肿是松果体内衬神经胶质的非肿瘤性囊肿，是一种正常变异，也可为松果体腺的囊性变。镜下分为三层结构：最外层纤维结缔组织；中间层松果体实质，伴或不伴钙化；内层纤维胶质成分，可有含铁血黄素沉积。囊肿的上皮具有分泌功能，可随时间延长而使囊肿逐渐增大，产生占位效应。临床可见于任何年龄。绝大多数无临床症状，大的囊肿可能有症状，主要为头痛，10%可出现Parinaud综合征（中脑顶盖受压所致），表现为两眼同向上视不能、两侧瞳孔散大或不等大、对光反射消失、复视、眩晕、眼睑下垂等。

二、病例讨论

　　病例1　女，51岁，头痛。

　　影像表现：MRI示松果体区见囊性灶，边界清晰；T_2WI呈高信号（图10-17中A、E），T_1WI呈低信号（图中B），T_2FLAIR略高于脑脊液信号（图中C），DWI无扩散受限（图中D）。

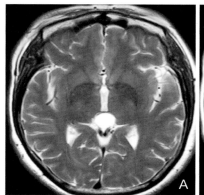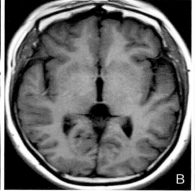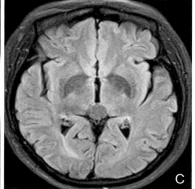

图10-17

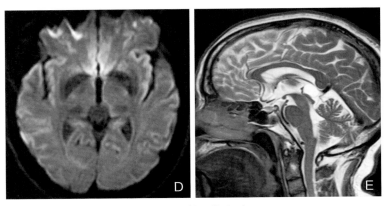

图10-17　松果体囊肿一

病例2　男，55岁。

影像表现：MRI示松果体区囊性灶，边界清晰，T_1WI低信号（图10-18中A），T_2WI高信号（图中B），T_2FLAIR略高于脑脊液信号（图中C），T_2FLAIR及矢状位T_2WI可见病变内有分隔（图中C、D）。

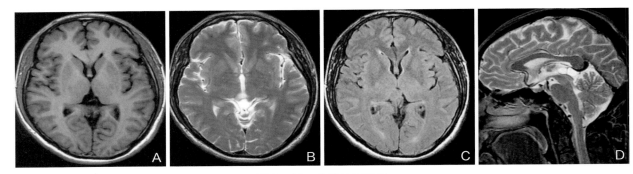

图10-18　松果体囊肿二

三、诊断要点

（1）位于松果体区、大脑内静脉以下。

（2）呈类圆形囊性灶，囊壁较薄。大多小于1cm，偶可达2cm以上。对顶盖、中脑导水管轻微压迫或无压迫；巨大囊肿可出现脑积水，表现为第三脑室及侧脑室扩大，第四脑室形态正常。

（3）T_1WI等于或略高于脑脊液信号，1%～2%可发生出血至信号不均匀；T_2WI等或略高信号，可呈多囊并可见分隔；DWI扩散不受限；增强扫描无强化或有环形强化。

四、鉴别诊断

（1）松果体瘤　病变通常为实性或部分囊实性，完全囊性的松果体瘤非常少见。

（2）表皮样囊肿　四叠体池为相对少见部位，形态不规则，DWI扩散受限。

（3）蛛网膜囊肿　信号与脑脊液信号一致，无钙化，无强化。

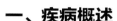

第11节　脉络丛囊肿

一、疾病概述

　　脉络丛囊肿的起源和发病机制尚有争议，目前多认为脉络丛囊肿为神经上皮起源，其与室管膜囊肿统称为神经上皮囊肿；脉络丛囊肿是最常见的神经上皮囊肿，来源于神经上皮的返折形成小囊肿，包含在脉络丛内，囊内有脑脊液和细胞碎片等，又称黄色肉芽肿。大部分脉络丛囊肿在孕15～20周出现，已形成的囊肿在出生后或婴儿期消失，有较少数囊肿能持续到成年。通常无临床症状，影像检查偶然发现，有症状的脉络丛囊肿临床表现有头痛、恶心、呕吐、视物模糊等。

二、病例讨论

病例1　女，59岁，查体。

　　影像表现：MRI示双侧侧脑室三角区内对称性病灶，T_2WI及T_1WI与脑脊液信号一致（图10-19中A为T_2WI；B为T_1WI），T_2FLAIR呈高信号（图中C），DWI呈等或稍高信号（图中D）。

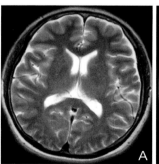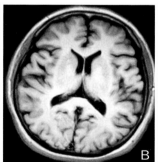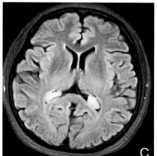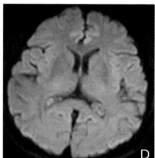

图10-19　脉络丛囊肿一

病例2　男，81岁，体检。

　　影像表现：MRI示双侧侧脑室三角区内异常信号结节，T_2WI及T_1WI与脑脊液信号一致（图10-20中A为T_2WI；B为T_1WI），T_2FLAIR高于脑脊液信号（图中C），DWI呈高信号（图中D）。

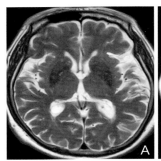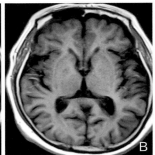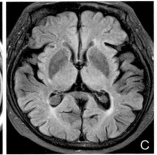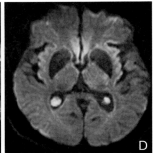

图10-20　脉络丛囊肿二

三、诊断要点

（1）好发于侧脑室三角区，常双侧发生，与脉络丛组织相连或位于脉络丛内。少数可见于第三脑室和第四脑室。大小各异，大于2cm者罕见。

（2）T_1WI相对脑脊液呈等或略高信号；T_2WI相对脑脊液呈等或稍低信号；T_2FLAIR病灶呈低信号或稍高信号；DWI扩散受限或不受限均可见；增强扫描强化各异，无强化至明显强化，可呈结节样、环形或实性强化。

四、鉴别诊断

（1）室管膜囊肿　信号更类似于脑脊液，通常为单侧，无强化。免疫组化可以区别。

（2）脑囊虫病　常为多发病变，不仅局限于脑室内；可见头节、钙化等其他征象；与脉络丛不相关。

（3）表皮样囊肿　位于脑室内者少见，一般发生于第四脑室，侧脑室罕见；潜行性生长方式。

（4）脉络丛乳头状瘤　侧脑室内者常见于儿童，一般为结节状显著强化，伴发脑积水。

第12节　肠源性囊肿

一、疾病概述

肠源性囊肿为一种少见的先天性内胚层囊肿，发病机制不清，多数学者认为是由于胚胎发育第3周神经管与原肠分离障碍，由其残留或异位的组织演变而来。肠源性囊肿多发生于椎管硬膜囊内，以颈段、胸段脊髓腹侧的髓外硬膜下间隙多见；发生于颅内的较少见，主要位于后颅窝桥前池、四叠体池。囊肿壁有黏液分泌细胞，病变可缓慢增大。临床通常无症状或仅有头痛，可发生于任何年龄，以青少年为多。

二、病例讨论

病例1 男，39岁；右侧面部麻木2个月。

影像表现：MRI示脑桥延髓交界处前方见不规则条状病灶，T_2WI呈高信号（图10-21中A），T_1WI呈稍高信号（图中B），DWI扩散不受限（图中C），增强扫描无强化（图中D）。

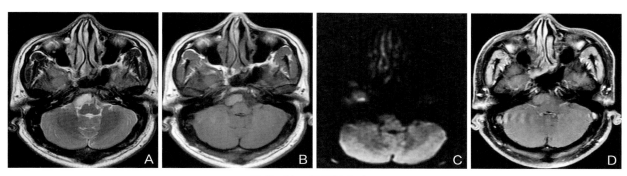

图10-21 肠源性囊肿一

病例2 女，27岁，头痛、头晕10年。

影像表现：MRI示延髓左前方条状异常信号灶，T_2WI呈低信号（图10-22中A、D），T_1WI呈均匀高信号（图中B），DWI扩散不受限（图中C），脂肪抑制矢状位T_1WI病变呈高信号（图中E）。

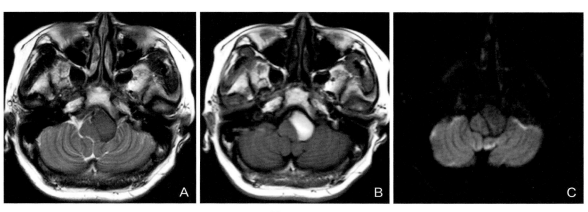

图10-22

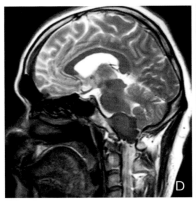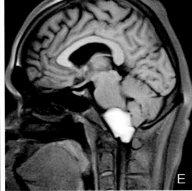

图10-22　肠源性囊肿二

三、诊断要点

（1）发病部位　80%位于椎管内，多数位于颈段、胸段脊髓腹侧的髓外硬膜下间隙，偶有位于脊髓背侧或髓内者。10%～15%者位于颅内，多数位于脑桥延髓的前部或外侧。

（2）圆形或长条形，CT呈高密度，增强扫描无强化。

（3）MR信号取决于内容物的成分，T_1WI呈等或略高信号，T_2WI及FLAIR高于脑脊液信号；如蛋白成分较多T_2WI可呈低信号；DWI扩散不受限，少数可呈轻度扩散受限；通常无强化，少数边缘可见轻度环形强化。

四、鉴别诊断

（1）表皮样囊肿　T_1WI多呈低信号，DWI扩散受限。生长方式为匍匐样或塑形生长。

（2）皮样囊肿　可见脂肪信号，脂肪抑制序列信号减低；常有钙化。

（3）蛛网膜囊肿　信号在所有序列均与脑脊液信号一致。

参考文献

［1］Tseng J, Michel M A, Loehrl T A. Peripheral cysts: a distinguishing feature of esthesioneuroblastoma with intracranial extension. Ear Nose Throat J, 2009.88(6): E14.

［2］潘玉萍,李明华. MR Flair水成像在颅内原发性蛛网膜囊肿诊断中的作用. 中国临床医学影像杂志，2005,16(4): 230-231.

［3］吴茂春，罗世祺. 神经上皮囊肿. 中华神经外科杂志，2006 (8): 515-516.

［4］白玉贞，牛广明，高阳. 颅内不典型表皮样囊肿的MRI表现. 临床放射学杂志，2015,34(7); 1048-1052.

［5］何雁，陈谦，戴建平，等. 颅内表皮样囊肿的MRI表现(32例报告并文献复习). 中华放射学杂志，1999,33: 762-765.

［6］王文献，岳恒志，范辉，等.颅内皮样囊肿的MRI和CT诊断.放射学实践，2006,21(10): 996-998.

［7］陈纲，刘康，印弘，等.颅内脉络膜裂囊肿的MRI诊断.磁共振成像，2015, 6(3): 168-171.

［8］王学廷，石珍.先天性松果体囊肿影像学诊断.实用放射学杂志，2006, 22(4): 502-503.

［9］马林，李宏军，安宁豫，等.脑部脉络膜裂囊肿的MRI诊断.中华放射学杂志，2004 (6): 584-586.

［10］李保卫，赵合保，高立威，等.侧脑室脉络丛囊肿的MRI、CT诊断.临床放射学杂志，2007 (8): 757-759.

［11］席一斌，王柳仙，李陈，等.中枢神经系统肠源性囊肿的MRI表现.放射学实践，2016, 31(11): 1034-1037.

［12］李涛，崔惠勤，朱里，等.中枢神经系统肠源性囊肿的MR诊断与鉴别诊断.医学影像学杂志，2012, 22(5): 715-717.

第 **11** 章   颅内感染

概述

　　颅内感染性病变种类繁多，主要包括脑膜炎、脑炎、脑脓肿等，寄生虫病、肉芽肿、结核等也较常见。颅内感染的病原体各异，包括细菌、病毒、寄生虫、支原体、衣原体、霉菌、立克次体等，其临床症状有一些共性，常表现为发热、头痛、呕吐、神经精神症状等，而颅内病灶的影像学表现却各异。颅内感染的表现形态取决于感染的途径和方式、机体的免疫状态、微生物的侵袭性、病灶在脑内的解剖分布、临床感染背景等。

　　医学影像学在中枢神经系统疾病的诊断中具有重要价值。认识、掌握颅内感染性疾病的影像学特征，可为临床诊断、治疗提供关键的决策依据。CT由于其组织分辨率较低，价值相对有限，可显示脑内病变的大体病理改变，可区分急性炎症过程，对病变钙化显示理想；不易分辨蛛网膜下腔、脑表面的病变，定性有一定难度。MRI可以多平面、多序列成像，组织分辨率高，可显示脑内结构的细节，区分不同病理组织，显示血脑屏障破坏、水肿范围，特殊序列如DWI、MRS对感染的鉴别诊断提供有价值的信息。

第 **1** 节   单纯疱疹病毒性脑炎

一、疾病概述

　　单纯疱疹病毒性脑炎是病毒性脑炎中最常见的一种，又称为急性坏死性脑炎。发病呈非季节性，无性别差异。可发生在任何年龄，以20～40岁居多。95%以上由单纯疱疹病毒Ⅰ型（HSV-Ⅰ）引起，新生儿则以HSV-Ⅱ型感染更为常见。病理学表现为病毒导致血管周围炎性浸润，随病情进展病灶内常出现出血和坏死。临床表现为头痛、发热、抽搐、精神症状、意识障碍、神经体征。本病的诊断主要依靠临床症状，往往需要依靠脑活检组织分离出单纯疱疹病毒来确诊。

二、病例讨论

病例1 男，45岁，发热，抽搐，意识障碍。

影像表现： MRI示左侧颞叶脑回肿胀，T_2WI为高信号区（图11-1中A、D），T_1WI呈低信号（图中B），DWI扩散受限（图中C）；注射对比剂增强扫描后，病变区呈多发线条状柔脑膜强化（图中E）。

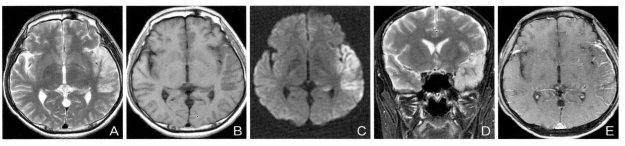

图11-1 单纯疱疹病毒性脑炎一

病例2 女性，39岁，发热，头痛。

影像表现： MRI示双侧颞叶、扣带回前部多发病灶，呈对称性分布，T_2WI为高信号（图11-2中A），T_1WI呈低信号（图中B），DWI无明显扩散受限（图中C）；增强扫描病变呈脑回状强化（图中D～G）。

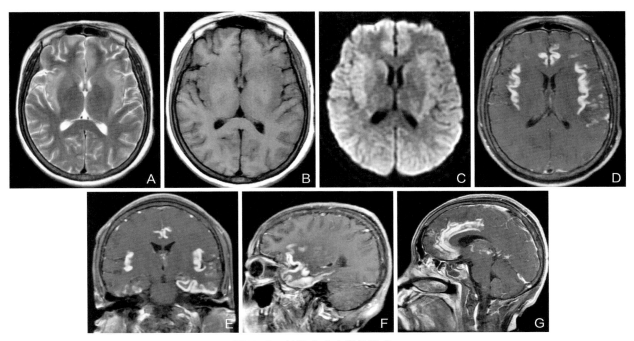

图11-2 单纯疱疹病毒性脑炎二

三、诊断要点

（1）单发或多发病灶，对称或不规则分布，位于一侧或两侧颞叶内侧、岛叶皮质、额叶眶面、扣带回；一般不累及基底节，称为"基底节回避征"。

（2）病变T_1WI呈低信号区、T_2WI和T_2FLAIR为高信号区，DWI比常规MRI能更早期发现病灶，当出现细胞毒性水肿时，DWI出现异常高信号。

（3）注射对比剂后，病变早期可无强化，进展期可见弥漫性或脑回状强化，邻近脑膜可见强化。

（4）如有出血，T_1WI、T_2WI上均为高信号灶，呈斑点状，可持续数月。晚期可有脑萎缩，但不易发现钙化。

四、鉴别诊断

（1）脑梗死 患者年龄偏大，高血压、糖尿病史，起病急，病灶与血管分布范围一致。

（2）脑转移瘤 常有原发肿瘤病史，病灶多发，位于皮髓交界区，有强化结节，瘤周水肿常明显。

（3）多发性硬化 临床症状多具有缓解、复发或缓慢进展的特点，急性期增强扫描病灶有强化；病变有时间和空间的多样性特点。

（4）急性播散性脑脊髓炎 常发病于感染或接种疫苗后，脑和脊髓均易受损。

第2节 流行性乙型脑炎

一、疾病概述

流行性乙型脑炎又称日本乙型脑炎或乙脑，是由乙型脑炎病毒引起的，由蚊虫传播的，以脑实质炎症为主要病变的一种中枢神经系统急性传染病；发病具有明显的季节性，发病时间一般为夏、秋季，我国主要集中于6～10月；地区分布为山区，农村发病高于城市。本病可有4～21天潜伏期，一般为10～14日。临床症状起病急，体温急剧上升，伴头痛、恶心和呕吐，部分患者有嗜睡或精神倦怠，并有颈项轻度强直。确诊有赖于血清学及病原学检查，血或脑脊液乙脑病毒IgM抗体检测是确诊的主要依据。乙脑疫苗对成人、儿童均具有较高的免疫原性，预防接种是对乙脑病毒感染患者长期可持续保护的有效策略。

二、病例讨论

 男，6岁，发热，头痛。

影像表现：MRI示双侧丘脑对称性受累，在T_2WI呈片状高信号（图11-3中A），T_1WI为低信号（图中B），在T_2FLAIR上呈高信号（图中C），DWI为稍高信号（图中D）。

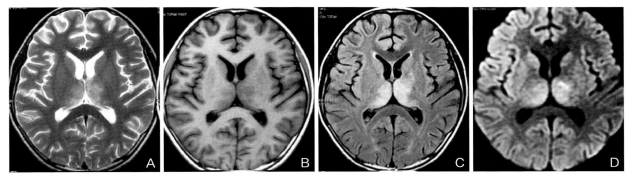

图11-3　流行性乙型脑炎

三、诊断要点

（1）发病部位　以双侧丘脑、中脑和基底节病变最为多见，丘脑受累占94%～100%，基底节受累占35%，中脑受累者占58%，脑桥、小脑及脑皮质受累均有报道。丘脑对称性受累是乙脑的特征性表现。

（2）病灶在T_1WI上呈低信号，在T_2WI上呈高信号，早期病灶在T_1WI或T_2WI上常难以显示；在T_2FLAIR上呈高信号。合并有出血时，T_1WI可见点状或小片状高信号。在DWI上早期表现为高信号，后期病灶以血管源性水肿为主，多呈等或低信号。

四、鉴别诊断

（1）单纯疱疹病毒性脑炎　由单纯疱疹病毒感染所致，病灶常位于颞叶内侧、额叶眶面、岛叶皮质和扣带回，一般不累及基底节区。

（2）急性播散性脑脊髓炎　发病于感染或接种疫苗后，脑和脊髓均受损。

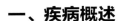

第3节　脑膜炎

一、疾病概述

脑膜炎是指由细菌、病毒、真菌等病原体引起，以脑膜受累为主，包括硬脑膜、软脑膜、蛛网膜和脑脊液的感染。脑膜炎多以柔脑膜感染病变较为常见，可分为细菌性脑膜炎、病毒性脑膜炎、真菌性脑膜炎（新型隐球菌性脑膜炎多见）。细菌性脑膜炎血行播散是主要传播途径，少数由邻近感染（如中耳乳突炎、鼻窦炎等）直接蔓延或直接穿刺损伤引起，主要临床症状包括发热、头痛、呕吐、精神症状等。病毒性脑膜炎传播途径繁多，与其他脑膜炎比较缺乏特异性，临床症状相对较轻，脑脊液检查接近正常。特发性肥厚性硬膜炎是一种病因未明的以硬脑（脊）膜增厚、炎症、纤维化为特征的疾病，以硬脑膜弥漫性或局限性增厚为特征，严重的头痛是其最常见的临床表现。脑膜炎病因、病理的多样性决定了其影像学表现的多样性，但往往缺乏特异性。

二、病例讨论

病例1 女性，25岁；发热、头痛、恶心、呕吐1周。

影像表现：T$_2$FLAIR显示双侧大脑半球脑沟内呈弥漫性条状高信号（图11-4中E、F）；增强扫描脑沟内呈线状异常强化（图中G、H）；T$_1$WI及T$_2$WI未见明显异常（图中A、B为T$_2$WI；C、D为T$_1$WI）。

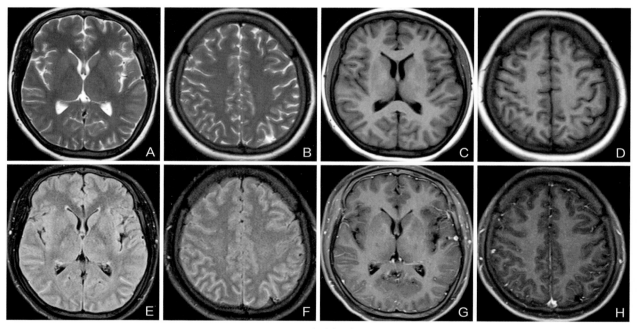

图11-4 病毒性脑膜炎

病例2 男性，78岁，头痛1个月。

影像表现：T$_2$WI、T$_1$WI及T$_2$FLAIR显示右侧额部、左侧额顶部硬脑膜增厚，呈条状等信号影；增强扫描右侧额部、左侧额顶部、左侧小脑幕硬脑膜均匀性增厚并异常强化。（图11-5中A、B为T$_2$WI；C、D为T$_1$WI；E、F为T$_2$FLAIR；G、H为增强扫描横轴位、冠状位）。

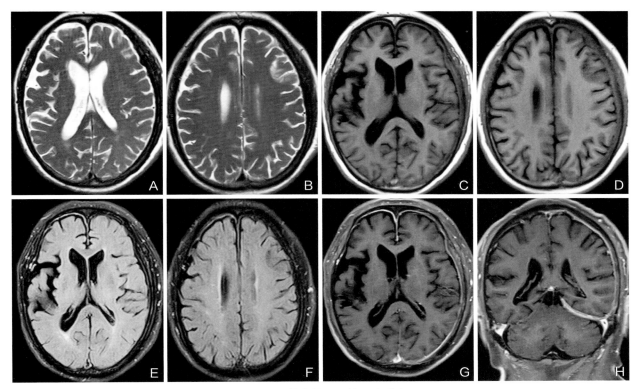

图11-5　特发性肥厚性硬脑膜炎

三、诊断要点

（1）脑膜强化　分为硬脑膜-蛛网膜强化、软脑膜-蛛网膜下隙强化、全脑膜强化三种强化类型；病毒性脑膜炎可以不强化。增强扫描时脑表面的血管与柔脑膜的异常强化有时不易区分，T_2FLAIR序列对于柔脑膜炎的显示敏感性较高，表现为脑沟裂内呈线条状高信号。

（2）交通性或梗阻性脑积水　表现脑室对称性扩大，慢性期脑积水时更明显。

（3）脑实质内急性炎症　脑膜炎常合并邻近脑组织炎症，表现为T_1WI低信号、T_2WI、T_2WI-FLAIR呈高信号，DWI稍高信号。

（4）脑梗死　T_1WI低信号、T_2WI、T_2WI-FLAIR高信号，DWI高信号.

四、鉴别诊断

（1）脑膜癌（癌性脑膜炎）　有原发恶性肿瘤病史；脑膜强化范围较广，可呈线条状强化，也可呈结节型强化。

（2）结核性脑膜炎　强化的脑膜主要位于脑底部的脑池内和侧裂池内，有时脑内可见结核瘤病灶而出现结节状强化。

第4节　脑脓肿

一、疾病概述

化脓性细菌感染引起化脓性脑炎、慢性肉芽肿及脑脓肿，少部分可以是真菌及原虫侵入脑组织而致脑脓肿。按病因和感染源不同分为耳源性、鼻源性、血源性、外伤性和隐源性脑脓肿。脑脓肿的形成是一个连续过程，可分为三期：急性脑炎期、化脓期、包膜形成期。临床上最多见的症状为头痛、发热，其他包括呕吐、抽搐、局部神经功能障碍、血沉加快、白细胞数增高等。

二、病例讨论

病例1 女，4岁，头痛。

影像表现： CT增强扫描左侧顶叶见环形强化灶，周围大片水肿区（图11-6中A）；MRI冠状位T_2WI显示脓腔内呈等或高信号，可见环形稍低信号脓肿壁，周围水肿呈高信号区（图中B）；T_1WI呈低信号（图中C）；DWI脓肿扩散受限呈高信号（图中D），增强扫描脓肿壁光滑，呈环形强化（图中E、F）。

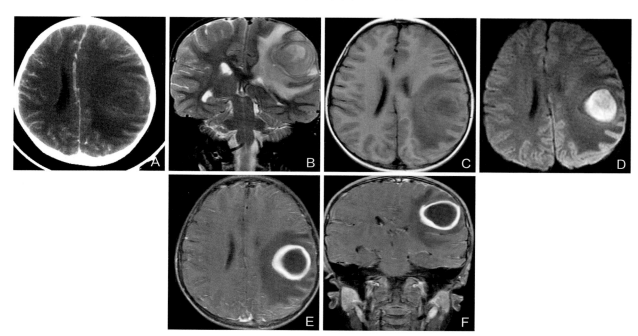

图11-6　脑脓肿一

病例2 女，28岁，头痛、发热。

影像表现：MRI示左侧顶枕部T_2WI可见不规则小脓肿，脓肿壁呈低信号，周围见片状水肿带（图11-7中A）；DWI脓肿呈小片状稍高信号灶（图中B）；增强扫描脓肿壁呈环形强化（图中C、D）。

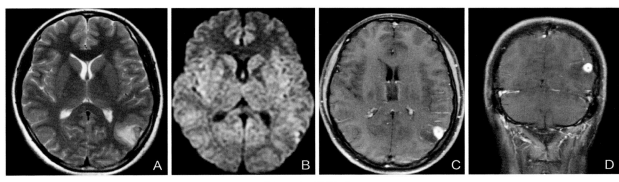

图11-7　脑脓肿二

三、诊断要点

（1）T_1WI脓肿呈低信号，周围水肿为低信号；T_2WI脓肿和水肿呈高信号，脓肿壁呈环形稍低信号。DWI脓腔扩散受限呈高信号，具有特征性。

（2）增强扫描脓肿壁呈环形强化，可分辨脓腔、脓肿壁和水肿带，脓腔内壁较完整，也可呈多房状强化。

四、鉴别诊断

（1）胶质瘤　呈实性或囊实性，囊变、坏死区为长T_1、长T_2信号，DWI呈低信号，这与脓肿相反，脓腔DWI呈高信号。

（2）转移瘤　转移瘤发生坏死、囊变，也可出现环状强化。有原发恶性肿瘤病史，出现脑内多发病变，有利于转移瘤的诊断，此外转移瘤囊变、坏死区DWI为低信号。

（3）脑梗死　脑梗死有明确的突发病史，多见于老年高血压患者，随访复查占位效应减弱，强化也随病期而有变化。

（4）脑内血肿　脑内血肿吸收期，血肿周围包膜可呈环状强化。除了典型病史外，血肿吸收时常呈豆形或肾形，亚急性血肿T_1WI和T_2WI高信号，慢性期血肿周围T_2WI有含铁血黄素形成的低信号环。

第5节 脑室炎

一、疾病概述

脑室炎又称室管膜炎，是发生在脑室系统及其周围组织的炎症；化脓性脑室炎即脑室内积脓是脑室炎的一种严重状态,以脓液在脑室内积聚为特征。病因及感染途径包括脑室外引流是导致脑室感染的主要原因，脑脓肿的直接蔓延或破入脑室，化脓性脑膜炎不规则治疗也可并发此症。脑室炎是神经外科致命性的颅内感染。化脓性脑膜炎合并脑室炎的发病机制可能与血管炎症、细菌毒素、脓性渗出及免疫反应等因素的共同作用有关，常见于新生儿。脑室炎临床症状严重，表现为头痛、高热、寒战、颈项强直、谵妄或进行性意识障碍等。抗菌药物仍然是控制脑室感染的有效手段。

二、病例讨论

病例1 男性，33岁，肢体乏力、嗜睡2周。

影像表现： DWI 显示双侧脑室室管膜表面可见扩散受限，呈条状高信号（图11-8中A），T₁WI显示双侧侧脑室前角室管膜呈条状增强（图中B）。

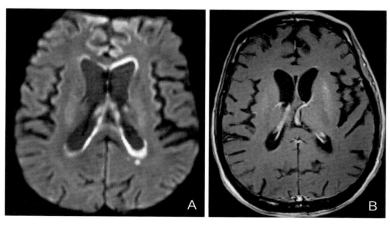

图11-8 脑室炎

病例2 男，生后26天；抽搐3天。

影像表现： T₂WI双侧侧脑室三角区室管膜下呈条片状稍高信号（图11-9中A、B），T₁WI呈低信号（图中C、D），T₂FLAIR呈稍低信号（图中E、F）；DWI显示呈条

中枢神经系统 MRI 和 CT 诊断图解

片状高信号（图中 G、H）。双侧侧脑室及第三脑室扩张，侧脑室旁见片状长 T_2、长 T_1 信号间质性水肿区。

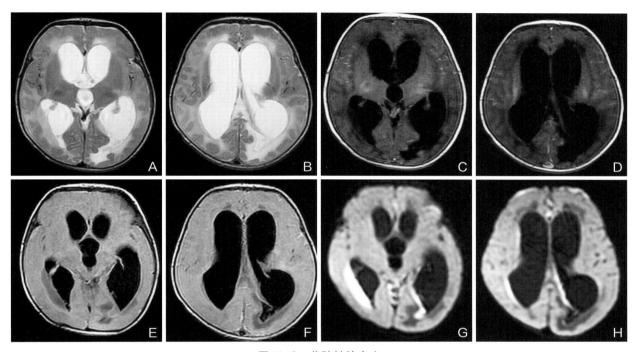

图 11-9　化脓性脑室炎

三、诊断要点

（1）脑室炎早期可无阳性 MRI 改变，严重者 T_2WI 可见脑室周围白质内有带状高信号区环绕；脑室内积脓的脓性灶呈稍长 T_2 信号，可形成脓液-脑脊液平面，DWI 扩散受限呈高信号。

（2）室管膜可有局限性或弥漫性线状强化，脑室内粘连出现分隔状强化灶。

（3）还常发现一些并发的病变，如脑积水或脑室变形、扩大，脑膜炎、脑炎、脑脓肿、脑水肿及软化灶等。

四、鉴别诊断

需与脑室内积血鉴别：脑室内积血患者往往有突发的神经系统症状，常为脑实质内血肿破入脑室，脑室内血液在不同时间有不同的信号特点，符合出血的信号演变规律，有助于鉴别。

第6节 颅内积脓

一、疾病概述

颅内积脓包括硬膜外积脓、硬膜下积脓、脑室内积脓，临床较罕见，但死亡率高，可迅速进展，是神经外科的急症，临床上常延误诊断，与脑膜炎混淆。MR在显示脓腔及并发症上优于CT。

二、病例讨论

病例 女性，45岁，发热、头痛。

影像表现：MRI增强扫描T_1WI显示大脑镰旁的条片状液体低信号区，同时脑膜可见线条状增强（图11-10中A），DWI显示病变区扩散受限呈高信号（图中B）。诊断为硬膜下积脓。

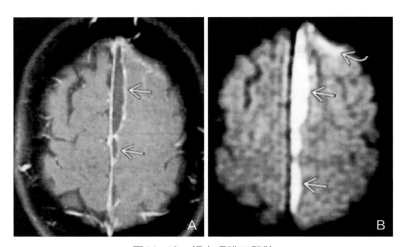

图11-10　颅内硬膜下积脓

三、诊断要点

（1）硬膜下积脓　硬膜下积脓是指脓液积聚于硬脑膜及蛛网膜之间，呈新月状。T_1WI及T_2FLAIR信号高于脑脊液；壁呈明显强化，可形成脓腔；可显示内部的纤维分隔；DWI病变扩散受限呈高信号。

（2）硬膜外积脓　硬膜外积脓是指脓液积聚于硬脑膜及颅骨间，呈凸透镜形，其内侧线样的硬膜可见推移；额部可越过中线；后颅窝硬膜外积脓常见于窦硬膜角，脓液可延伸进入桥小脑角区。

（3）脑室内积脓　见第5节脑室炎。

四、鉴别诊断

（1）慢性硬膜下血肿　MR显示符合出血的信号演变特点，DWI无扩散受限。

（2）硬膜下积液　各序列MR信号与脑脊液相仿。

（3）脑膜炎　脑膜强化，以鞍上池区最多见，其次为环池、侧裂池及天幕。

第7节　颅内结核

一、疾病概述

颅内结核多继发于其他部位结核病的血源播散（如肺、胃肠道、泌尿系结核等），结核菌经血液循环入颅，炎性渗出物主要积聚在脑基底池及大脑凸面的脑沟，并可以包埋其内血管、神经，引起脑梗死、脱髓鞘和神经炎等。渗出物堵塞脑池可导致脑积水，引起脑膜粘连及在脑膜上形成结核瘤，使蛛网膜颗粒回收脑脊液功能发生障碍，导致非梗阻性脑积水。颅内结核确诊依赖于脑脊液中找到结核杆菌，但脑脊液涂片抗酸染色检出率仅为10%。颅内结核病的典型病理表现是结核性脑膜炎、结核结节、结核性脓肿、结核性血管炎。常见的临床症状包括发热、头痛、盗汗、烦躁不安、呕吐等。

二、病例讨论

病例1 男性，30岁，发热、头痛、呕吐。

影像表现：MRI示鞍上池、环池、脚间池、左侧外侧裂池、左侧额颞叶脑沟内多发结节状、条状异常强化灶（图11-11中C、D），T_1WI、T_2WI呈稍高信号（图中A为T_2WI；B为T_1WI）。

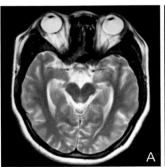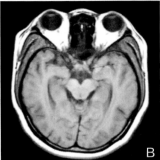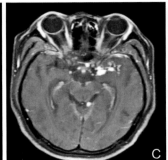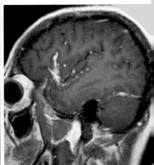

图11-11 结核性脑膜炎

病例2 男，58岁，低热，头晕，恶心。

影像表现：MRI示脚间池、左侧外侧裂池、右颞叶内侧多发结节状异常信号，T_2WI稍低信号（图11-12中A），T_1WI呈稍高信号（图中B），增强后呈环形、结节状强化（图中C、D）。

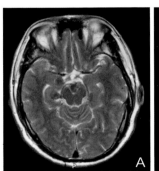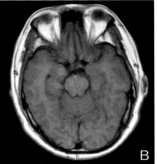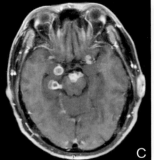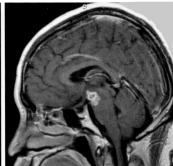

图11-12 颅内结核一

病例3 男，63岁，头晕。

影像表现：MRI示病灶位于右侧枕叶皮髓交界处，T_2WI、T_1WI呈稍低信号，周边见片状脑水肿区（图11-13中A、B），注射对比剂后病灶呈结节状强化（图中C、D），符合结核瘤MR表现。

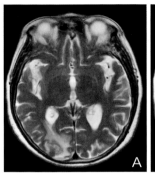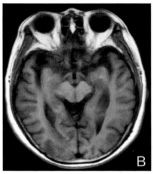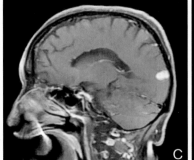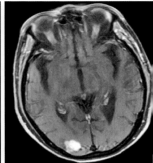

图11-13 颅内结核二

三、诊断要点

（1）结核性脑膜炎　常见于脑底部的脑膜，如脑桥、脚间池、视交叉及大脑外侧裂等，亦可见于脑室的室管膜；表现为鞍上池、桥前池等部位脑膜增厚，呈等 T_1、等 T_2 信号，增强扫描呈条状或结节状强化；可有交通性脑积水。

（2）结核瘤　好发于脑膜表面或皮髓交界区；增强扫描呈实性强化结节，病变内出现干酪性坏死时，结节 T_2WI 呈低信号，增强扫描呈环形强化结节。

（3）结核性脑脓肿　少见，约占脑结核10%；脓腔 T_1WI 呈低信号、T_2WI 呈高或低信号，DWI扩散受限；脓肿壁 T_2WI 呈低信号，环形强化。

（4）结核性血管炎　由于脑底部渗出性炎症所致 Willis 环血管痉挛，主要累及豆纹动脉、大脑中动脉、丘脑穿支等；可导致基底节、丘脑、脑干、小脑梗死。

四、鉴别诊断

（1）胶质瘤　胶质瘤多为单发，高级别胶质瘤呈花环状增强，占位效应及瘤周水肿明显；结核瘤多发且常有脑膜增厚、增强，水肿相对较轻。

（2）脑脓肿　囊壁光滑锐利，脓腔DWI高信号。结核瘤壁欠光滑且不均匀，增强后环壁厚薄不均，结核瘤内干酪性坏死 T_2WI 低信号。

（3）脑囊虫病　常见偏心头节，病灶小，壁薄，血清免疫学检查有助于鉴别。

第 8 节　脑囊虫病

一、疾病概述

脑囊虫病又称囊尾蚴病，是由于进食含有猪肉绦虫的虫卵的食物，虫卵在人体内发育成幼虫（囊尾蚴），幼虫侵入并寄生于脑部所致，是最常见的脑寄生虫病。根据寄生部位的不同，脑囊虫病可分为脑实质型、脑室型、脑膜型、脊髓型、混合型。本病特征性病理表现是见到囊虫头节；脑囊虫演变过程可分为四个阶段：囊泡期、胶样囊泡期、结节期和钙化期。临床表现主要为颅压高症状、意识和精神障碍、癫痫发作与智力减退、锥体束征及锥体外症状、小脑症状及脑积水等。幼虫可侵入其他部位（皮下、肌肉、眼）可见皮下结节、视网膜结节等。实验室检查血清或脑脊液酶联免疫吸附法（ELISA）可检测出囊虫抗体或抗原。

二、病例讨论

病例1 男，63岁，头痛、头晕、意识模糊。

影像表现：T₂WI皮髓交界区多发高信号囊性灶，部分内见点状低信号头节，部分病变周围可见水肿信号区（图11-14中A）；T₁WI囊腔呈低信号，部分头节呈点状等信号，位于偏侧囊壁上（图中B）；增强后囊壁呈环状强化（图中C、D）。

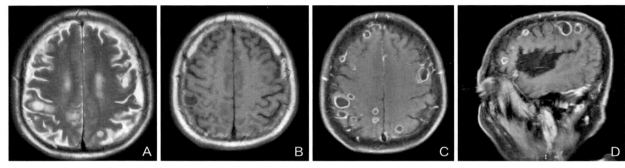

图11-14 脑囊虫病（脑实质型）

病例2 女，47岁，头痛、恶心、呕吐。

影像表现：MRI示右侧侧脑室内见较大的薄壁囊性病灶，左侧侧脑室前角内见小的圆形囊性灶，伴有双侧侧脑室扩张，DWI左侧侧脑室前角病灶呈高信号（图11-15中A为T₂WI；B为T₁WI；C为DWI；D为矢状位T₂WI）。

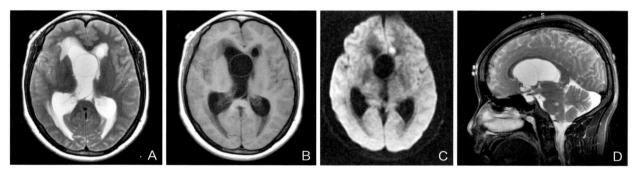

图11-15 脑囊虫病（脑室型）

三、诊断要点

（1）脑实质型 ①囊泡期：脑实质内大小不一、圆形薄壁囊泡，T₁WI呈低信号，T₂WI高信号，头节呈结节状中等信号，位于偏侧或附在囊壁上；周围无水肿；增强扫描囊壁不强化或轻度环状强化，头节可有强化。②胶样囊泡期：囊腔呈稍长T₁、长T₂信号，囊腔周围水肿明显，增强后囊壁呈环状强化。③结节期：囊壁增厚、皱缩呈结节状，周围可见水肿，增强扫描呈环状或结节状强化。④钙化期（囊虫死亡期）：囊腔出现点状钙化，T₁WI显示不敏感，或T₂WI呈略低信号。

（2）脑室型　常见于第四脑室、侧脑室内，表现为脑室内囊性病变，可有头节，常伴有阻塞性脑积水。

（3）脑膜型　蛛网膜下腔炎症粘连引起脑积水，脑室扩大，脑池不规则增宽；增强病变区脑膜强化明显；基底池区多见。

（4）混合型　多为脑实质型、脑室型混合。

四、鉴别诊断

（1）脑脓肿　脑脓肿表现为单发或多发薄壁或厚壁环形病灶，增强扫描脓肿壁均明显强化，周围水肿明显，DWI脓腔高信号。

（2）表皮样囊肿　好发于第四脑室、桥小脑角区或鞍上池等部位，呈塑形样生长；DWI呈高信号，增强扫描无强化。

（3）脑棘球蚴病　表现为脑内巨大囊性灶，大囊内含多个小囊为其影像学特征，不同囊内信号可有差异。

（4）结核性脑膜炎　结核性脑膜炎基底池区多见，渗出物在T_1WI上高于脑脊液，增强扫描为局部柔脑膜线样或结节状强化。

（5）转移瘤　有原发肿瘤病史，多位于皮髓质交界区，单发或多发实性或囊实性病灶，水肿常较明显。

第9节　脑隐球菌感染

一、疾病概述

脑隐球菌病是机会性真菌感染，多并发于全身免疫缺陷性疾病、慢性衰竭性疾病、长期大量使用糖皮质激素和其他免疫抑制药的患者，艾滋病患者对新型隐球菌的易感性明显增加，也可见于免疫正常患者。新型隐球菌主要分布于土壤、动物、鸟类粪便中，肺部感染隐球菌后经血行播散，随穿支动脉沿脑血管周围间隙（VR间隙）至深部脑组织，在VR间隙内蓄积，充满真菌和黏液物质，导致VR间隙扩大、胶样假囊肿形成、柔脑膜炎；常同时累及脑膜、脑实质；可引起单侧或双侧脑积水。临床症状包括头痛、发热、癫痫、呕吐、视力模糊、颈项强直等。诊断主要依靠脑脊液墨汁染色、脑脊液病原菌培养和乳胶凝集阳性。

二、病例讨论

病例 男，37岁，发热，头痛。

影像表现：MRI示中脑、双侧基底节区、丘脑可见片状长T₂、长T₁信号区（图11-16中A、B为T₂WI；C、D为T₁WI），无占位效应，边界不清楚；增强扫描后可见多发点状、条状强化，沿脑底部穿支动脉分布，双侧小脑半球软脑膜见条状强化（图中E～H）。

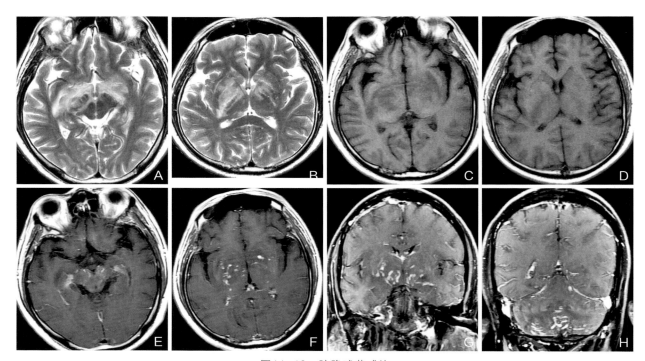

图11-16 脑隐球菌感染

三、诊断要点

（1）病灶以双侧基底节区、丘脑区分布为主，也可见于脑干、大脑及小脑半球白质。

（2）VR间隙扩大 呈点状、条状脑脊液信号，多无强化或有点、线状强化。

（3）胶样假囊肿形成 由扩大的VR间隙融合而成，单发或多发，可聚集成簇状；T₁WI低信号，T₂WI高信号，T₂FLAIR高信号；部分病变DWI扩散受限呈高信号；呈条状或片状强化。

（4）脑膜炎 常见于脑基底部、小脑及大脑表面，主要累及蛛网膜和软脑膜，严重时亦可累及全脑膜，表现为线样脑膜增厚及强化；可伴邻近脑组织水肿；脑室轻中度扩张。

（5）隐球菌瘤 为慢性肉芽肿结节，主要位于基底节区及侧脑室旁，病灶周围可见水肿；呈环状或结节状强化。

四、鉴别诊断

（1）颅内结核　主要表现为脑底部脑膜炎和结核瘤；结核瘤T_2WI呈低信号；增强后基底池见条状、环状、结节状强化。

（2）脑梗死　常有高血压病史，非对称性分布，丘脑、基底节区等处多见，DWI高信号。

第10节　脑弓形体感染

一、疾病概述

脑弓形体感染又称弓形体脑炎，是由于食入弓形体包囊污染的食物或水所致的机会性寄生虫感染；是艾滋病患者最常见的机会性感染。根据感染途径分为先天性和后天获得性两种，获得性脑弓形体病多见于免疫功能低下者，潜伏期3天至2年不等，最常累及大脑皮髓质交界处和基底节部位，也可累及脑干、小脑，偶尔累及脊髓；临床症状包括发热、淋巴结肿大、肝脾大、头痛、恶心、呕吐、偏瘫、失语等。免疫功能正常者，弓形体感染可没有任何症状。先天性脑弓形体病是由孕妇被感染后经母婴传播所致，存活婴儿可有脑积水、畸形、智力缺陷等发育异常。血清和脑脊液弓形体抗体检查可呈阳性，脑脊液、淋巴结、脑活检中查到弓形体滋养体即可确诊。

二、病例讨论

病例　男，18岁，头痛头晕。

影像表现：MRI示双侧大脑半球皮髓交界区多发病灶，T_2WI呈高或低混杂信号（图11-17中A、B），周围伴有水肿信号；T_1WI呈低信号（图中C）；注射对比剂后，病灶呈层状、洋葱皮样或靶样强化（图中D～F）。

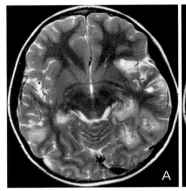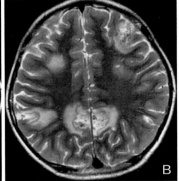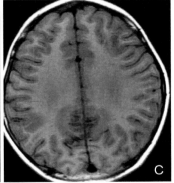

图11-

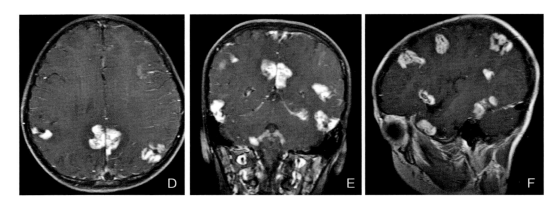

图11-17　脑弓形体感染

三、诊断要点

（1）病变位于皮髓交界区、侧脑室周围、基底节、丘脑、小脑；大小各异，圆形或椭圆形。

（2）MRI平扫T_1WI呈低信号，T_2WI高或低混杂信号，病灶周围伴有水肿信号，有的病灶可并发出血。

（3）增强扫描呈洋葱皮样或靶样强化具有诊断意义。

四、鉴别诊断

（1）脑囊虫病　壁薄且光滑，其内可见偏心头节，可位于脑实质内、脑室内、蛛网膜下腔，免疫学检查有助于诊断。

（2）脑转移瘤　具有原发肿瘤病史，多位于皮髓交界区，环壁厚薄不均，水肿范围大。

（3）脑结核瘤　T_2WI呈低信号，增强扫描常呈结节状或环状强化，脑水肿明显，常伴脑膜或基底池强化。

第11节　克雅病

一、疾病概述

克雅病（Creutzfeldt-Jakob disease，CJD）又称皮质-纹状体-脊髓变性，是由朊病毒蛋白引起的一种快速进展的致命性神经退行性疾病，属于传染性海绵状脑病。脑组织海绵状变性是本病的病理学特征。CJD主要有三种常见表现形式：散发性（特发性）、遗传性（家族性）和获得性（医源性和变异性）；其中，散发性CJD是最常见的朊病毒疾病形式，约占所有患者的85%。发病高峰年龄为50～70岁，通常表现为进行性痴呆、肌阵挛、视力障碍、小脑症状等。诊断主要依据临床特征、脑电图波形特征（三相棘波）、脑脊液检查（脑脊液14-3-3蛋白阳性）和MRI表现（顶枕叶皮质、基底节、丘脑异常信号），确诊则需要活检和尸检。

二、病例讨论

病例1 女，53岁，意识障碍。

影像表现：DWI双侧颞叶、顶叶、枕叶皮质广泛异常高信号（图11-18中A、B），T_2WI双侧颞、顶、枕叶皮质脑回肿胀，呈高信号（图中C、D）。

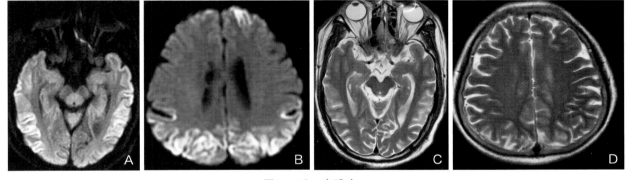

图11-18　克雅病一

病例2 男，56岁；步态不稳，视物模糊，加重并言语不清1月余。

影像表现：MRI示双侧大脑半球皮质、双侧丘脑、基底节区见多发片状DWI高信号（图11-19中A～D）；T_2FLAIR呈略高信号（图中E、F）

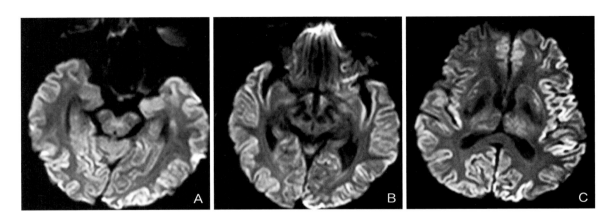

图 11-19

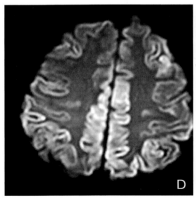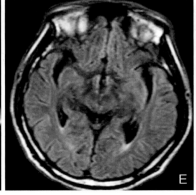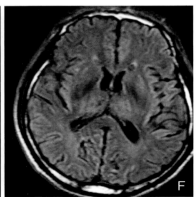

图 11-19　克雅病二

三、诊断要点

　　MRI主要有三种表现形式：大脑皮质病变、基底节病变、二者并存。

　　（1）DWI对早期显示病变有重要意义，表现为沿皮质分布的高信号，称为"花边征"，是本病最常见的MR表现；T_2WI呈稍高信号或等信号，T_1WI呈等信号，增强无强化。病变可不对称，可为单侧或双侧，可弥漫或局限性分布，顶枕部多见。

　　（2）病灶分布主要发生于大脑皮质；基底节、丘脑也可受累，多累及尾状核头、壳核。

　　（3）进行性脑萎缩，表现为快速进展的脑沟裂增宽、加深，脑室扩大。

　　（4）变异型CJD特点　①"丘脑枕"征：丘脑枕DWI及T_2WI呈双侧对称性高信号。②"曲棍球棒"征：对称性的丘脑枕和丘脑背内侧核高信号。

四、鉴别诊断

　　（1）阿尔兹海默症　中老年多见，起病缓慢，进行性痴呆，主要表现为近记忆力丧失。影像学可见大脑半球普遍萎缩，DWI信号不高。

　　（2）进行性核上性麻痹　中老年发病，表现为运动减少，肌强直，偶见震颤；特征性的核上性眼球运动障碍，特别是垂直运动障碍；影像学见中脑、小脑局限性萎缩，呈"蜂鸟征"。

参考文献

［1］刘金良，王增奎，韩长利. 婴幼儿先天性TORCH感染颅脑CT、MRI表现. 医学影像学杂志，2017(6): 1174-1176.

［2］罗敏，肖家和. 病毒性脑炎的CT、MRI诊断(附48例报告). 临床放射学杂志，2000, 19(3):133-136.

［3］Misra U K, Kalita J, Phadke R V, et al. Usefulness of various MRI sequences in the diagnosis of viral encephalitis. Acta Tropica, 2010, 116(3): 206-211.

［4］严志汉，虞志康，毛传万，等. 小儿流行性乙型脑炎的MR成像及其扩散加权成像特征. 中华放射学杂志，2007, 41(6): 633-636.

［5］Marx G E, Chan E D. Tuberculous meningitis: diagnosis and treatment overview. Tuberculosis Research and Treatment, 2011(1): 764-798.

［6］Andica C, Hagiwara A, Nakazawa M, et al. Synthetic MR Imaging in the Diagnosis of Bacterial Meningitis. Magnetic Resonance in Medical Sciences, 2017, 16(2): 91-92.

［7］李凤琪，章步文，黄小燕. MR-ADC值对脑脓肿和多形胶质母细胞瘤鉴别诊断的价值. 中华肿瘤防治杂志，2011, 18(4):284-287.

［8］张新娟，王光彬，林祥涛，等. MR弥散加权成像与钆增强MRI对脑脓肿的诊断价值. 中华神经医学杂志，2011, 10(11): 1138-1141.

［9］尚京伟，戴建平，高培毅，等. 颅内硬膜外积脓的影像诊断. 实用放射学杂志，2002, 18(8): 660-662.

［10］Ionita C, Wasay M, Balos L, et al. MR imaging in toxoplasmosis encephalitis after bone marrow transplantation: paucity of enhancement despite fulminant disease. Am J Neuroradiol, 2004, 25(2): 270-273.

第 **12** 章　脱髓鞘疾病

概述

　　髓鞘是包裹神经元轴突的富含脂类的多层膜结构，中枢神经系统的髓鞘是由少突胶质细胞的细胞膜包绕有髓神经纤维形成，周围神经系统髓鞘则是由施万细胞（Schwann）包裹神经元轴突的多层鞘膜组成。髓鞘的功能主要是保护轴突，提高神经冲动的传导速度，以"跳跃式传导"进行轴突信息传递等。

　　中枢神经系统髓鞘的形成从胚胎6个月开始，出生后2岁内发展最快，其后髓鞘形成速度减慢，一般2～3岁时除位于侧脑室三角区旁白质的髓鞘化终末区外，脑MR表现基本达到成人水平。终末区T2WI高信号有时可持续至30～40岁或一生。

　　脱髓鞘疾病是指一大类病因不同、临床表现各异但具有共同病理特征的疾病，其特征性病理学改变是神经纤维的髓鞘脱失而轴突和神经细胞受累相对较轻。脱髓鞘疾病分为三大类：原发性脱髓鞘、继发性脱髓鞘、髓鞘形成障碍。原发性脱髓鞘的病因及发病机制不明，可能是在炎症基础上的免疫介导的髓鞘脱失的一类疾病，病理特点是血管周围炎性细胞浸润，伴局部脱髓鞘改变，也称为炎性脱髓鞘疾病，主要包括多发性硬化、视神经脊髓炎、急性播散性脑脊髓炎、肿瘤样脱髓鞘等。继发性脱髓鞘是脑白质对各种有害刺激的反应，病因包括外源性或内源性毒素、感染、营养缺乏、化疗、辐射、损伤、退变、肿瘤等。髓鞘形成障碍也称作脑白质营养不良，是由于遗传性因素（如基因缺陷）等所致酶的缺乏，从而导致髓鞘形成或维持障碍，其病理学无法与脱髓鞘疾病鉴别。

　　本章节主要介绍原发性脱髓鞘疾病，继发性脱髓鞘及髓鞘形成障碍疾病将在其他有关章节中介绍。

第**1**节 多发性硬化

一、疾病概述

多发性硬化是自身免疫介导的炎性脱髓鞘反应，病因不明；病理学改变包括活动期小静脉周围的脱髓鞘、胶质增生、炎细胞浸润，静止期无或少血管周围炎细胞浸润。以女性多见，女：男为2∶1；发病年龄在20～40岁，小于15岁者仅占3%～5%，大于50岁者约占9%。临床表现多样，常见视力障碍、痴呆、瘫痪、无力等症状，特点是反复发作、缓解复发，激素治疗有效；脑脊液寡克隆区带（OB）阳性。

二、病例讨论

病例1 女性，35岁，一侧肢体无力，反应迟钝1个月。

影像表现：T_2WI（图12-1中A、B）左侧侧脑室旁、放射冠区、右侧额顶叶皮质下白质、基底节区多发异常信号；左侧放射冠区病灶呈"煎蛋征"（中心高信号，周围晕状稍高信号）；矢状位（图中C、D）病灶呈垂直征或Dawson征（手指征，垂直于侧脑室，沿髓静脉分布）；DWI（图中E、F）部分病灶呈高信号；增强扫描（图中G、H）左侧放射冠区病灶斑片状强化，部分病灶不强化。

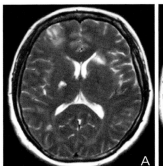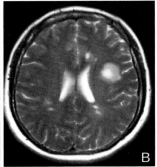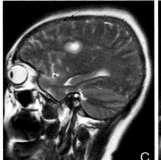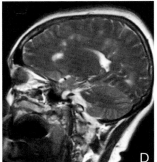

图12-1

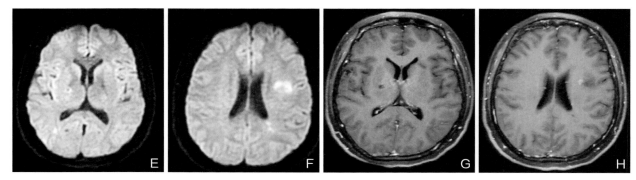

图12-1 多发性硬化一

病例2 女性，47岁，左面部麻木2个月，言语不清、视物模糊10天。

影像表现：T₂WI（图12-2中A、B）左侧桥臂、左侧侧脑室旁、颞顶枕叶皮质下白质、基底节区多发异常信号；部分病灶呈"煎蛋征"；T₂FLAIR（图中C、D）病灶中心呈稍低信号；DWI（图中E、F）病灶呈片状、环形高信号；增强扫描（图中G、H）病灶开环状强化，桥臂病灶不强化。

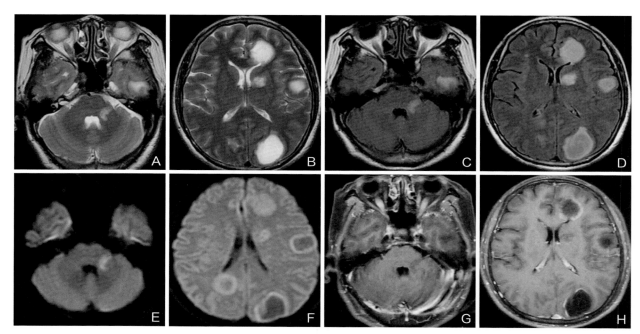

图12-2 多发性硬化二

病例3 女性，34岁。

影像表现：T₂WI（图12-3中A）双侧额顶叶皮质下白质多发小点片状异常信号；T₂FLAIR矢状位（图中B、C）病灶呈Dawson征，胼胝体下缘见条状稍高信号（点线征）；DWI（图中D）病灶未见异常信号；增强扫描（图中E、F）胼胝体下缘可见点状强化灶。

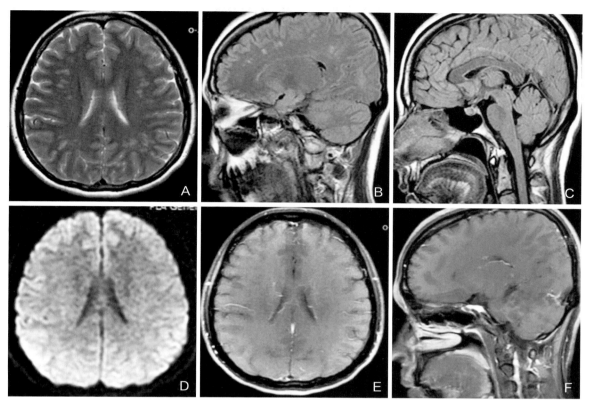

图12-3　多发性硬化三

三、诊断要点

（1）发生部位　脑室旁/髓静脉周围（手指征或Dawson征）；胼胝体下缘（点线征）；皮质下白质、小脑、脑干、脑神经；灰质受累（20%）；脑与脊髓同时受累（75%）；5%～25%仅累及脊髓。脊髓病变呈短节段（＜2个节段）、多发、偏心分布，主要累及白质。

（2）病灶大小不一，点状、条状、片状，中心可囊变；可伴有灶周水肿；DWI活动期病灶呈高信号。

（3）病灶活动期强化，静止期无增强；强化形式多样，环形、结节、片状、开环征、"煎蛋征"；强化与不强化病灶共存。

（4）磁共振波谱（MRS）示NAA下降、Cho升高；灌注加权成像（PWI）示CBF下降。

四、鉴别诊断

（1）视神经脊髓炎　视神经炎；长节段脊髓炎（＞3节段）；脑内病灶多分布于室管膜区周围（水通道蛋白-AQP4高表达区）。

（2）急性播散性脑脊髓炎　多见于儿童，病毒感染前驱症状，单相病程，灰质比白质更常累及；病灶强化程度一致。

（3）淋巴瘤　以中老年多见；MRI病变与灰质等信号，DWI高信号，强化均匀；MRS检查Cho/NAA > 2，常见明显Lip脂质峰。

（4）转移瘤　中老年多见，恶性肿瘤病史；无缓解复发表现；病变大小及形态变化小，灌注加权成像CBF升高。

附　多发性硬化McDonald诊断标准（2010版）

临床表现	诊断MS必需的进一步证据
≥2次临床发作[①]；≥2个病灶的客观临床证据或1个病灶的客观临床证据并有1次先前发作的合理证据[②]	无[③]
≥2次临床发作[①]；1个病灶的客观临床证据	空间的多发性需具备下列2项中的任何一项： • MS 4个中枢神经系统典型病灶区域（脑室旁、近皮质、幕下和脊髓）[④]中至少2个区域有≥1个T_2病灶 • 等待累及中枢神经系统不同部位的再次临床发作[①]
1次临床发作[①]；≥2个病灶的客观临床证据	时间的多发性需具备下列3项中的任何一项： • 任何时间MRI检查同时存在无症状的钆增强和非增强病灶 • 随访MRI检查有新发T_2病灶和(或)钆增强病灶，不管与基线MRI扫描的间隔时间长短 • 等待再次临床发作[①]
1次临床发作[①]；1个病灶的客观临床证据（临床孤立综合征）	空间的多发性需具备下列2项中的任何一项： • MS 4个中枢神经系统典型病灶区域（脑室旁、近皮质、幕下和脊髓）[④]中至少2个区域有≥1个T_2病灶 • 等待累及中枢神经系统不同部位的再次临床发作[①] 时间的多发性需符合以下3项中的任何一项： • 任何时间MRI检查同时存在无症状的钆增强和非增强病灶 • 随访MRI检查有新发T_2病灶和(或)钆增强病灶，不管与基线MRI扫描的间隔时间长短 • 等待再次临床发作[①]
提示MS的隐袭进展性神经功能障碍（PPMS）	回顾性或前瞻性调查表明疾病进展持续1年并具备下列3项中的2项[④]： • MS特征病灶区域（脑室旁、近皮质或幕下）有≥1个T_2病灶以证明脑内病灶的空间多发性 • 脊髓内有≥2个T_2病灶以证明脊髓病灶的空间多发性 • 脑脊液阳性结果［等电聚焦电泳证据表明有寡克隆区带和（或）IgG指数增高］

　　① 一次发作（复发、恶化）被定义为：a.具有中枢神经系统急性炎性脱髓鞘病变特征的当前或既往事件；b.由患者主观叙述或客观检查发现；c.持续至少24h；d.无发热或感染征象。临床发作需由同期的客观检查证实；即使在缺乏中枢神经系统客观证据时，某些具有MS典型症状和进展的既往事件亦可为先前的脱髓鞘病变提供合理支持。患者主观叙述的发作性症状（既往或当前）应是持续至少24h的多次发作。确诊MS前需确定：a.至少有1次发作必须由客观检查证实；b.既往有视觉障碍的患者视觉诱发电位阳性；c.MRI检查发现与既往神经系统症状相符的中枢神经系统区域有脱髓鞘改变。

　　② 根据2次发作的客观证据所做出的临床诊断最为可靠。在缺乏神经系统受累的客观证据时，对1次先前发作的合理证据包括：a.具有炎性脱髓鞘病变典型症状和进展的既往事件；b.至少有1次被客观证据支持的临床发作。

　　③ 不需要进一步证据。但仍需借助影像学资料并依据上述诊断标准做出MS相关诊断。当影像学或其他检查（如CSF）结果为阴性时，应慎重诊断MS或考虑其他可能的诊断。诊断MS前必须满足：a.所有临床表现无其他更合理的解释；b.有支持MS的客观证据。

　　④ 不需要钆增强病灶。对有脑干或脊髓综合征的患者，其责任病灶不在MS病灶数统计之列。

第2节 视神经脊髓炎谱系疾病

一、疾病概述

视神经脊髓炎谱系疾病（NMOSD）是自身免疫性炎性脱髓鞘疾病，常累及视神经和脊髓。血清标志物是水通道蛋白4抗体（AQP4-IgG），阳性率为60% ～ 80%，特异性约99%。临床见于30 ～ 40岁，女：男为（3 ～ 9）：1。多以急性脊髓炎、视神经炎起病，其次为极后区综合征。症状比MS更严重，90%患者可复发。NMOSD脑内病灶多分布于AQP4高表达区，主要位于室管膜周围，包括侧脑室周围、胼胝体下缘、第三脑室周围、下丘脑、中脑导水管周围、第四脑室周围、延髓极后区。极后区（也称最后区）位于延髓的背侧、第四脑室尾部，为呕吐反射中枢；此处血脑屏障疏松，易受AQP4-IgG攻击，表现为顽固发作性呃逆、恶心或呕吐。

二、病例讨论

病例1 女性，48岁，肢体麻木无力，左眼视力下降1月余。

影像表现：T₂WI（图12-4中A、B）胼胝体区大范围条片状高信号，T₂FLAIR（图中C）同时可见双侧基底节、额叶白质内点片状高信号灶；DWI（图中D）胼胝体病变呈高信号；T₂WI（图中E）右侧视神经高信号，几乎累及右侧视神经全长（急性视神经炎）；矢状位T₂WI（图中F）颈胸髓内可见长节段脊髓炎，横轴位T₂WI（图中G）病变以中央灰质分布为主；增强扫描（图中H）部分病灶条状强化。

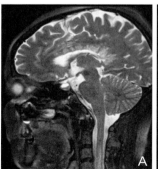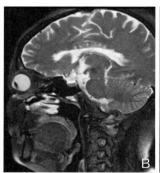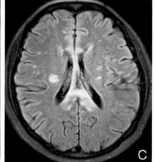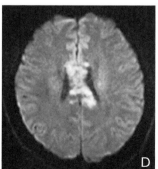

图12-4

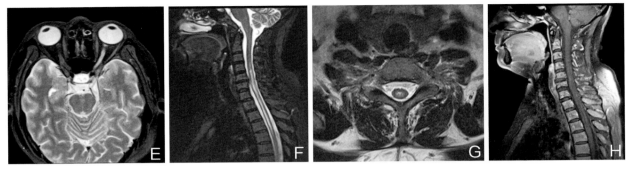

图12-4　视神经脊髓炎一

病例2 女性，34岁，头晕、头痛、上肢感觉异常。

影像表现：T_2WI（图12-5中A）颈髓内斑片状高信号；T_2WI（图中B～D）第四脑室周围区、胼胝体区、侧脑室后角旁白质区条片状高信号（脑干综合征、大脑综合征）；T_2FLAIR矢状位（图中E、F）可见胼胝体点片状高信号灶及胼胝体下缘条状高信号（点线征）；增强扫描（图中G、H）部分颈髓及延髓病灶斑片状强化。

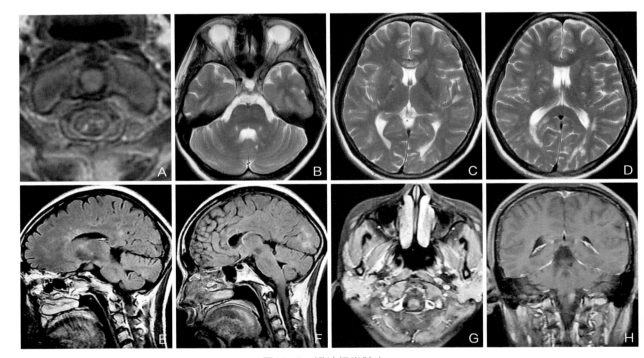

图12-5　视神经脊髓炎二

三、诊断要点

NMOSD核心症状及MR表现如下。

（1）急性视神经炎　视神经T_2WI高信号、增粗、急性期强化；单侧或双侧；可累及视交叉；病变长度≥视神经全长的1/2。

（2）长节段横贯性脊髓炎 以颈胸髓常见，中央灰质受累为主；T_2WI高信号≥3个节段；急性期强化；有慢性脊髓炎病史者，≥3个节段的脊髓萎缩。

（3）极后区（最后区）综合征 延髓背侧（极后区），或上颈段病灶延伸而来；T_2WI高信号；急性期强化。见图12-6。

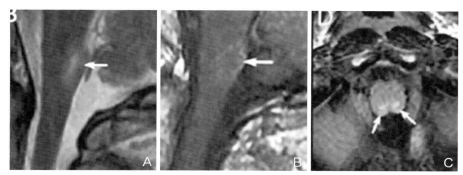

图12-6 极后区综合征
T_2WI（A）延髓背侧高信号病灶，增强扫描（B、C）见斑片状强化

（4）急性脑干综合征 第四脑室室管膜周围、脑干、小脑病灶。见图12-7。

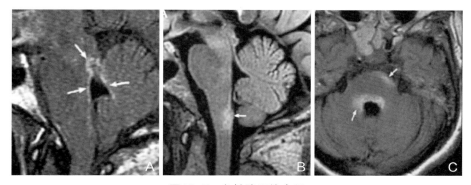

图12-7 急性脑干综合征
T_2FLAIR（A、B）第四脑室室管膜周围、脑干、小脑高信号病灶，增强扫描（C）可见强化

（5）急性间脑综合征 下丘脑、丘脑附近病灶。

（6）大脑综合征 大脑病灶；单侧或双侧、皮质下、深部白质、胼胝体下缘，皮质脊髓束病灶。见图12-8。

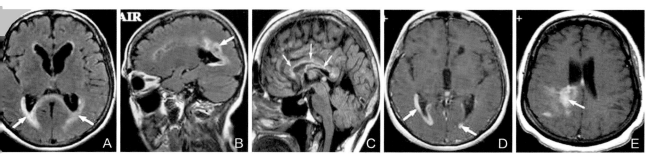

图12-8 大脑综合征
T_2FLAIR（A～C）双侧侧脑室旁、深部白质、胼胝体及下缘高信号病灶；增强扫描（D、E）病变可见强化

NMOSD诊断标准（2015 Wingerchuk）如下。

（1）AQP4抗体阳性　至少一项核心症状；除外其他诊断。

（2）AQP4抗体阴性　至少两项核心症状，且符合下述所有要求：至少一项核心症状是视神经炎、急性脊髓炎（长节段横贯性脊髓炎）、脑干背侧极后区综合征；核心症状提示病灶的空间多发性；满足MRI要求；除外其他诊断。

四、鉴别诊断

（1）多发性硬化　脑内病变位于髓静脉周围，垂直于脑室，环状或开环状强化；脊髓病变呈短节段（＜2节段）、多发、偏心分布；视神经受累短；寡克隆区带阳性。

（2）急性播散性脑脊髓炎　多见于儿童，病毒感染前驱症状，单相病程，灰质比白质更常累及；病灶强化程度一致。

（3）淋巴瘤　中老年人多见，缓慢进展；MR病变与灰质等信号，DWI高信号，强化均匀；MRS检查Cho/NAA＞2，常见明显Lip峰。

第3节　急性播散性脑脊髓炎

一、疾病概述

急性播散性脑脊髓炎（ADEM）为自身免疫性炎性脱髓鞘疾病，常继发于病毒感染或疫苗接种后。可见于任何年龄，儿童多见，平均5～8岁；男性多于女性；冬季和春季多见；前驱期1～3周；临床表现包括头痛、发热、嗜睡、癫痫、偏瘫、行为改变、昏迷等。病程为单相性，复发罕见；脑脊液检查白细胞计数增多、蛋白升高，常查不到病毒；寡克隆区带阴性。本病具有自限性，死亡率为10%～30%。

二、病例讨论

病例1　男性，12岁，发热、头痛，加重伴呕吐3天。

影像表现：T_2WI（图12-9中A～C）双侧基底节、丘脑、右侧侧脑室三角区旁白质、中脑、脑桥、延髓多发条片状高信号；上胸髓（图中D）内见节段性条状高信号，呈中心性分布。增强扫描（图中E～H）上述病灶呈多发斑片状、点条状强化灶。

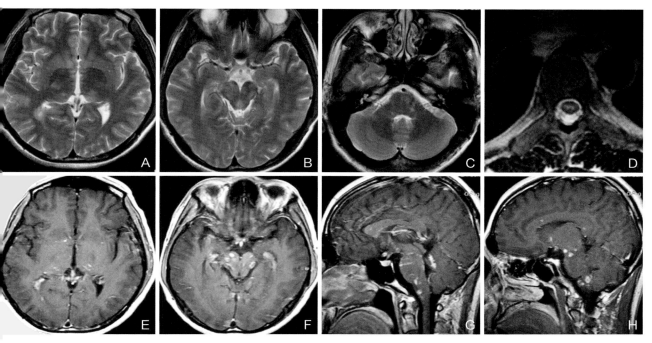

图12-9　急性播散性脑脊髓炎一

病例2　女性，10岁。

影像表现：T_2WI（图12-10中A～C）及T_2FLAIR（图中D）双侧基底节、丘脑、中脑、脑桥、小脑半球多发片状高信号，增强扫描（图中E～H）见多发点条状强化灶。

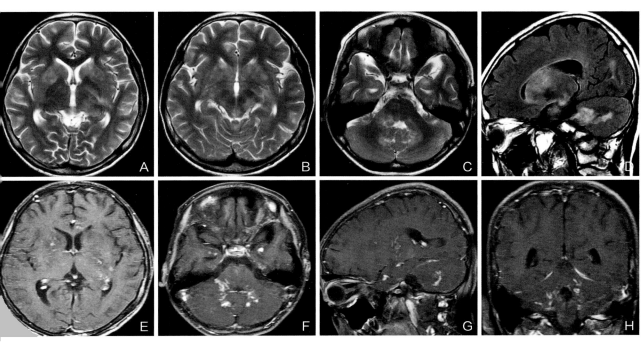

图12-10　急性播散性脑脊髓炎二

病例3 男，25岁，头痛、头晕、嗜睡1周。

影像表现：T$_2$FLAIR（图12-11中A～C）示中脑、双侧额叶、顶叶、颞叶皮质下白质、右侧基底节多发片状高信号；增强扫描（图中D～F）中脑病变见点条状强化灶；DWI（图中G）未见高信号。

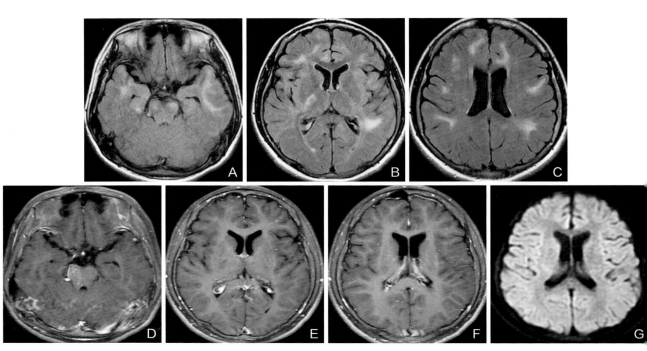

图12-11　急性播散性脑脊髓炎三

三、诊断要点

（1）部位　皮质下或深部白质、深部灰质（基底节、丘脑）、皮质、脑干、小脑、脊髓、脑神经。

（2）多灶性，大小不一、不对称；可融合、出血、坏死、水肿；可出现垂直征，可呈假瘤样占位。

（3）强化形式多样　斑点状、半环形、絮状、边缘强化。

（4）脊髓内病灶为局灶性、节段性，多呈中央性分布；增强扫描可见强化。

（5）急性出血性白质脑炎（Weston-Hurst病）　ADEM的一种变异型，超急性、爆发性、进展快；坏死、出血明显；预后差，常在1周内死亡。

四、鉴别诊断

（1）视神经脊髓炎　成人多见，脑内病灶多分布于室管膜区周围（AQP4高表达区）；视神经炎；长节段脊髓病灶；脊髓中央分布。

（2）多发性硬化　成人多见，胼胝体常受累，皮质及深部灰质不受累，多有缓解-

复发病史；寡克隆带区带阳性。

（3）转移瘤　中老年人多见，恶性肿瘤病史；病变大小、形态比 ADEM 变化慢。

（4）淋巴瘤　中老年人多见，MR 病变与灰质等信号，DWI 高信号，强化均匀；MRS 检查 Cho/NAA 多大于 2，常见明显 Lip 峰。

第4节　肿瘤样脱髓鞘

一、疾病概述

肿瘤样脱髓鞘（TDL）为自身免疫介导的炎性脱髓鞘疾病；发病机制不明；与 MS、ADEM 临床有交叉；影像特点具有占位效应，有时与脑肿瘤易混淆，故称为肿瘤样脱髓鞘；各年龄段均可发生，以中青年多见（20 ～ 50 岁）；男女发病率相近；多无前驱感染，部分可有疫苗、病毒及感冒史；急性或亚急性，少数慢性起病；单相病程，少数转为复发-缓解型 MS，或与 NMOSD 重叠，或以 TDL 形式复发；临床症状取决于受累部位。脑脊液寡克隆区带弱阳性或阳性；血清 AQP4 抗体少数阳性，与 NMOSD 重叠。

二、病例讨论

病例　女性，8岁，头痛1个月，伴左侧肢体麻木。

影像表现：T₂WI（图12-12中A、B）及T₁WI（图中C、D）右侧额叶白质内片状异常信号；增强扫描（图中E ～ H）病变内见结节状及点条状强化灶；矢状位增强（图中H）显示病变前部呈梳齿状改变。

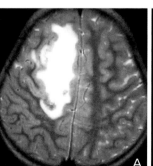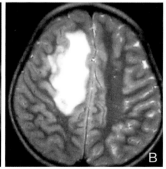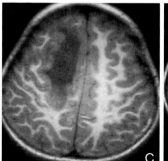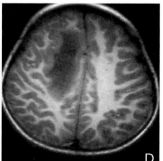

图12-12

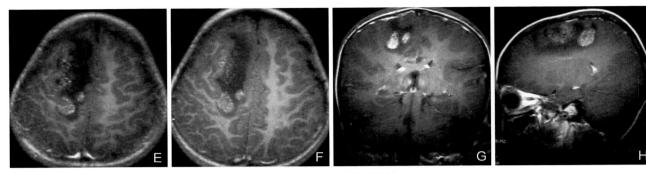

图12-12　肿瘤样脱髓鞘

附　TDL的多种强化形式（图12-13）

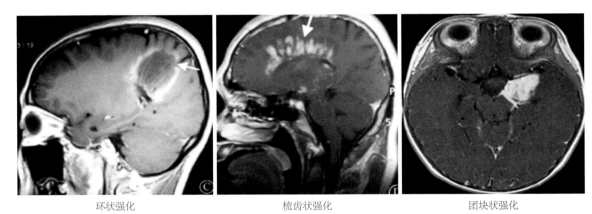

环状强化　　　　　　　　　　梳齿状强化　　　　　　　　　　团块状强化

图12-13　TDL的强化形式

三、诊断要点

（1）部位　脑白质；可累及基底节、皮质；少数累及脊髓。

（2）单发或多发；单侧或双侧；至少一个病灶长径≥2cm，有占位效应，有或无水肿。

（3）弥漫浸润——边界不清，不均匀强化；环形——类圆形，闭环或开环强化；囊状——边界清楚，环形强化。

（4）增强表现多样　点片状、结节、团块；环状、开环、火焰状；均匀或不均；程度不一；开环样、梳齿样强化有特异性。

（5）病变演变　①急性期（≤3周），斑片或结节状强化；②亚急性期（4～6周），呈开环、闭环强化、煎蛋征，可合并斑片状强化；③慢性期（≥7周），呈开环、闭环强化，变淡呈斑片状强化、消失。

（6）PWI呈低灌注（与肿瘤鉴别）。

四、鉴别诊断

（1）高级别胶质瘤　中老年多见；起病及变化较TDL缓慢；多为单发；MR信号多不均匀，DWI稍高信号，强化不均，常见液化坏死，PWI呈高灌注。

（2）淋巴瘤　中老年人多见；MR病变与灰质等信号，DWI高信号，强化均匀；MRS检查Cho/NAA > 2，常见明显Lip脂质峰。

（3）血管炎　起病较急，常多发，常累及皮质，出血常见，DWI信号不高，点片状，脑回状强化。

参考文献

［1］卢德宏，付永娟，王雅杰. 重视中枢神经系统脱髓鞘假瘤的病理学诊断. 中华病理学杂志，2013，42(5): 289-291.

［2］戚晓昆. 中枢神经系统特发性炎性脱髓鞘病临床进展. 中国神经免疫学和神经病学杂志，2008，15(2): 77-79.

［3］戚晓昆. 提高对瘤样炎性脱髓鞘病的诊断及鉴别诊断水平. 中华神经科杂志，2010,43(1): 3-6.

［4］王起，戚晓昆，刘建国，等. 脱髓鞘假瘤35例的临床表现和影像及病理特. 中华神经科杂志，2007,40(7): 456-459.

［5］程忱，江滢，鲍健，等. 视神经脊髓炎脑部瘤样脱髓鞘病变五例临床及影像学特征分析. 中华神经科杂志，2013,46(4): 233-237.

［6］常艳宇，邱伟，张炳俊，等. 视神经脊髓炎合并经病理证实的假瘤样脱髓鞘病变2例分析. 中华神经科杂志，2014，47(3): 163-167.

［7］黄鑫，刘建国，王晓风，等. 以瘤样脱髓鞘病为首发的视神经脊髓炎2例报道. 中国神经免疫学和神经病学杂志，2015，22(4): 300-302.

［8］高元桂，蔡幼铨，蔡祖龙. 磁共振成像诊断学. 4版. 北京：人民军医出版社，2004.

［9］李在军，张军，牛秀兰，等. 成人急性播散性脑脊髓炎脑部的MRI表现及临床分析. 现代生物医学进展，2012, 12(2): 295-297 , 246.

［10］孙桂莲，王莹，孙雪. 儿童急性播散性脑脊髓炎的临床研究. 中国医科大学学报，2012, 42(7): 664-666.

［11］韦新平，张玉琴，刘丽珍. 儿童急性播散性脑脊髓炎39例临床特征及随访分析. 中国当代儿科杂志，2013, (8): 693-695.

［12］宋兆慧，王瑞金，张善超，等. 急性播散性脑脊髓炎12例临床分析. 中国现代神经疾病杂志，2012, 22(2): 266-270.

第**13**章 遗传代谢性疾病

概述

　　遗传代谢性疾病通常是由于酶及其调控系统的编码基因发生突变，导致一个或多个代谢途径发生改变，包括正常代谢物质生成的缺乏和异常代谢物质（如中间产物、旁路产物、底物等）的积聚，可导致多个器官、系统的损伤和功能异常。患者的临床症状常缺乏特异性，因发病年龄、代谢障碍的程度不同，同一种疾病可出现不同部位的受累，从而出现不同的临床症状。遗传代谢性疾病虽然种类繁多，但对于其中每一种疾病来说仍属于少见病。

　　遗传代谢性疾病在中枢神经系统大多表现为病变呈对称性分布，往往缺乏特异性；多种疾病的影像表现可以互相重叠；同一疾病的不同程度、不同类型可以表现不一。疾病早期的影像学检查有助于缩小鉴别诊断范围，结合磁共振波谱、扩散加权成像、灌注成像等技术，可为临床进一步筛查提供有价值的信息。

第**1**节 肾上腺脑白质营养不良

一、疾病概述

　　肾上腺脑白质营养不良是X染色体连锁隐性遗传性疾病，由于过氧化物酶体缺乏二十六烷基CoA连接酶，导致长链脂肪酸堆积，引起脑白质脱髓鞘及肾上腺皮质萎缩。病理上分为三层结构：最内层为坏死性星形胶质细胞核心，中间层活动性脱髓鞘伴炎症，周围层为不伴炎症脱髓鞘改变。根据发病年龄、临床表现不同，分为儿童型、青少年型、成人型、肾上腺脊髓神经病、艾迪生病型、无症状型等不同亚型。儿童型（也称经典型）最多见，几乎均见于男孩，表现为视力、听力下降及行为改变、情感障碍、运动障碍、癫痫等。

二、病例讨论

病例1 男，6岁，视物不清2个月。

影像表现：T_2WI（图13-1中A、B）及T_2FLAIR（图中C、D）双侧顶枕叶深部白质及胼胝体压部呈对称性蝶翼状高信号，T_1WI增强扫描（图中E～G）病灶呈"火焰状"强化，而其内部无强化；CT平扫示（图中H）病变区内见钙化灶。

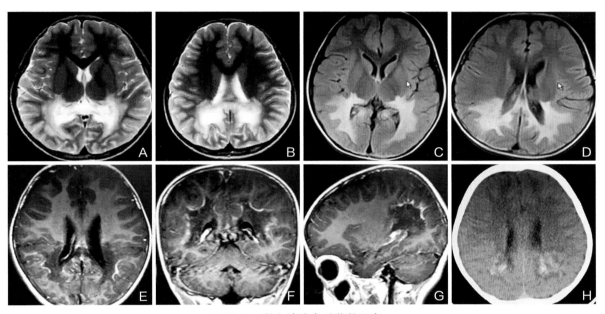

图13-1　肾上腺脑白质营养不良一

病例2 男，12岁，反应迟钝5个月，发作性肢体抽搐1周。

影像表现：MRI示双侧额叶侧脑室前角旁白质及胼胝体膝部对称性蝶翼状长T_1、长T_2信号；脑桥区可见双侧锥体束受累（图13-2中A为T_1WI；B、C为T_2WI）；T_1WI增强扫描（图中D、E）病灶呈"火焰状"强化。本例为非典型发生部位。

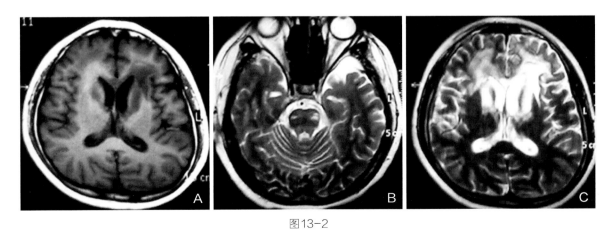

图13-2

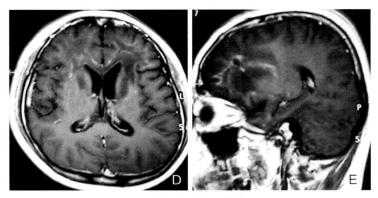

图13-2　肾上腺脑白质营养不良二

三、诊断要点

（1）经典表现　病变位于双侧顶枕部侧脑室旁深部白质，对称性分布，呈蝶翼状或枫叶状；可累及胼胝体压部、内囊后肢及锥体束；自后逐渐向前发展，皮质下弓状纤维多不受累；晚期可出现脑萎缩。

（2）CT扫描病变为低密度，内可见钙化灶；MR扫描T_1WI低信号、T_2WI高信号；增强扫描病变中间层呈带状强化，内部及外层不强化，呈"火焰状"；部分病变可单侧强化或无强化。

（3）不典型表现　部分患者病变呈单侧分布；或双侧额叶白质首先发病。

四、鉴别诊断

（1）脑室旁白质软化症　多见于早产儿，有缺血缺氧病史，表现为脑室周围白质减少及胶质增生，邻近脑室牵拉扩张变形，增强扫描无强化。

（2）低血糖脑病　新生儿多见，多为早产儿及低出生体重儿，顶枕叶皮质受累，DWI高信号，可累及胼胝体、三角区周围白质，增强扫描无强化。

（3）异染性脑白质营养不良　侵犯胼胝体压部、三角区周围白质，增强扫描无强化。

（4）Alexander病　起病以额叶白质为主，由前向后发展，可见强化。

第2节　MELAS综合征

一、疾病概述

线粒体脑肌病伴高乳酸血症和卒中样发作（MELAS综合征）是线粒体脑肌病中最常见的类型，指包括线粒体肌病、脑病、乳酸性酸中毒、卒中样发作的一组疾病，是线粒体DNA基因点突变导致细胞内氧化磷酸化异常、ATP合成不足的遗传性疾病，主要累及脑和肌肉组织。基因突变可表现为MELAS，也可表现为其他类型线粒体疾病。MELAS典型的临床三联征包括乳酸性酸中毒、癫痫、卒中样发作。本病任何年龄均可发生，常在儿童和青年期起病，也可出现视力异常、感音神经性耳聋、糖尿病、身材矮小等。

二、病例讨论

病例1 女，21岁，耳聋10年，发作性抽搐2天。

影像表现：MRI示右侧颞枕叶脑回肿胀，脑沟变浅，呈T_1WI低、T_2WI高信号（图13-3中A为T_1WI；B为T_2WI）；DWI显示病变扩散受限（图中C）；增强扫描病变区未见异常强化（图中D）；MRA脑动脉形态及分布未见异常（图中E）；多体素MRS可见倒立乳酸峰（图中F）。

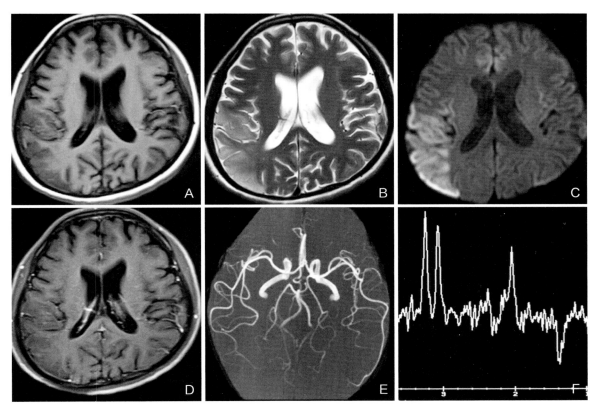

图13-3 MELAS综合征一

病例2 女，30岁；头痛，乏力，视力障碍；癫痫发作1年。

影像表现：MRI示左侧顶枕叶脑回肿胀，呈长T_1、长T_2信号（图13-4中A为T_2WI；B为T_1WI），邻近脑沟裂变浅；DWI显示病变扩散受限（图中C）；ASL灌注成像（动脉自旋标记）显示病变区CBF增高（图中D）。

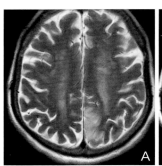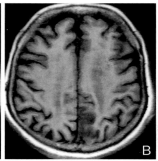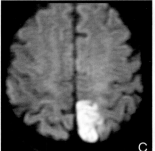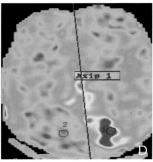

图13-4　MELAS综合征二

三、诊断要点

（1）病变主要位于大脑皮质，顶枕叶多见，可累及皮质下区；病变不符合血管分布区，病灶有游走性。

（2）病灶CT呈低密度；MRI呈T$_1$WI低、T$_2$WI高信号，急性期DWI可见扩散受限，增强扫描一般无强化。

（3）MRS可见乳酸峰（1.3ppm），灌注成像（PWI）病变呈高灌注。

（4）可见于任何年龄，以青少年多见，血、脑脊液乳酸增高。确诊需要肌活检。

四、鉴别诊断

（1）脑梗死　多见于中老年患者，有高血压、糖尿病等危险因素，发病急，有局灶性神经功能障碍。影像上病变范围与血管分布区一致，血管造影可见相应血管狭窄、闭塞；PWI呈低灌注。

（2）中枢神经系统血管炎　多呈急性起病，表现为头痛、肢体无力等，癫痫发作少见。病变累及范围广，符合血管分布区，MRA典型者可见小血管节段性狭窄、扩张。

（3）单纯疱疹脑炎　发病急，以脑膜刺激征及意识障碍为主，单相病程，多无视力、听力异常改变，影像上表现为颞岛叶为主病变，可见"基底节回避"征，急性期可见出血、坏死。

第3节　Leigh综合征

一、疾病概述

Leigh综合征是一种少见的、病因不明的X连锁或常染色体隐性遗传性疾病，常可同时累及脑和脊髓，故又称为亚急性坏死性脑脊髓炎，是线粒体脑肌病的一种亚型。分为新生儿型、婴儿型、少年型，成人型罕见，大部分患者通常在2岁内起病，无性别及种族倾向。临床表现多样，典型表现为肌张力减低、眼外肌麻痹、呼吸和延髓功能障碍、共济失调等，脑脊液化验乳酸增高支持该病的诊断。

二、病例讨论

病例1 女，3岁，眼睑下垂1个月，反应慢。

影像表现：T₂WI（图13-5中A～D）显示中脑、双侧丘脑、壳核、顶叶皮质对称性高信号；T₁WI冠状位病变呈低信号（图中E）；冠状位增强扫描病变未见强化（图中F）。

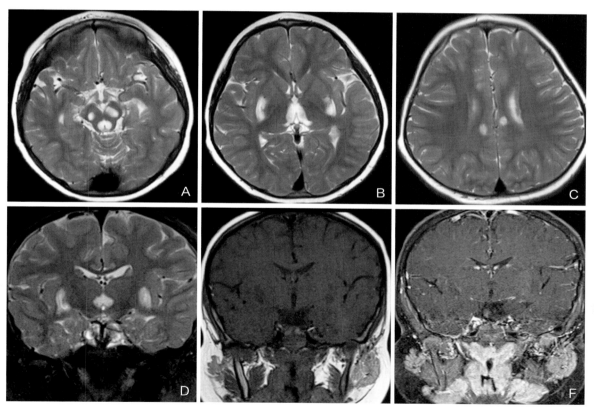

图13-5　Leigh综合征一

病例2 女，2岁，发育落后，步态不稳。

影像表现：T₂WI（图13-6中A、B）中脑顶盖部、大脑脚及双侧丘脑呈对称性T₂WI高信号、T₁WI呈低信号（图中C、D）；DWI未见明显异常信号（图中E、F）。

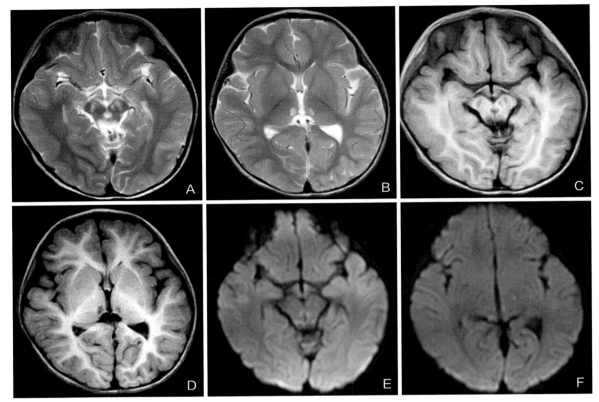

图13-6　Leigh综合征二

病例3　女，3岁，智力低下。

影像表现： T₂WI（图13-7中A、B）示中脑导水管周围、大脑脚及双侧豆状核呈对称性高信号，T₁WI呈低信号（图中C）；DWI呈高信号（图中D）。

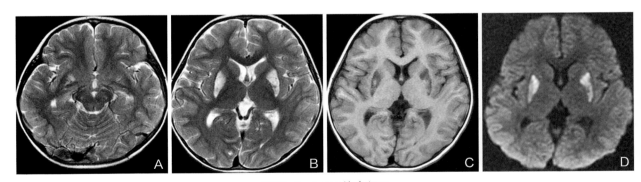

图13-7　Leigh综合征三

三、诊断要点

（1）婴儿期常见，多于2岁内发病；血、脑脊液化验乳酸升高。

（2）双侧基底节、丘脑对称性受累，壳核最常见，可累及导水管周围灰质、中脑、脑桥背侧、小脑齿状核等。

（3）MRI表现为对称性T_2WI信号增高、T_1WI低信号，急性期DWI可见扩散受限，MRS可见乳酸峰，通常无强化。慢性期病变可囊变、脑萎缩。

四、鉴别诊断

（1）Wernicke脑病　受累部位与Leigh综合征相似，但该病常有酗酒及维生素缺乏等相关病史，多见于成人，起病急，累及乳头体是其与Leigh综合征的重要鉴别点。

（2）MELAS　以皮质和皮质下病变为主，不服从血管分布，顶枕部部多见，典型表现为游走性；可出现基底节受累或钙化，PWI呈高灌注。

（3）Wilson病　角膜可见K-F环，血清铜和铜蓝蛋白降低，常伴有肝脏病变及肝功能异常。常累及基底节、小脑齿状核，脑干受累相对少见。

第4节　黏多糖病

一、疾病概述

黏多糖病（MPS）也称黏多糖贮积症，是由于溶酶体内某些水解酶（硫酸酯酶或糖苷酶等）先天缺陷，导致葡萄糖胺聚糖（GAG）不能降解而蓄积于全身组织，造成多系统、多器官的功能异常。包括多种类型（Ⅰ～Ⅸ型），其中Ⅱ型为X连锁隐性遗传，其他各型均为常染色体隐性遗传。每一型MPS导致特定的GAG贮积。临床上Ⅰ型（Hurler综合征）、Ⅳ型（Hurler综合征）相对常见。可有特殊面容，痴呆、语言障碍、听力减退、身材矮小、肝脾大、多发成骨不全；叉状手、齿状突发育不良、主动脉狭窄、心瓣膜肥厚等表现。本病预后较差，无有效治疗方法。

二、病例讨论

病例1　男，2岁；头大，前囟未闭；语言发展缓慢，肝大。

影像表现：T_2WI横轴位（图13-8中A、B）及T_2WI冠状位（图中C、D）显示双侧脑组织内多发条状扩大的血管周围间隙，白质内多发斑片状高信号；T_1WI矢状位示病灶呈低信号（图中E）；增强扫描未见异常强化（图中F）。腰椎侧位平片示椎体前缘子弹头样突出（图中G）。

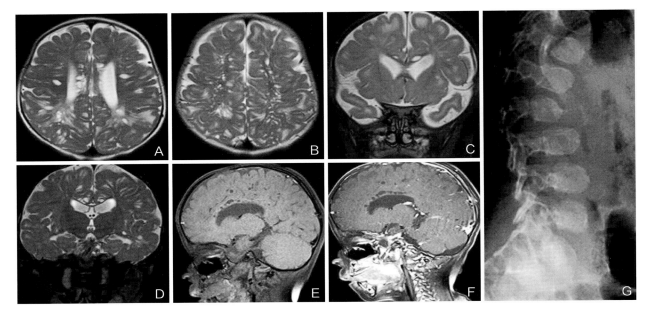

图13-8 黏多糖病一

病例2 男，5岁，发育缓慢2年。

影像表现： T_2WI 双侧脑组织内多发条状扩大的血管周围间隙，白质内多发斑片状高信号（图13-9中A、B）；T_2FLAIR 血管周围腔隙呈低信号，白质病变呈高信号（图中C、D）。

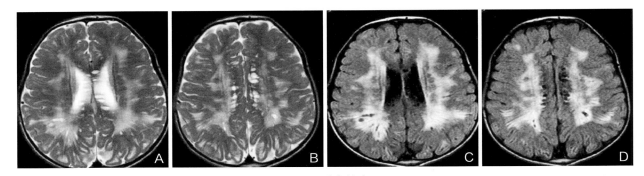

图13-9 黏多糖病二

三、诊断要点

（1）血管周围间隙扩大 数目不一，大小形态各异，平行于静脉，无异常强化。周围可见胶质增生、脱髓鞘。

（2）白质病变（有或无） 中央区白质分布为主，长 T_1、长 T_2 信号。

（3）齿状突发育不良，颅颈连接处硬脊膜增厚、异常增强、颈髓受压。

（4）其他 巨颅，前额凸起，蝶鞍扩大，脑积水，蛛网膜下腔增宽，脑萎缩。Ⅰ型者椎体前缘呈鸟嘴样突出，Ⅳ型者椎体前缘呈子弹头样突出。

四、鉴别诊断

（1）单纯血管周围间隙扩大　无临床症状，多在其他检查中偶然发现。

（2）脑白质营养不良　不伴有骨骼发育异常。

第5节　枫糖尿病

一、疾病概述

　　枫糖尿病（MSUD）属常染色体隐性遗传的氨基酸代谢病，是由于支链α-酮酸脱氢酶复合体遗传性缺陷导致支链氨基酸氧化脱羧过程障碍，亮氨酸、异亮氨酸、缬氨酸及其相应酮酸在血液、脑脊液及尿液中大量蓄积。患儿尿液、汗液中有独特的枫糖浆气味。根据临床表现分为经典型、间歇型、中间型、硫铵素反应型及E3缺乏型。以经典型最为多见，也最为严重，表现为新生儿喂养困难、呕吐、癫痫、昏迷、低血糖。治疗方法是采用限制支链氨基酸摄入，配方奶粉喂养。

二、病例讨论

病例　男，40天，喂养困难，嗜睡。

　　影像表现：DWI（图13-10中A～D）显示小脑白质、脑干背侧、丘脑、内囊后肢、放射冠、中央前后回呈对称性高信号。T_1WI（图中E、F）、T_2WI（图中G、H）上述部位呈长T_1、长T_2信号。

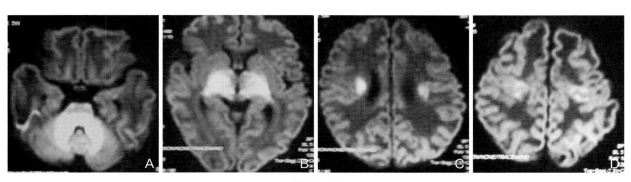

图13-10

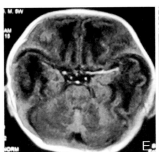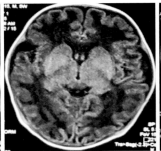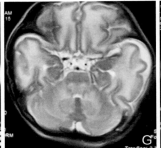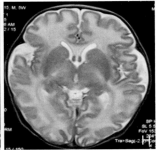

图13-10　枫糖尿病

三、诊断要点

（1）病变部位　与足月儿正常髓鞘化的部位一致：中央前后回、半卵圆中心、放射冠、内囊后肢、丘脑腹外侧、皮质脊髓束、中脑大脑脚、脑干背侧、小脑中脚、小脑白质；呈对称分布。

（2）患儿正常髓鞘化的部位T_1WI高信号消失，T_2WI低信号消失，表现为长T_1、长T_2信号；DWI最为敏感，表现为对称性高信号，ADC低信号；MRS显示NAA峰减低，$0.9 \sim 1.0$ppm，出现异常支链氨基酸谱峰。

四、鉴别诊断

（1）缺血缺氧性脑病　见于新生儿，多有围生期窒息史，可表现为弥漫性脑水肿，脑干受累相对轻，可合并颅内出血、脑梗死。

（2）低血糖脑病　新生儿低血糖脑病以双侧顶枕叶、胼胝体压部受累为主，表现为细胞毒性脑水肿，DWI高信号。

第6节　戊二酸血症Ⅰ型

一、疾病概述

戊二酸血症Ⅰ型是一种常染色体隐性遗传病，是先天性有机酸血症中较常见的类型，由于戊二酰辅酶A脱氢酶（GCDH）缺陷，赖氨酸、羟赖氨酸和色氨酸代谢障碍，导致体液中戊二酸、3-羟基戊二酸、戊烯二酸蓄积。戊二酸血症可分为两型，其中Ⅰ型主要以神经学症状为主要表现。患者症状轻重取决于酶活性缺陷的程度，并与伴随疾病和饮食中蛋白量摄入量有关，重症患者于新生儿期或婴儿早期发病，逐渐出现癫病、肌张力障碍、舞蹈症或精神发育迟缓等，常在10岁内死于合并症；部分患者在生后数年逐渐出现运动延缓、肌张力异常和随意运动障碍；少数患者可无神经系统表现。尿有机酸分析是诊断本症的重要方法，患者尿液戊二酸、3-羟基戊二酸显著增高，血和脑脊液中戊二酸浓度亦增高。

二、病例讨论

病例1 男，6岁，抽搐、肌张力高。

　　影像表现：MRI示双侧脑组织广泛萎缩，蛛网膜下腔增宽，侧脑室、第三脑室扩大。双侧侧脑室旁对称性长T_1、长T_2信号（图13-11中A～C为T_2WI；D为T_1WI；E为T_2FLAIR）。DWI未见异常信号（图中F）。

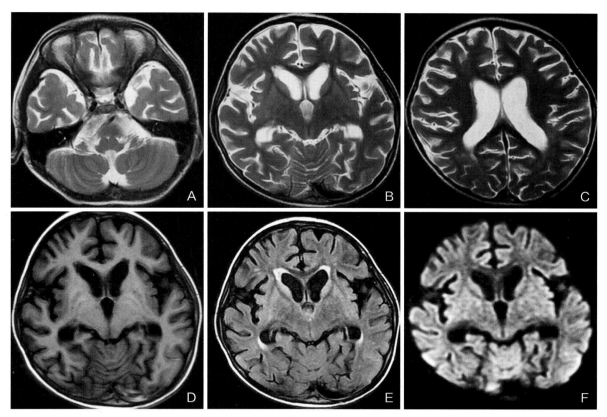

图13-11　戊二酸血症Ⅰ型一

病例2 男，7月，智力、运动发育落后，癫痫发作。

　　影像表现：MRI示双侧额颞叶脑组织萎缩，侧裂池显著增宽；T_2FLAIR双侧丘脑、侧脑室旁对称性高信号（图13-12中A为T_1WI；B为T_2WI；C为T_2FLAIR）。

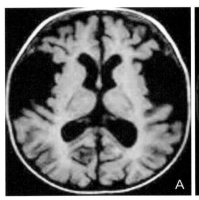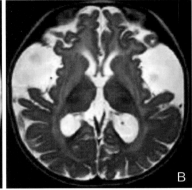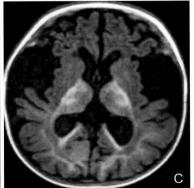

图13-12 戊二酸血症Ⅰ型二

三、诊断要点

（1）脑组织萎缩，额颞叶萎缩常见。

（2）蛛网膜下腔扩大，侧脑室扩大；双侧侧裂池扩大是戊二酸血症Ⅰ型的特征性表现。

（3）双侧基底节、丘脑、深部白质、小脑半球对称性长T_1、长T_2信号，髓鞘形成延迟；多见于重症患者。DWI急性期病变扩散受限；增强无强化。

（4）其他 硬膜下血肿、巨头畸形。

四、鉴别诊断

（1）Leigh综合征 双侧基底节对称性T_2WI及T_2FLAIR高信号，可累及导水管周围灰质、黑质、下丘脑、脑桥背侧、小脑齿状核等；急性期可见扩散受限；MRS可见乳酸峰；脑萎缩不明显。

（2）MELAS 典型表现为不服从血管分布的卒中样皮质病变，顶枕部为主，可出现双侧基底节受累；MRS可见乳酸峰。

第7节 Wilson病

一、疾病概述

Wilson病也称肝豆状核变性，是一种常染色体隐性遗传的铜代谢障碍性疾病。由于基因突变导致铜转运ATP酶功能减弱或丧失，血清铜蓝蛋白合成减少，非铜蓝蛋白结合型铜离子在体内（包括肝、脑、肾、角膜等处）蓄积。本病主要症状包括肝病症状、脑病症状。肝病为主者多见于儿童，表现为肝大、肝酶异常、肝硬化、肝衰竭等，进展较快；脑病为主者多见于成人及青少年，表现为震颤、共济失调、运动困难、构音障碍、肌张力异常、行为异常等，进展较缓慢；混合型表现者约占30%。裂隙灯下角膜可见K-F环，K-F环更多见于以脑病症状为主者。实验室检查患者血清铜和铜蓝蛋白降低。治疗方法包括药物驱铜和低铜饮食。

二、病例讨论

病例1　男，27岁，右侧肢体震颤，进行性加重1年。

　　影像表现：MRI示脑桥、中脑、双侧丘脑、壳核T_2WI呈对称高信号（图13-13中A～C），T_1WI低信号（图中D），DWI未见明显扩散受限（图中E）；无占位效应。中脑层面T_2WI可见"熊猫脸"征（图中B）。腹部CT检查显示肝硬化表现（图中F）。

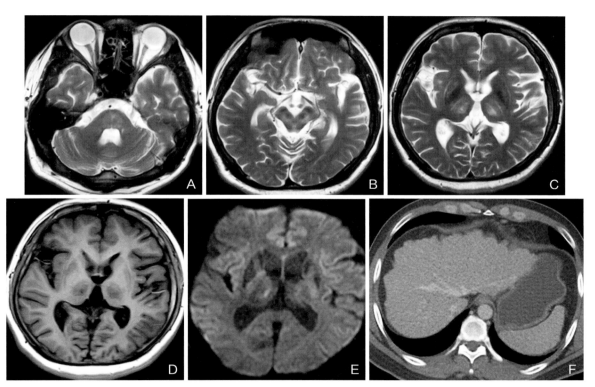

图13-13　Wilson病一

病例2　男，16岁，震颤，性格改变。

　　影像表现：CT显示双侧豆状核、丘脑对称性密度减低（图13-14中A）；T_1WI（图中B）、T_2WI（图中C）显示双侧基底节、丘脑见对称片状T_1WI稍低、T_2WI稍高信号，第三脑室略扩张。

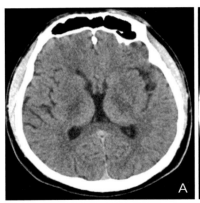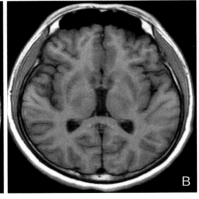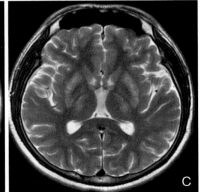

图13-14 Wilson病二

三、诊断要点

（1）累及部位 基底节、丘脑、中脑、脑桥、小脑齿状核，也可累及脑白质，双侧对称性分布；无占位效应；晚期脑萎缩。

（2）CT病变呈低密度灶，MRI病变T_1WI低信号、T_2WI高信号；DWI呈低信号，早期可呈高信号；无异常强化。

（3）中脑层面T_2WI可见"熊猫脸征"：红核、黑质呈对称性低信号像熊猫眼睛，周围高信号病变勾勒出熊猫脸的轮廓。见于Wilson病和Leigh综合征。

四、鉴别诊断

（1）Leigh病 见于婴幼儿，多于2岁前发病；双侧基底节对称性受累，导水管周围灰质、中脑、小脑常受累。急性期DWI扩散受限，MRS可见乳酸峰。

（2）缺血缺氧性脑病 新生儿，围生期缺氧病史；基底节、丘脑、大脑皮质病变，DWI扩散受限；常见脑内或脑室出血。

（3）肝性脑病 乙肝、肝硬化病史，血氨升高，MRI双侧苍白球对称性T_1WI稍高信号，T_2WI及DWI常无异常信号。

参考文献

[1] 张为西，文秀雄，许多荣，等. 肾上腺脑白质营养不良的临床特点. 临床神经病学杂志，2008，21（6）：407-409.

[2] 谢君辉，胡蜀红. 女性患X-连锁肾上腺脑白质营养不良一例. 中华神经科杂志，2012,45（9）：689-690.

[3] 方媛，李良勇，张静，等. 肝型和无症状型肝豆状核变性颅脑磁共振分析. 中风与神经疾病杂志，2016,33：1013.

[4] 喻绪恩，杨任民. 肝豆状核变性132例颅脑MRI扫描分析. 中风与神经疾病杂志，2007, 24：30.

[5] 刘鹏，李晓飞，郑阳. DWI成像对新生儿枫糖尿病的诊断价值. 医学影像学杂志，2017, 27(1)：140-143.

［6］Kevelam S H, Steenweg M E, Srivastava S, et al. Update on leukodystrophies: a historical perspective and adapted definition. Neuropediatrics, 2016, 47: 349-354.

［7］van der Knaap M S, Bugiani M. Leukodystrophies : a proposed classification system based on pathological changes and pathogenetic mechanisms. Acta Neuropathol, 2017, 134: 351-382.

［8］Ryan M, Ibrahim M, Parmar H A. Secondary demyelination disorders and destruction of white matter. Radiol Clin North Am, 2014, 52: 337-354.

［9］Tormoehlen L M. Toxic leukoencephalopathies. Psychiatr Clin North Am, 2013, 36: 277-292.

［10］Endo A, Fuchigami T, Hasegawa M, et al. Posterior reversible encephalopathy syndrome in childhood: report of four cases and review of the literature. Pediatr Emerg Care, 2012, 28:153-157.

［11］Schusse C M, Peterson A L, Caplan J P. Posterior reversible encephalopathy syndrome. Psychosomatics, 2013, 54:205-211.

第**14**章 获得性中毒、代谢和变性疾病

概述

    中毒性脑病是某些有毒物质引起的中枢神经系统器质性病变，常见原因包括有机磷及有机氯农药、一氧化碳、乙醇、药物、重金属等引起，可出现头痛、头晕、嗜睡、恶心、呕吐等临床表现，甚至可有幻觉、意识障碍及颅内压增高，严重者可出现脑疝。病理变化表现为弥漫性脑组织充血、水肿，点状出血，神经细胞变性、坏死，白质脱髓鞘等；主要为脑白质受累，表现为白质弥漫性对称性肿胀，水肿可为血管源性水肿，也可为细胞毒性水肿；也可引起部分神经核团及灰质的改变；病变一般无明显占位效应。

    代谢性脑病是由于不同代谢障碍引起脑功能紊乱的一种临床综合征，引起代谢性脑病的原因很多，发病机制复杂，主要是造成局部或全脑水肿、代谢毒物的蓄积、神经递质传递障碍、能量代谢障碍，甚至衰竭。轻者临床有行为障碍、精神错乱或伴癫痫、偏瘫等表现，重者昏迷、去大脑或去皮质僵直。

    神经系统变性疾病是以原发性神经元变性为主的一组疾病，包括阿尔茨海默病（Alzheimer's disease，AD）、帕金森病（Parkinson's disease，PD）、肌萎缩侧索硬化（Amyotrophiclateral sclerosis，ALS）、亨廷顿舞蹈病（Huntington disease，HD）、脊髓小脑共济失调、运动神经元病等；其共同的病理特点为神经系统中特定位置的神经元变性、缺失和胶质细胞增生、肥大。

第1节 新生儿低血糖脑病

一、疾病概述

新生儿低血糖脑病（neonatal hypoglycemic encephalopathy）是新生儿时期最常见的代谢紊乱之一，目前将新生儿低血糖定义为：不考虑出生体重和孕周，生后24h内血糖低于2.2mmol/L，24h后血糖低于2.2 ～ 2.8mmol/L。严重的低血糖会导致新生儿脑损伤，损伤的严重程度与低血糖的程度与持续时间相关。临床主要表现为精神萎靡、嗜睡、喂养困难、肌张力低下、呼吸暂停，也可表现为烦躁、震颤、惊厥，治疗不及时可遗留认知障碍、视觉障碍、癫痫、脑瘫等严重后遗症。MRI是监测新生儿低血糖脑病的最敏感的影像学检查手段，DWI较常规序列可早期发现顶叶、枕叶的信号改变。

二、病例讨论

病例1　男孩，出生后4天；抽搐1次；入院测血糖0.7mmol/L。

影像表现：DWI双侧顶枕叶皮质及皮质下区见条片状稍高信号（图14-1中E、F），T_2WI（图中A、B）及T_1WI（图中C、D）显示不清。1个月后复查T_2WI（图中G）及T_1WI（图中H）双侧顶枕叶可见软化灶，考虑为低血糖脑病后遗改变。

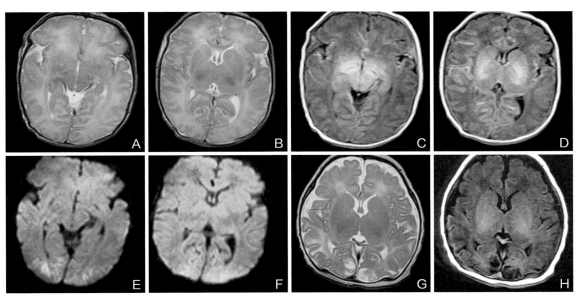

图14-1　新生儿低血糖脑病一

病例2 女，生后2天，皮肤青紫，抽搐；血糖1.2mmol/L。

影像表现：DWI（图14-2中G、H）显示双侧顶枕叶皮质区见条片状高信号，T_2WI（图中A、B）、T_1WI（图中C、D）、T_2FLAIR（图中E、F）病变显示不清。

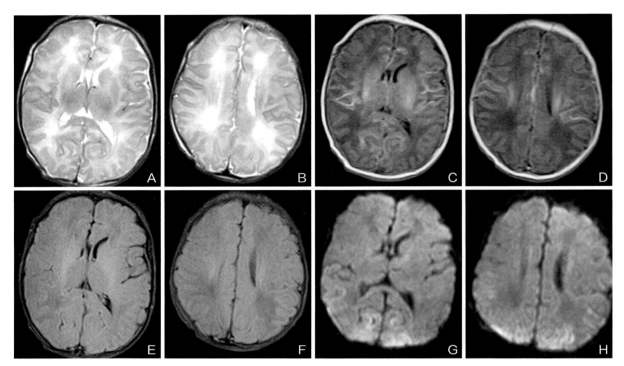

图14-2　　新生儿低血糖脑病二

三、诊断要点

（1）低血糖脑病主要累及大脑皮质、海马、基底节、丘脑、脑干、胼胝体压部，其中最常累及后部顶枕叶，皮质和皮质下白质均可受累，双侧多于单侧，可对称或不对称。

（2）CT表现为皮质和皮质下白质低密度脑水肿区，在顶枕部最为常见；慢性期局部脑萎缩。

（3）MRI病变区呈长T_1、长T_2信号，T_2FLAIR高信号；DWI对低血糖脑损伤较敏感，急性期DWI呈高信号，1周后DWI信号逐渐恢复正常。慢性期局部脑软化、脑萎缩。

四、鉴别诊断

需与缺氧缺血性脑损伤鉴别：有缺氧、窒息病史；血糖不低；足月儿病变常位于分水岭区和脑室周围白质，早产儿病变位于脑室周围和室管膜下，表现为生发基质及脑室内出血、脑室旁白质软化。

第2节 成人低血糖脑病

一、疾病概述

低血糖脑病（hypoglycemic encephalopathy）是指各种原因导致严重低血糖（男性 < 2.78mmol/L，女性 < 2.5mmol/L），引起脑组织损伤，出现神经功能障碍。患者低血糖时可有心悸、乏力、出汗、饥饿感、面色苍白、震颤、恶心、呕吐等症状，血糖浓度过低会造成脑组织损害，出现意识障碍、神经行为异常、癫痫发作等一系列神经精神症状，最终可发生不可逆性脑损害，抢救不及时可导致死亡。引起低血糖的常见病因有糖尿病患者服用降糖药物失当、胰岛素细胞瘤、食物摄入不足、常年大量饮酒、年老体弱或有胃肠道疾病等。低血糖脑病患者颅脑MRI具有一定的特征性，病变以双侧额叶、顶叶、枕叶多见，DWI序列对病变更敏感。

二、病例讨论

病例 男，51岁；糖尿病史，意识障碍1天。

影像表现：MRI示双侧颞顶枕叶皮质及双侧基底节区呈长T_2、稍长T_1信号（图14-3中A、B为T_2WI；C、D为T_1WI），T_2FLAIR呈稍高信号（图中E、F），DWI显示病灶扩散受限呈高信号（图中G、H），双侧大脑半球皮质肿胀，脑沟变浅。

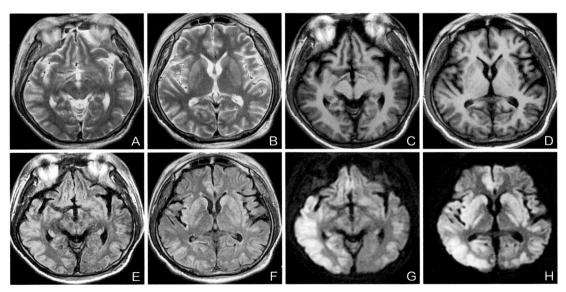

图14-3 成人低血糖脑病

三、诊断要点

（1）病变可累及双侧额叶、顶叶、枕叶皮质及皮质下、胼胝体压部及体部、双侧基底节区、海马等。其中双侧额叶、顶叶、枕叶皮质及皮质下白质最常受累。

（2）MRI表现为受累部位脑回样、片状稍长T_1、长T_2信号，T_2FLAIR及DWI呈高信号。病变部位脑组织肿胀，边界不清，脑沟变浅或消失。DWI序列对病变更敏感，可以早期发现病变。

四、鉴别诊断

（1）病毒性脑炎　常分布于单侧或双侧颞叶、额叶、海马及边缘系统，病变区呈长T_1、长T_2信号，临床多有头痛、发热、脑膜刺激征，实验室检查脑脊液蛋白和白细胞数增多，病毒特异性检查可资鉴别。

（2）线粒体脑肌病　以皮质受累为主，可累及皮质下区，病灶不按血管区分布，长T_1、长T_2信号，早期DWI呈高信号，病灶具有游走性、多变性。临床症状变化较缓慢。

（3）可逆性后部脑病综合征　病变主要累及大脑半球后部顶枕叶皮质下白质及脑干、小脑、基底节、丘脑，病变呈对称性或非对称性，MRI为长T_1、长T_2信号。由于其发病机制为血管源性水肿，DWI为等或略低信号，ADC呈高信号，主要以皮质下白质受累为主。

第3节　新生儿胆红素脑病

一、疾病概述

新生儿胆红素脑病（bilirubin encephalopathy）又称核黄疸（kernicterus），是新生儿时期严重高胆红素血症引起的中枢神经系统疾病。胆红素脑病主要基于临床诊断，见于血清总胆红素水平 > 342μmol/L(20mg/dL)的新生儿，但是当伴有溶血、感染、围生期窒息、早产、头颅血肿或脑外伤等高危因素时，较低的胆红水平素也可发生脑红素脑病。主要累及双侧苍白球、丘脑、脑干腹侧核。早期临床症状表现为肌张力减低、嗜睡、尖声哭、吸吮差，后期出现肌张力增高、角弓反张、激惹、发热、惊厥，严重者可致死。

二、病例讨论

病例1　男孩，8天，皮肤黄染伴吃奶差。

影像表现：轴位T_2WI、T_1WI、T_2FLAIR及DWI序列显示双侧苍白球区呈短T_1、

等T$_2$信号改变，T$_2$FLAIR呈高信号，DWI呈等信号，余脑实质内未见明显异常信号。见图14-4。

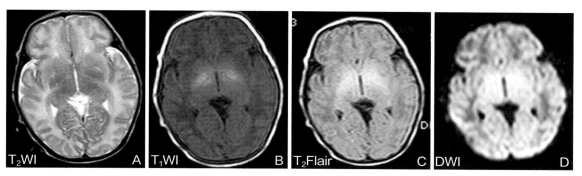

图14-4　新生儿胆红素脑病一

病例2 男孩，15天，皮肤黄染；血清总胆红素437.05μmol/L。

影像表现：轴位T$_1$WI显示双侧苍白球区呈片状高信号，边界模糊（图14-5中A，B）；T$_2$WI（图中C）及DWI序列（图中D）未见明显异常信号。

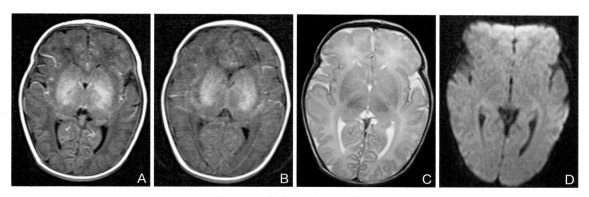

图14-5　新生儿胆红素脑病二

三、诊断要点

（1）部位　主要累及苍白球、丘脑等区域，以苍白球后部最易受累。

（2）急性期　双侧苍白球区表现为T$_1$WI对称性高信号，产生的原因与胆红素的异常聚集有关，血胆红素浓度与T$_1$WI苍白球高信号的强度存在相关性；T$_2$WI及DWI上一般无异常信号。

（3）慢性期　T$_2$WI表现为苍白球区对称性高信号，T$_1$WI及DWI上信号无明显异常改变。

四、鉴别诊断

（1）新生儿髓鞘发育期　正常新生儿T$_1$WI内囊后肢、丘脑腹外侧呈对称性稍高信号，与胆红素脑病鉴别较困难，需结合临床表现；一般内囊后肢高信号边界较清，而胆红素脑病苍白球区高信号边缘欠清，有助于鉴别。

（2）急性缺血缺氧脑病　胆红素脑病主要累及苍白球，常无皮质的受累，出血少见，缺血缺氧脑病史有助于鉴别。

（3）一氧化碳中毒性脑病　有一氧化碳中毒病史；常见基底节区软化灶，侧脑室旁白质斑片状或融合性长T_1、长T_2信号。

第4节　甲状旁腺功能减退

一、疾病概述

甲状旁腺功能减退（hypoparathyroidism）可简称甲旁减，是因甲状旁腺分泌不足或先天性肾小管和（或）骨对甲状旁腺素反应不良而引起的疾病，临床常分为特发性、继发性、假性和假假性甲旁减四型。临床特点包括手足搐搦，癫痫样发作，儿童常有智力低下、发育畸形、低钙血症、高磷血症。甲状旁腺功能减退患者约93%有脑内钙化，四型的甲状旁腺功能减退CT改变基本相同。临床有癫痫等神经精神症状，CT扫描脑内有多发性、对称性钙化，结合血生化低钙、高磷血症的相应改变，有助于甲旁减的早期诊断。

二、病例讨论

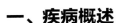

病例1 女，54岁。

影像表现：CT示双侧小脑齿状核、基底节区、放射冠区见对称性高密度影（图14-6中A～C）。T_2WI（图中F～H）及T_2FLAIR（图中I、J）双侧小脑齿状核、基底节区、放射冠区见对称性片状稍高信号区；T_1WI病变显示不清（图中D、E）。

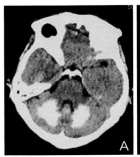
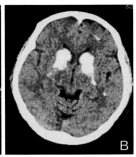
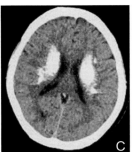
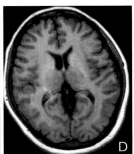
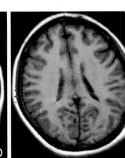

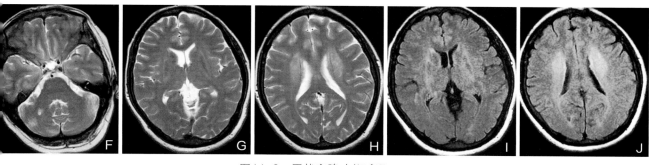

图14-6　甲状旁腺功能减退一

病例2　男，25岁，胸闷、喘憋1年。

影像表现：轴位CT显示双侧尾状核头部、豆状核及丘脑见对称性高密度影。
见图14-7。

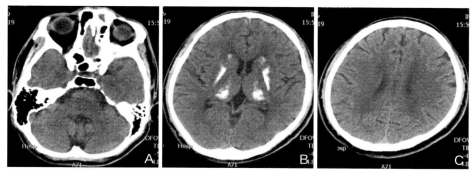

图14-7　甲状旁腺功能减退二

三、诊断要点

（1）CT以脑内多发性对称性钙化为特点，且钙化数量、程度与病程有关；钙化见
于双侧基底节、丘脑、小脑、齿状核、皮质下及皮髓质交界区，好发于基底节（苍白
球、壳核、尾状核）。

（2）钙化常具有对称性、多发性且大小不等的特点；呈片状、点状、弯曲条状、
条带状等。

四、鉴别诊断

（1）生理性苍白球钙化　中年以上者可有生理性苍白球钙化，为对称性，仅限于
苍白球，且无临床表现。

（2）Fahr病　需结合实验室检查，Fahr病无钙磷代谢障碍，无甲状旁腺功能减退。
脑白质脱髓鞘可见于Fahr病，在甲状旁腺功能减退中不出现。

（3）脑内多发性钙化还见于结节性硬化、寄生虫病、血管性疾病等，多数钙化常
为非对称性，结合临床表现和血生化检查有助鉴别。

第5节 Fahr病

一、疾病概述

　　Fahr病又称为特发性家族性铁钙质沉着症、特发性家族性基底节钙化症，是一种罕见的神经系统变性疾病；有家族遗传倾向（常染色体隐性或显性遗传），亦可呈散发性。临床表现取决于受损部位，可隐匿起病，也可急性起病。累及基底节区可出现强直、震颤、半身舞蹈、手足徐动；累及小脑可出现共济失调；也可出现精神发育迟滞或脑神经损害；部分患者可没有明显的临床表现。Fahr病临床无假性或假假性甲状旁腺功能减退症的临床表现，血清钙、磷在正常范围，肾小管对甲状腺素反应功能正常。影像学检查以CT为主，以脑内出现多发钙化灶为特征。

二、病例讨论

　　病例 女，19岁；发呆、反应迟钝1个月。

　　影像表现：CT显示双侧尾状核头、豆状核、丘脑、小脑见对称性片状高密度钙化影，双侧额叶、顶叶、颞叶皮质下见对称性分布条片状钙化影。见图14-8。

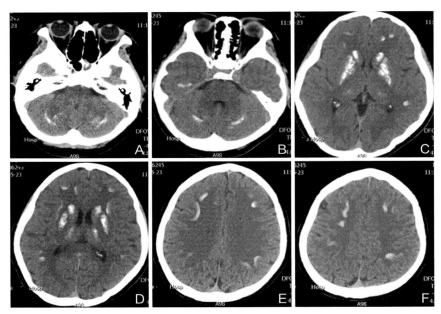

图14-8　Fahr病

三、诊断要点

（1）脑内广泛分布、较为对称的钙化灶是本病的特点，钙化随病程进展逐渐增大。钙化区域包括苍白球、尾状核、丘脑、壳核、小脑齿状核、大脑灰白质交界区、半卵圆中心、侧脑室旁、小脑皮质等，基底节是钙化最多见的部位，少见部位包括脑干、桥臂等。

（2）脑白质脱髓鞘改变　由于脑血管壁有亚铁钙质沉着，造成管腔变窄，相应脑实质慢性缺血缺氧，使脑白质发生脱髓鞘改变。

（3）其他继发表现　包括脑萎缩、脑内出血、囊变。其机理在于病变区脑血管壁钙、铁等沉积，管壁变性、变脆，小血管可发生破裂出血，液化后形成囊腔。

四、鉴别诊断

需与甲状旁腺功能减退鉴别：仅凭影像学表现二者难以鉴别，需结合实验室检查，Fahr病无钙、磷代谢障碍，无甲状旁腺功能减退，脑白质脱髓鞘改变见于Fahr病，在甲状旁腺功能减退中不出现。

第6节　Wernicke脑病

一、疾病概述

Wernicke脑病是一种由维生素B_1（硫胺素）缺乏导致的严重的中枢神经系统疾病。其原因可能有：①长期禁食、反复呕吐、胃肠道疾病或术后营养不良、胃肠外营养等造成维生素B_1大量丢失或缺乏；②长期大量饮酒导致慢性酒精中毒，对维生素B_1吸收不良；③遗传因素等。病变常对称性地累及乳头体、丘脑、第三脑室、中脑导水管周围灰质、延髓和第四脑室，乳头体是最易被侵犯的部位。临床呈急性或亚急性起病，表现为记忆力、计算力下降、反应迟钝、嗜睡、精神异常、眼震、眼球运动障碍、步态运动失调、言语障碍、肢体麻木、无力等；典型的Wernicke脑病三联征包括眼球运动障碍、共济失调及意识状态改变。

二、病例讨论

病例1　男，37岁，嗜睡，精神淡漠，有长期饮酒史。

影像表现：MRI示双侧乳头体、中脑顶盖区呈长T_1、长T_2信号，T_2FLAIR及DWI信号增高。脑室系统无明显扩大，脑沟裂不宽。见图14-9。

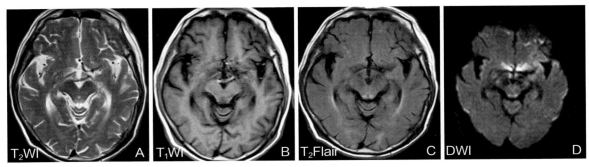

图14-9　　Wernicke脑病一

病例2　女，27岁，头晕伴恶心、呕吐半个月。

　　影像表现： MRI示双侧乳头体、导水管周围灰质、双侧丘脑内侧部见片状长T_1、长T_2信号影（图14-10中A、B为T_2WI；C、D为T_1WI）；T_2FLAIR病变区呈高信号（图中E、F）；DWI双侧乳头体呈稍高信号（图中G、H）。

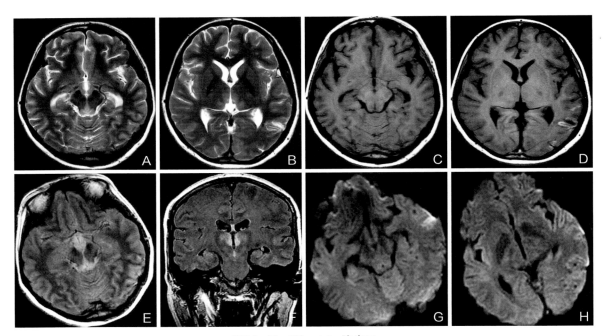

图14-10　　Wernicke脑病二

三、诊断要点

　　（1）受累部位　主要为乳头体、丘脑、第三脑室、第四脑室周围及导水管周围灰质、延髓；部分患者可累及胼胝体压部、尾状核、红核、齿状核、大脑皮质、小脑半球及小脑蚓部。

　　（2）病变呈对称性，T_1WI稍低信号，T_2WI及T_2FLAIR稍高信号。急性期病灶DWI高信号且可有强化。

四、鉴别诊断

（1）Leigh综合征　是线粒体病的一种亚型，病变部位与Wernicke脑病相似，临床上多发生于婴幼儿，血清维生素B_1含量正常。

（2）肝豆状核变性　病灶多位于双侧壳核，其次为丘脑、脑干和齿状核。结合临床肝功能检查、角膜K-F环、血清铜蓝蛋白降低等可鉴别。

（3）乙型病毒性脑炎　病变早期可累及丘脑及中脑，多为双侧性，确诊需结合流行病学特征、脑脊液、血清学检查。

第 7 节　肝性脑病

一、疾病概述

肝性脑病是一种由于急慢性严重肝功能障碍或各种门静脉−体循环分流异常所致的，以代谢紊乱为基础的神经精神异常综合征，是严重肝病常见的并发症及死亡原因之一，失代偿期肝硬化患者中发生率约占30%，并随肝功能损害的加重而增多。发病机制尚不完全清楚。早期常无明显临床症状，典型临床表现为不同程度的意识障碍、行为异常、特征性的扑翼样震颤及神经肌肉异常。肝性脑病的诊断主要依据急性肝功能衰竭、肝硬化和（或）门−体分流病史、神经精神异常与血氨测定等辅助检查，并排除其他神经精神异常。

二、病例讨论

病例　男，56岁；乙肝、肝硬化病史5年；渐进性视物不清1年。

影像表现：T_1WI 显示双侧苍白球区见对称性片状高信号（图14-11中B），T_2WI、T_2FLAIR及DWI未见明显异常信号（图中A、C、D）。腹部CT检查可见食管静脉曲张，肝硬化及门静脉、肠系膜上静脉内血栓形成（图中E～G）。

三、诊断要点

（1）特异性改变为双侧基底节T_1WI对称性高信号，而T_2WI无相应的异常信号。T_1WI的高信号病变主要累及苍白球、尾状核、内囊、中脑被盖，可能与锰在脑部的异常沉积有关。

（2）急性期还可见弥漫性脑回肿胀，慢性期可见额叶、顶叶萎缩。

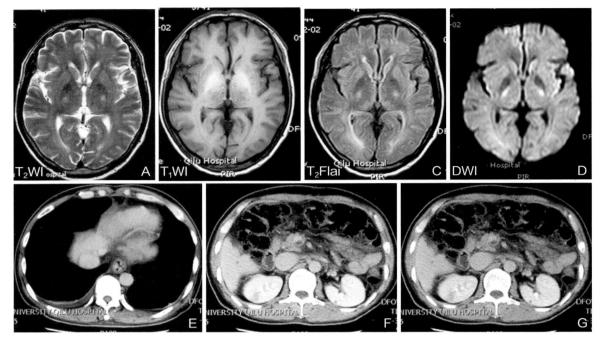

图14-11　肝性脑病

四、鉴别诊断

（1）非酮症性高血糖　也可出现精神及意识改变，MRI检查可见基底节区对称或非对称性T_1WI高信号，T_2WI等信号；CT显示基底节区呈高密度；病变区异常信号/密度随高血糖纠正而恢复。临床常有糖尿病、血糖控制不良，可伴有偏侧舞蹈症。

（2）一氧化碳中毒性脑病　有一氧化碳中毒史；双侧基底节区对称性T_1WI低信号，T_2WI高信号，CT表现为低密度。

（3）肝豆状核变性　双侧基底节区、丘脑、小脑齿状核对称性T_2WI高信号，T_1WI低信号或高信号。由于铜在人体内沉积所致，治疗后信号可恢复正常。

第8节　可逆性后部脑病综合征

一、疾病概述

可逆性后部脑病综合征（posterior reversible encephalopathy syndrome，PRES）常见于高血压、先兆子痫、自体免疫疾病、肾功能异常、免疫抑制药或肿瘤化疗等的患者。发病机制是多种因素共同作用的结果，患者血压突然升高超过自我调节上限，脑内毛细血管通透性增高；免疫抑制药或细胞毒性药物对毛细血管内皮细胞具有直接毒性作用，使血脑屏障受损，导致血管源性脑水肿；大脑后部血管的交感神经活性较大脑前部低，从而导致局部血管内压力升高，同时大脑白质内毛细血管较丰富，组织结构疏松，血管内渗出的液体较易潴留在大脑后部的白质内。本病可见于任何年龄，急性或亚急性起病。血压急剧升高或发作性血压波动是主要的诱发因素，25%～30%患者没有高血压病史。以迅速进展的头痛、恶心、呕吐，不同程度的意识障碍、视觉异常以及癫痫等为主要症状。

二、病例讨论

病例 女，21岁；紫癜病史5年；突发意识丧失、四肢抽搐。

　　影像表现：MRI示双侧颞叶、枕叶、顶叶、额叶皮质下白质内见片状长T_2、长T_1信号（图14-12中A～C为T_2WI；E、F为T_1WI）；失状位T_2FLAIR病灶呈高信号，位于皮质下白质内（图中D）；DWI呈低或等信号（图中G、H）。

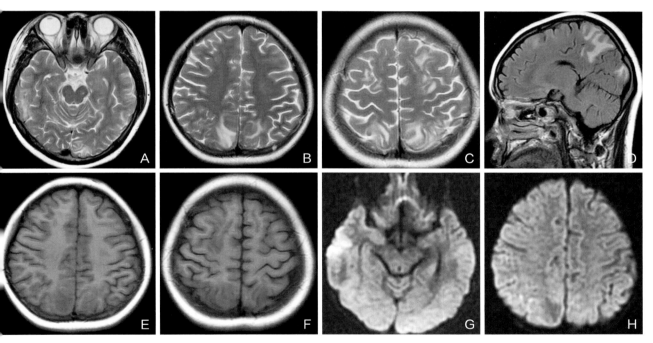

图14-12　可逆性后部脑病综合征

三、诊断要点

　　（1）最常见部位为枕叶和顶叶的皮质下白质，严重者皮质受累并不少见；其次为额叶、颞叶、小脑半球，偶可见到基底节区、脑干、胼胝体同时受累；临床症状越严重，伴有大脑后部以外区域受累的情况越多见。

（2）呈大小范围不一的等或稍长T_1、长T_2信号，多对称分布，也可不对称，可跨越血管分布区。增强检查病灶不强化。

（3）病变区为血管源性水肿，DWI呈等或低信号，ADC图均呈高信号。

四、鉴别诊断

（1）基底动脉尖综合征（TOBS） PRES常累及多支供血区，为血管源性水肿，DWI等低信号，ADC图为高信号，具有可逆性。基底动脉尖综合征的梗死性病变分布于基底动脉和大脑后动脉供血区，以细胞毒性脑水肿为主，DWI为高信号，ADC图为低信号，病变往往不可逆。

（2）低血糖脑病 以双侧顶枕叶皮质和皮质下受累为主，DWI呈高信号。临床检验低血糖有助于鉴别。

第9节　一氧化碳中毒

一、疾病概述

急性一氧化碳中毒（carbon monoxide intoxication）临床主要表现为头痛、头晕、乏力、恶心、呕吐、颜面潮红、烦躁不安、谵妄甚至昏迷；而中毒后迟发性脑病则是通过一段时间（数日到数周）的假愈期后，又出现遗忘、精神症状、锥体外系症状以及去皮质状态。一氧化碳吸入人体后，迅速与血红蛋白结合，使其失去携带氧的能力，造成组织缺氧；由于基底节区和大脑皮质对缺氧最敏感，故常易受累。苍白球主要由脉络膜前动脉和大脑中动脉深穿支供血，血供较差，易受缺血和缺氧的影响。双侧苍白球对称性坏死、软化及脑白质广泛脱髓鞘是一氧化碳中毒性脑病的特征性病理改变。

二、病例讨论

病例1 男，37岁，一氧化碳中毒病史。

影像表现：MRI示双侧苍白球区对称性异常信号，呈长T_2、长T_1信号（图14-13中A，B），T_2FLAIR呈高信号（图中C），DWI呈低信号（图中D）。

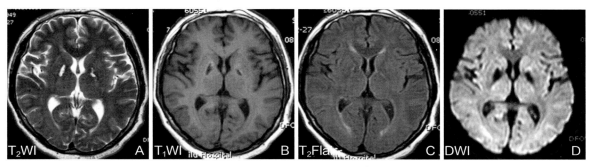

图14-13　急性一氧化碳中毒

病例2　男，64岁；一氧化碳中毒治疗后复查。

　　影像表现：MRI示双侧大脑半球深部脑白质呈片状略长T_2、等T_1信号区；T_2FLAIR呈略高信号，边缘模糊；DWI呈稍高信号。

三、诊断要点

　　（1）急性一氧化碳中毒双侧苍白球受累最常见，多呈对称分布；亦可累及整个豆状核和（或）尾状核头；T_2WI稍高或高信号，T_1WI呈等低信号；若苍白球T_1WI呈高信号，可能由于苍白球点状出血、坏死及血红蛋白降解物沉积所致。

　　（2）一氧化碳中毒后迟发性脑病表现为大脑半球白质广泛脱髓鞘，T_2WI呈高信号，T_1WI呈等或低信号，可伴其他少见部位如胼胝体、大脑皮质、小脑等受累。见图14-14。

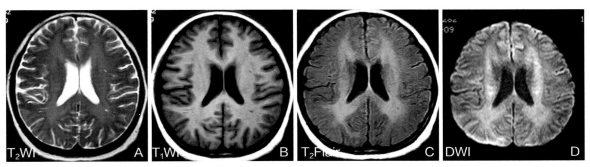

图14-14　一氧化碳中毒后迟发性脑病

四、鉴别诊断

　　（1）肝豆状核变性　病灶主要累及壳核和尾状核头部，对称性受累，脑干以脑桥和中脑为主，结合临床肝脏病变、血清铜蓝蛋白减低、角膜K-F环可鉴别。

　　（2）Leigh综合征　婴幼儿多见，呈对称性分布于双侧壳核后部、尾状核头部及导水管周围灰质，MRS可见乳酸（Lac）峰升高，增强多无强化。

　　（3）动脉硬化所致的脑白质脱髓鞘　多发斑片状等T_1、长T_2信号，常不对称，有脑内缺血、梗死灶，有高血压病史，无一氧化碳中毒史。

第10节 有机溶剂中毒

一、疾病概述

有机溶剂种类繁多,如汽油、苯、甲苯、三氯乙烯、甲醇、乙醇等。在常温下呈液体状态,并有较强的挥发性,可通过呼吸道、皮肤和消化道等途径进入人体,其中呼吸道吸入最为常见;大量吸入可抑制神经细胞氧化还原功能。病理特点为脑组织弥漫性水肿、充血,细胞变性、坏死及白质脱髓鞘,累及两侧大脑皮质下白质、基底节及小脑齿状核等。早期临床症状不典型,多为头痛、头晕、乏力、恶心、反应迟钝、记忆力下降、失眠等;也有的起病以精神症状为主,出现狂躁、幻觉、精神兴奋或抑制等;随着病变进展,患者出现颅内压增高表现如头痛剧烈、呕吐频繁、躁动不安、反复抽搐、昏迷、脑疝形成;部分患者伴有肝肾功能受损。有机溶剂中毒患者的诊断,需要了解患者的工作、生活环境、神经系统症状,并且结合影像学表现。

二、病例讨论

病例 男,24岁;从事家具油漆工2年,头晕、恶心、反应迟钝1个月。

影像表现:MRI示双侧基底节、小脑白质、额颞顶枕叶白质区对称性片状长T_2、长T_1信号,T_2FLAIR呈高信号,DWI呈略高信号(图14-15中A、E、I,T_2WI;图中B、F、J,T_1WI;图中C、G、K,T_2FLAIR;图中D、H、L,DWI)。

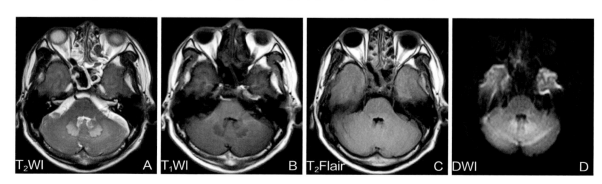

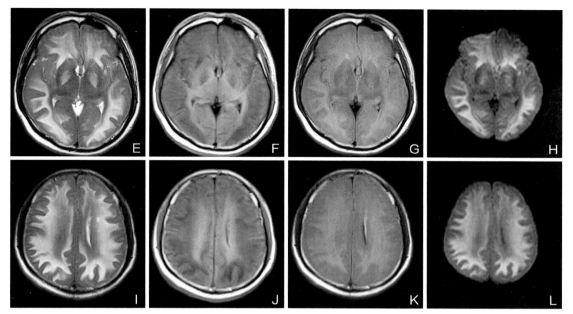

图14-15 有机溶剂中毒

三、诊断要点

（1）发病部位 双侧大脑半球白质、小脑白质、两侧苍白球、齿状核。常对称分布。

（2）CT表现为弥漫性密度减低；MRI信号为弥漫性长 T_1、长 T_2 信号，T_2FLAIR序列呈高信号，脑回肿胀，脑沟变浅，脑池变窄，侧脑室变小。

四、鉴别诊断

（1）一氧化碳中毒性脑病 有一氧化碳中毒病史；早期主要为细胞毒性水肿，累及两侧基底节，迟发性脑病可见大脑白质广泛对称性脱髓鞘改变。

（2）海洛因中毒性脑病 主要累及顶枕叶白质、基底节区（以内囊后肢明显）、丘脑，呈对称性分布。累及内囊后肢及小脑齿状核，呈对称性圆形或蝴蝶状。

第11节 放射性脑损伤

一、疾病概述

放射性脑损伤（radiation-induced brain injury）依据症状的发生时间，可分为三期：急性期（放疗后数天或数周）、早期迟发反应期（放疗后1～6个月）和晚期迟发反应期（放疗后2个月后至数年出现）。急性期和早期迟发反应期病理学表现为血管内皮肿胀、小血管壁增厚、血管通透性增加、血管源性水肿等；晚期迟发反应期常见局限性放射性坏死、弥漫性脑白质损伤、大动脉放射损伤、钙化性微血管病及不同程度的脑萎缩。急性期临床表现为头痛、恶心、呕吐、颅内压增高、精神状态和神志的改变等；迟发反应期表现为食欲缺乏、头晕、嗜睡、记忆力减退、兴奋性提高、易怒等症状，甚至表现为运动、感觉、语言、接受能力的改变，最终可导致痴呆甚至死亡。组织活检是判断放射性脑损伤与脑肿瘤术后复发的"金标准"。

二、病例讨论

病例 男，45岁；右侧额叶胶质瘤术后放疗后6个月。

影像表现：MRI示右侧额叶见片状长T$_2$、长T$_1$信号区（图14-16中A为T$_2$WI；C为T$_1$WI），T$_2$FLAIR呈高信号（图中B）；DWI呈高信号（图中D），ADC图扩散受限（图中E）；增强扫描病变区呈不均匀片状强化（图中F）。右侧侧脑室前角受压变窄。

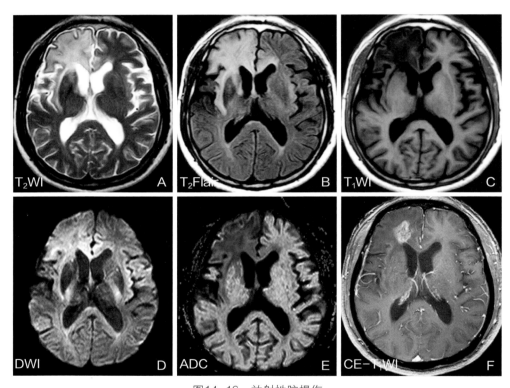

图14-16　放射性脑损伤

三、诊断要点

（1）急性期和早期迟发反应期　T$_1$WI呈等或低信号，T$_2$WI呈高信号，增强扫描无强化，与血脑屏障无破坏有关，短期随访病灶可以消失。

（2）晚期迟发反应期　表现为长T$_1$、长T$_2$信号或混杂信号，常伴不同程度的占位效应，增强扫描可有环形、线条、地图样不均匀强化，与血脑屏障的破坏程度有关。

四、鉴别诊断

需与脑肿瘤术后复发鉴别：常规MR检查二者较难鉴别；磁共振灌注成像和磁共振波谱成像有助于鉴别，肿瘤术后复发大多表现为局部高灌注和MRS出现Cho峰显著增高，而放射性脑坏死呈低灌注，MRS谱峰较紊乱，Cho峰无明显增高。

第12节 渗透性脱髓鞘综合征

一、疾病概述

渗透性脱髓鞘综合征（osmotic demyelination syndrome）也称渗透性髓鞘溶解，是一种罕见的非炎性脱髓鞘疾病。快速纠正低钠血症和低钠血症本身是引起渗透性脱髓鞘综合征的主要病因；慢性酒精中毒、肝移植、肿瘤术后、恶病质、营养不良、各种原因引起的脱水、糖尿病、肾脏疾病等可能导致电解质紊乱的疾病均会引起渗透性脱髓鞘。渗透性脱髓鞘分为脑桥中央髓鞘溶解、脑桥外髓鞘溶解或两者同时发生。典型的临床过程常在快速纠正低钠血症后2～10天内出现症状，脑桥中央髓鞘溶解表现为四肢瘫、假性延髓性麻痹、意识障碍等不同程度的脑干功能障碍；脑桥外髓鞘溶解比脑桥中央髓鞘溶解少见，主要表现为运动障碍、癫痫、认知和精神行为改变，其中也有少部分合并脑干和锥体束损害表现。

二、病例讨论

病例1 男，40岁；言语减少、运动困难，呕吐、腹泻1周。

影像表现：T_2WI、T_1WI显示脑桥中央斑片状长T_2、长T_1信号灶，未累及脑桥边缘（图14-17中A、B），T_2FLAIR呈稍高信号（图中C），DWI病变呈高信号（图中D）。

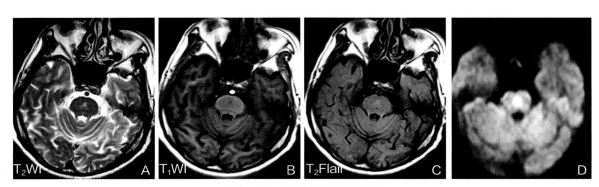

图14-17 脑桥中央髓鞘溶解

病例2 男，51岁；头痛、嗜睡十余天；饮酒史20年。

影像表现：轴位T$_2$WI显示双侧脑桥臂、双侧尾状核头部、豆状核见对称分布斑片状高信号（图14-18中A～C），T$_1$WI呈低信号（图中D），T$_2$FLAIR呈高信号（图中E），DWI病变区扩散受限呈高信号（图中F～H）。

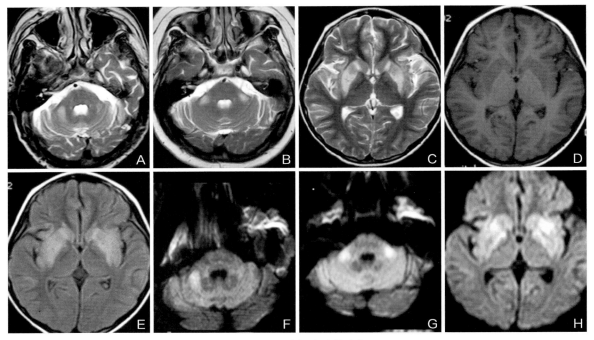

图14-18　脑桥外髓鞘溶解

三、诊断要点

（1）脑桥中央髓鞘溶解　病灶位于脑桥中央，圆形、三角形或蝶翼状，一般不累及脑桥边缘；T$_1$WI低信号、T$_2$WI高信号。

（2）脑桥外髓鞘溶解　可累及脑桥外其他部位，包括两侧基底节、丘脑、胼胝体、皮质下白质、小脑半球等。

（3）急性期病灶DWI呈高信号，ADC值减低，增强扫描可有强化；非急性期病灶DWI呈等信号，ADC值升高，增强扫描可无强化。

四、鉴别诊断

（1）脑桥胶质瘤　多位于脑桥中部，病变上下可累及中脑或延髓，占位效应明显，常引起脑干增粗，第四脑室受压变形，基底动脉受压移位，增强扫描病变多有异常强化。

（2）脑桥梗死　病变多不居中，呈非对称性分布，常累及脑桥边缘，有脑血管病史；而脑桥中央髓鞘溶解病变居中呈对称性分布。

第13节 可逆性胼胝体压部变性综合征

一、疾病概述

可逆性胼胝体压部变性综合征（reversible splenial lesion syndrome，RESLES）病因不明，常被认为与病毒感染、癫痫发作、药物、电解质紊乱、代谢障碍等有关，其发病机制尚不明确，好发于中青年以下人群。临床症状缺乏特异性，大多预后良好，最常见的症状包括发热、头痛、精神异常、意识状态改变和癫痫发作，也可见局灶性神经功能缺失以及视觉相关症状（如幻觉、视力减退、视野缺损等）。RESLES的诊断包括：①患者有神经系统功能受损症状；②磁共振可见胼胝体压部病变，且在随访过程中可完全消失或者显著改善；③伴或不伴胼胝体以外的病变。胼胝体压部以外的部位出现病变并不排除RESLES的诊断，只要其主要病变位于胼胝体压部就需考虑到本病的可能。

二、病例讨论

病例　男，20岁；发热，头痛、头晕。

影像表现：MRI示胼胝体压部见孤立性椭圆形病变，T_2WI呈稍高信号，T_1WI呈稍低信号，T_2FLAIR为稍高信号，DWI呈高信号，边界尚清，无水肿及占位效应（图14-19）。

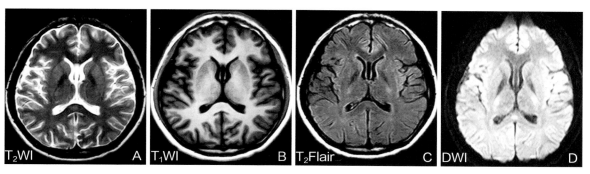

图14-19　可逆性胼胝体压部变性综合征

三、诊断要点

（1）发病部位　胼胝体压部孤立性病灶，多为圆形或椭圆形，少数为斑片状，以中央区对称分布为主。

（2）信号特点　表现为T_1WI呈等或稍低信号，T_2WI呈稍高信号，信号较均匀，一般无坏死及囊变，边界清楚，无明显水肿，无占位效应；DWI较敏感，表现为高信号，ADC呈低信号；增强扫描病灶不强化。

（3）1个月后复查，胼胝体压部病变表现为可逆性，可基本消失或明显好转。

四、鉴别诊断

（1）急性播散性脑脊髓炎（ADEM） 表现为脑实质内多发片状或斑点状异常信号，分布不对称，多位于白质区，可累及基底节、丘脑、胼胝体等，胼胝体压部受累少见，增强扫描有斑片状强化。

（2）胼胝体梗死 胼胝体前4/5由大脑前动脉、前交通动脉及其分支供血，后1/5由大脑后动脉、后脉络膜动脉及其分支供血；胼胝体梗死患者年龄偏大，存在血管性病变等高危因素；常伴有其他部位的脑梗死，易累及胼胝体体部。

（3）多发性硬化（MS） 病灶多发，常位于胼胝体和透明隔交界区，多见于中青年女性，单独累及胼胝体压部少见；临床常表现为发作性加重和自发缓解，激素治疗有效。

第14节 癫痫持续状态

一、疾病概述

癫痫持续状态（status epilepticus,SE）的定义为临床癫痫发作或大脑持续痫性放电超过5min；或反复发作，发作间期未恢复持续5min及以上。分为惊厥性癫痫持续状态及非惊厥性癫痫持续状态；以惊厥性癫痫持续状态常见。癫痫持续状态会导致脑损伤，且发作时间越长，脑损伤的发生率越高和程度越重，脑部MRI可出现异常信号改变。

二、病例讨论

病例 女，51岁；癫痫多次发作。

影像表现：MRI示右侧颞叶顶叶、枕叶、大脑皮质肿胀增厚，局部脑沟裂变浅，呈稍长T1、长T_2信号，T_2FLAIR呈略高信号，DWI呈高信号（图14-20中A～D）；增强扫描病变区呈脑回样强化（图中E、F）。脑MRA右侧病变区动脉分支略增粗、增多（图中G）；静脉窦MRV未见明显狭窄及闭塞征象（图中H）。

三、诊断要点

（1）部位 大脑皮质及皮质下白质为主，常不按血管分布区分布；单侧或双侧。可累及海马、丘脑、基底节、胼胝体及小脑半球等部位。

中枢神经系统MRI和CT诊断图解

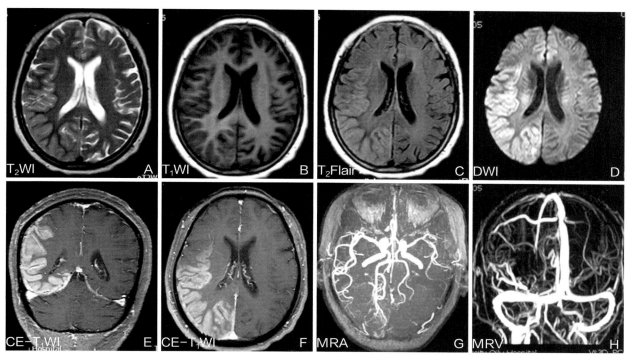

图14-20　癫痫持续状态

（2）脑回肿胀，皮髓质界限不清；病变区长T_1、长T_2信号，DWI急性期扩散受限；MRA提示病变区脑血管增多、增粗；增强扫描病变区可无强化或有不同程度脑回状强化；病灶常具有可逆性。

四、鉴别诊断

（1）脑梗死　病灶累及皮质及白质，呈楔形分布，按血管分布区分布；DWI扩散受限多不可逆，MRA局部血管狭窄。

（2）单纯疱疹病毒脑炎　颞叶和边缘系统常见，多为双侧病变，可见出血灶，增强扫描不同程度强化。临床症状及病史有助于鉴别。

第15节　海马硬化

一、疾病概述

海马硬化(hippocampal sclerosis ,HS)又称颞叶内侧硬化，是难治性颞叶癫痫的最常见原因。海马位于侧脑室颞角的底部，凸向颞角，在冠状位上呈C字形与齿状回相连，并与海马旁回皮质存在过渡，横轴位呈弧形包绕着中脑，分为头部、体部、尾部三个区域。海马硬化的发生机制尚不完全明确，组织学特征是神经元减少和反应性胶质增生，主要累及CA1、CA3、CA4，而CA2区受累相对较轻。形态学表现为海马结构或颞叶内侧不对称性萎缩，当海马发生硬化时，海马头部变小，海马趾萎缩，浅沟展平、消失或变得不明显，从而海马结构不清，细节消失。本病儿童和成人均可发生。MRI是诊断海马硬化的重要方法之一，海马体积测量有助于海马萎缩的评价。

二、病例讨论

病例1 男，10岁；发作性抽搐2年。

影像表现：右侧颞叶内侧及海马区呈略长T$_2$、等T$_1$信号（图14-21中A、B），T$_2$FLAIR呈略高信号（图中C、E、F），DWI呈等信号（图中D）。右侧侧脑室颞角无明显扩大。

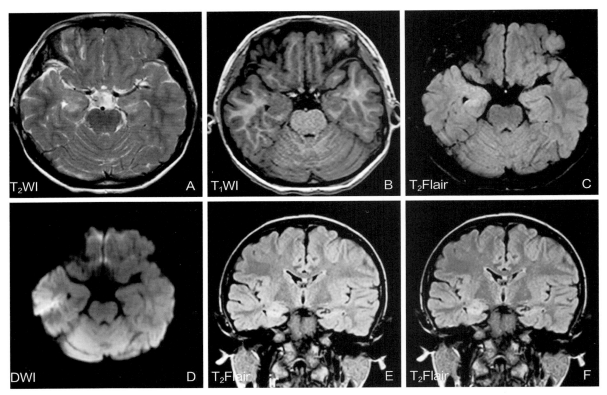

图14-21　海马硬化一

病例2 女，50岁；发作性癫痫。

影像表现：MRI示双侧颞叶海马T$_2$FLAIR呈略高信号；海马体积萎缩，海马趾浅平，双侧侧脑室颞角扩大（图14-22中A，T$_2$WI；图中B，T$_1$WI；图中C、D，T$_2$FLAIR冠状位）。

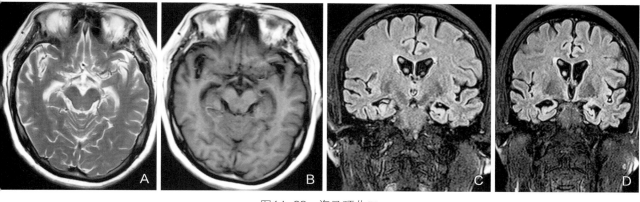

图14-22 海马硬化二

三、诊断要点

（1）海马T$_2$WI信号增高，内部结构不清，灰白质分界消失；单侧或双侧，对称或不对称；早期海马体积萎缩可不明显；信号改变与神经胶质增生及水肿有关。

（2）海马体积萎缩，海马头缩小、海马趾部浅平，患侧侧脑室颞角扩大。海马萎缩是神经元丢失的反映，与病变严重程度有关。

（3）海马硬化损害主要位于海马区，但可累及杏仁核、穹隆、乳头体，甚至整个颞叶的灰白质，导致同侧颞叶萎缩。

第16节 多系统萎缩

一、疾病概述

多系统萎缩（multiple system atrophy,MSA）是一组以进展性自主神经功能障碍，伴帕金森症状、小脑性共济失调症状及锥体束征为主要临床特征的神经系统多部位进行性萎缩的变性疾病。本病原因不明，中老年起病，多为散发。MSA以病理诊断为金标准，病理学表现为在神经胶质细胞胞浆内发现嗜酸性包涵体、神经元丢失和胶质细胞增生。主要累及纹状体黑质系统（纹状体黑质变性）、橄榄脑桥小脑系统（橄榄脑桥小脑萎缩）和自主神经系统等。MSA分为以帕金森病样症状（运动迟缓伴肌强直、震颤、姿势不稳等）为主的MSA-P型和以小脑症状（如步态共济失调、小脑性构音障碍、小脑性眼动障碍等）为主的MSA-C型。多数患者预后不良，早期诊断及对症治疗可能延缓病情的发展。

二、病例讨论

病例 男，66岁；言语重复不清、走路不稳7个月。

影像表现：MRI示脑桥体积萎缩，桥前池增宽；横轴位T₂WI脑桥基底部可见"十字征"（图14-23中B），壳核外缘见弧形条状长T₂高信号（图中C）；小脑体积萎缩，脑沟增宽，第四脑室增宽（图14-23中A～C为T₂WI；D、E为T₁WI；F为冠状位T₂FLAIR）。

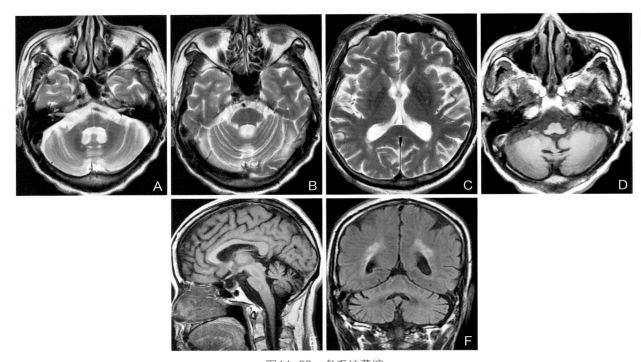

图14-23 多系统萎缩

三、诊断要点

（1）脑桥、小脑中脚和小脑半球等明显萎缩；第四脑室、桥前池、桥小脑角池扩大。

（2）"裂隙征" T₂WI壳核外侧缘见条带状弧形高信号，与壳核萎缩有关。

（3）"十字征" T₂WI脑桥基底部见十字形高信号，与脑桥横行纤维和小脑中脚的纤维变性和神经胶质增生有关，但并非MSA特有。

四、鉴别诊断

需与进行性核上性麻痹鉴别：中脑萎缩显著，脑桥萎缩较轻，呈蜂鸟征；临床一般无自主神经功能障碍，可与MSA鉴别。

第17节 进行性核上性麻痹

一、疾病概述

进行性核上性麻痹（progressive superanuclear palsy,PSP）是一种以假性延髓性麻痹、垂直性核上性眼肌麻痹、锥体外系肌僵直、步态共济失调和轻度痴呆为主要临床特征的神经系统变性疾病。病因及发病机制不明，通常中老年发病，隐匿起病，逐渐进展。通常以姿势平衡障碍、易跌倒为首发症状，随后出现构音障碍和运动迟缓，由于同时伴有帕金森病的症状，可出现严重强直并失去活动能力；半数以上的患者出现认知障碍、呆视、眼睑闭合迟缓和不眨眼以及特征性的眼球共同上视或下视麻痹。患者预后较差，目前尚无有效治疗方法，治疗侧重于防治肺炎、肺栓塞、呼吸衰竭等各种并发症。

二、病例讨论

病例 男，78岁；步态不稳，双下肢无力2年。

影像表现：T$_2$WI中脑上部明显萎缩，矢状位呈"蜂鸟征"（图14-24中B），邻近脑池增宽，脑桥无明显萎缩。见图14-24。

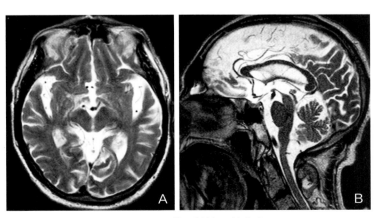

图14-24 进行性核上性麻痹

三、诊断要点

（1）"蜂鸟征"是特征性表现，中脑顶部明显萎缩，在矢状位表现似蜂鸟细长、尖锐的鸟嘴；脑桥及小脑不受累。

（2）中脑和脑桥长轴的垂直线比值　在正常人中，该比值约为2∶3；进行性核上性麻痹患者该比值小于1∶2；在多系统萎缩的患者中该比值大于2∶3。

（3）还可出现导水管扩张，四叠体池增大，第三脑室后部扩大，颞叶前部萎缩等。

第18节　肌萎缩侧索硬化

一、疾病概述

肌萎缩侧索硬化（amyotrophic lateral sclerosis, ALS）是一种以运动神经元受累造成骨骼肌萎缩、神经功能障碍为主要临床表现的进行性变性疾病，属于运动神经元病的范畴。病理学改变主要为大脑和脊髓的运动神经细胞发生变性和坏死，皮质脊髓束和皮质延髓束变性。病因不明，中老年男性多见，发病年龄在50～70岁，大多数为散发病例，5%～10%为遗传性。临床症状可由肢体首发，也可由脑神经的异常首发。脑神经受累主要以面神经、舌咽、舌下神经为主，患者常有表情减少、说话无力、吐字不清、吞咽困难、进食及饮水呛咳；四肢的骨骼肌受累，造成肌肉萎缩、无力、肌张力增高，晚期呼吸肌麻痹可引起呼吸困难和窒息。该病不影响感觉神经，对智力影响较小。预后差，生存期通常为3～5年。

二、病例讨论

病例　女，52岁。

影像表现：MRI示双侧锥体束走行区呈对称性长T_1、长T_2信号（图14-25中A～D为T_2WI；E为T_1WI），冠状位T_2WI双侧锥体束呈条带状高信号（图中F）。

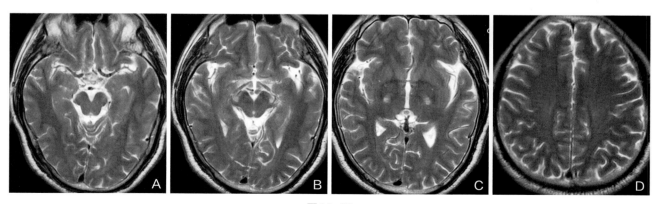

图14-25

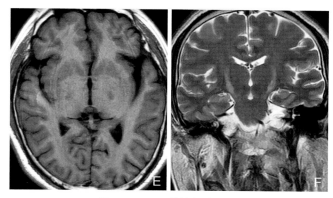

图14-25　肌萎缩侧索硬化

三、诊断要点

可见锥体束受累；单侧或双侧；呈长T_1、长T_2信号，T_2FLAIR呈高信号。可伴有脑沟、裂增宽等脑萎缩征象。

四、鉴别诊断

需与华勒变性鉴别：大脑半球的原发病变如脑梗死、脑出血、肿瘤等，继发同侧锥体束变性，表现为同侧中脑大脑脚长T_2高信号或萎缩，常为单侧病变。

第19节　华勒变性

一、疾病概述

华勒变性（Wallerian degeneration,WD）是一种继发性神经变性疾病，是指神经元胞体或远端轴突损伤，锥体束失去了营养来源，引起远端轴索和髓鞘的顺行性变性。锥体束包括皮质脊髓束、皮质延髓束、皮质脑桥束等神经纤维，分别下行止于脑干运动神经核和脊髓前角运动细胞，途经内囊膝部或内囊后肢的前半部、大脑脚和脑桥基底部、延髓锥体、脊髓。本病常见原因包括脑梗死、脑出血、脑肿瘤、脱髓鞘疾病等，退变过程在神经元损伤后即开始，以皮质脊髓束受累最常见，在原发性脑损伤发生后3～4周后MRI即可检出，预示患者运动功能恢复差。

二、病例讨论

病例1 男，51岁；左侧大脑半球陈旧性脑梗死。

影像表现：MRI示左侧颞叶大片状软化灶；左侧侧脑室增宽。左侧中脑大脑脚及脑桥左侧部萎缩，内见片状长T_1、长T_2信号（图14-26中A～C为T_2WI；D～F为T_1WI），DWI病变无扩散受限（图中G、H）。

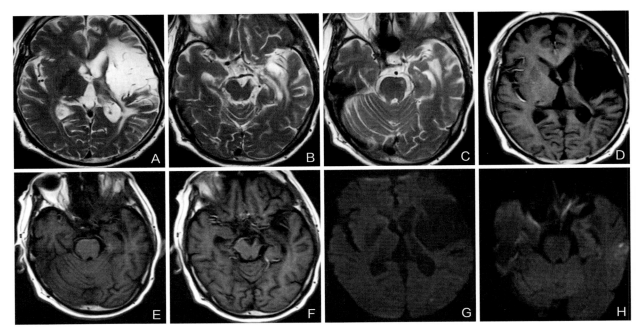

图14-26　华勒变性一

病例2 男，65岁；右侧基底节区陈旧性脑出血。

影像表现：T_2WI右侧基底节区条状高信号软化灶，周边含铁血黄素沉积呈低信号（图14-27中A）；右侧锥体束走行区见高信号灶，右侧脑干体积较左侧萎缩（图中B～H）。

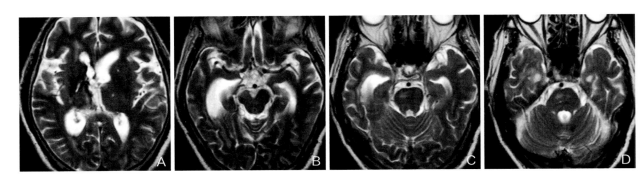

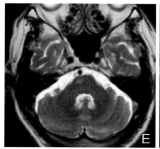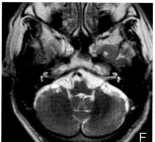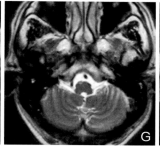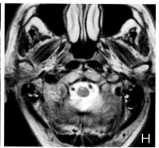

图14-27 华勒变性二

三、诊断要点

（1）原发病变　大脑半球梗死、出血、外伤、感染、肿瘤、脱髓鞘等。

（2）继发改变　与原发病变同侧，与锥体束走行一致；经由放射冠、内囊膝部或内囊后肢的前半部、大脑脚、脑桥基底部、延髓锥体，连续或不连续；呈长 T_1、长 T_2 信号；DWI 早期高信号、晚期等低信号，大脑脚萎缩。

四、鉴别诊断

需与脑干梗死鉴别：根据原发病灶，锥体束的形态、信号改变，一般易作出鉴别诊断。

第20节　肥大性下橄榄核变性

一、疾病概述

肥大性下橄榄核变性（hypertrophic olivary degeneration，HOD）多继发于脑桥、中脑或小脑的出血、梗死、肿瘤或创伤后，是一种特殊的继发性下行性变性。对侧小脑齿状核与同侧中脑红核、下橄榄核之间存在三角形环路，称为 Guillain-Mollaret 三角，齿状核通过小脑上脚与对侧红核联系，红核通过被盖中央束与同侧下橄榄核相连，下橄榄核经对侧小脑下脚投射到齿状核。位于对侧小脑齿状核、小脑上脚、同侧红核、中央被盖束的病变会导致下橄榄核去神经支配后变性肥大。双侧传入通路的病变或单侧病变较大累及双侧传入通路，则会导致双侧下橄榄核肥大变性。临床主要表现为头晕、腭肌阵挛、眼肌震颤、共济失调、复视及肢体阵挛等。

二、病例讨论

病例1　女，76岁；发作性眩晕、视物旋转1天；脑桥梗死病史3年。

影像表现：MRI示脑桥右侧部陈旧性脑梗死所致软化灶，呈长T_2、长T_1信号，DWI呈低信号（图14-28中A为T_2WI；B为T_1WI；C为DWI）；延髓右腹外侧下橄榄核区肥大，见小片状略长T_2信号，DWI无明显扩散受限（D为T_2WI；E为T_1WI；F为DWI）。

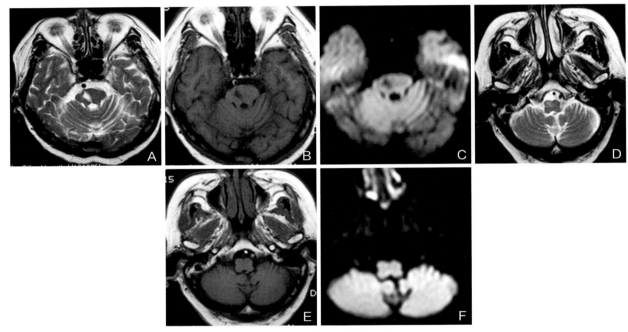

图14-28　肥大性下橄榄核变性一

病例2　女，58岁；头晕伴视物模糊20余天；脑干出血4月余。

影像表现：MRI示脑桥陈旧性出血，T_2WI、T_1WI、DWI均可见横行条状低信号；延髓双侧下橄榄核区肥大，见片状略长T_2信号，DWI等或稍高信号（图14-29中A、B为T_2WI；C、D为T_1WI；E、F为DWI）。

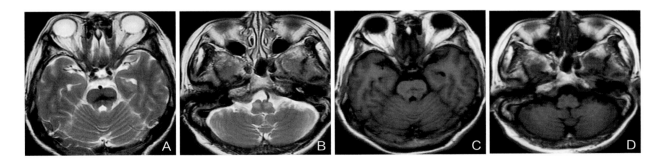

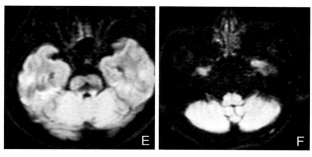

图14-29　肥大性下橄榄核变性二

三、诊断要点

（1）原发病变　脑桥、中脑或小脑出血、梗死、肿瘤或创伤等。

（2）根据原发病变累及的范围，可导致单侧或双侧下橄榄核变性。原发病变早期，延髓腹外侧下橄榄核区T_2WI信号增高，不伴肥大；原发病变约半年后，下橄榄区高信号伴有肥大改变；数年后，下橄榄核区T_2WI呈高信号但可出现萎缩。DWI信号一般不高。

四、鉴别诊断

（1）延髓梗死　多发生在延髓的后外侧，或是位于中线旁，DWI呈高信号是鉴别要点。

（2）Wallerian变性　病变累及锥体束，T_2WI高信号位于中脑、延髓前方而不是下橄榄核区。

第21节　Marchiafava-Bignami病

一、疾病概述

Marchiafava-Bignami病(MBD)又称原发性胼胝体变性，最常见于慢性酗酒引起的胼胝体进行性脱髓鞘或坏死性疾病。其病理改变为胼胝体对称性脱髓鞘，中层坏死、萎缩，而上缘、下缘不受累，胼胝体变薄；病变可单独累及胼胝体，也可同时累及胼胝体外广泛白质，累及皮质者少见。根据临床起病形式，分为急性型、亚急性型和慢性型。临床常有长期酗酒史，表现为精神行为异常、记忆力减退、反应迟钝、淡漠、意识障碍、幻视、幻听、失语、共济失调、构音障碍、癫痫发作等。目前常用的治疗方案是补充B族维生素及叶酸，早期治疗患者症状能得到明显改善。

二、病例讨论

病例　男，49岁；反应迟钝数年，意识不清1天，大量饮酒史20年。

影像表现：MRI示胼胝体肿胀，T_1WI呈低信号，T_2WI及T_2FLAIR呈高信号，病变双侧对称，DWI呈高信号（图14-30中A为T_1WI；B为T_2WI；C为T_2FLAIR；D为DWI）。治疗1个月后复查，胼胝体较前萎缩，病变DWI信号减低；T_2WI矢状位显示胼胝体上、下缘不受累，呈"夹心饼干征"（E为T_1WI；F为T_2WI；G为DWI；H为T_2WI矢状位）。

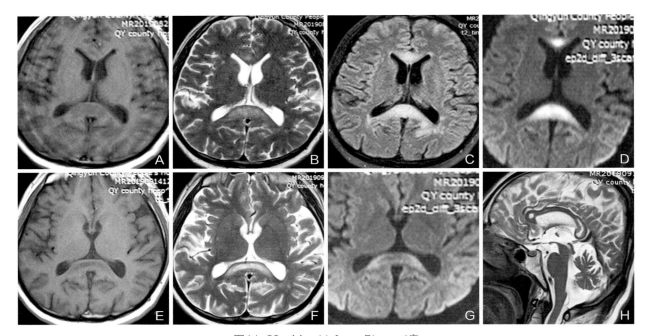

图14-30　Marchiafava-Bignami病

四、诊断要点

（1）最常累及胼胝体体部，也可累及整个胼胝体；主要累及胼胝体中央层，呈长轴分布；横断位病变双侧对称。胼胝体以外病变也常见，包括大脑半球白质、皮质下白质、内囊、小脑、脑干等部位均可受累；多呈斑片状。

（2）急性期胼胝体以肿胀为主；亚急性期胼胝体可正常或轻度肿胀；慢性期胼胝体萎缩为主。

（3）T_1WI等或稍低信号，T_2WI为高信号，DWI呈高或稍高信号；T_2WI矢状位显示胼胝体上缘、下缘不受累，形成"夹心饼干征"或"三明治征"，有一定特征性。

三、鉴别诊断

（1）胼胝体梗死　多有高血压、糖尿病、动脉粥样硬化病史；胼胝体梗死灶常呈局限性、偏侧分布，常累及胼胝体上缘、下缘。

（2）多发性硬化　中青年女性多见，多有缓解-复发病史，有垂直于侧脑室长轴分布的特点。

（3）淋巴瘤　病变常有占位效应，DWI扩散受限，增强扫描多呈均匀一致强化。

参考文献

[1] 贾爱英.新生儿低血糖脑病的MRI诊断价值.中国实用神经疾病杂志，2014(14): 84-85.

[2] 侯艳霞，王晓明.新生儿低血糖脑病的磁共振研究进展.中国医学影像技术，2008,24(11): 1841-1843.

[3] 相龙彬，宫元芳，杨伟伟，等.低血糖脑病MRI表现与临床分析.医学影像学杂志，2015(3): 403-406.

[4] 牛昊，范国光，刘兆玉，等. MRI在新生儿核黄疸诊断及随访中的价值. 中国医学影像技术，2007, 23(12): 1777-1779.

[5] 吴尚红，曹自祥，丁远仁，等. 特发性甲状旁腺功能减退的脑CT表现——附6例分析. 医学影像学杂志，2006, 16(6): 640-641.

[6] 张伟，黄远桃，王娟8家系家族性Fahr病的影像诊断及临床分析. 临床放射学杂志，2017 (12): 1740-1744.

[7] 李广鉴，赵利，刘业松，等. MRI联合多层螺旋CT在肝性脑病诊断中的价值. 中国CT和MRI杂志，2015 (10): 15-18.

[8] 罗松，张龙江，卢光明. 肝性脑病神经影像学研究新进展. 放射学实践，2014, 29 (1): 36-39.

[9] 戴世鹏，庞军，戴景儒. 高血压脑病的MRI表现及鉴别诊断. 磁共振成像，2014, 5 (1): 15-18.

[10] 陈信坚，谭惠斌，刘忠. 高血压脑病影像学特征分析. 中国临床神经外科杂志，2010, 15 (5): 281-282.

[11] 余小骊，欧阳晓春，王水华，等. 急性一氧化碳中毒及迟发性脑病的临床与MRI. 脑与神经疾病杂志，2013, 21(3): 177-179.

[12] 武涛，杨小军，党根喜，等. 一氧化碳中毒迟发性脑病临床和MRI研究. 中国实用神经疾病杂志，2010, 13 (15): 10-12.

[13] 杨艳梅，刘怀军，李书玲，等. 有机磷农药中毒的脑部影像学研究. 中华放射学杂志，2004, 38 (8): 820-823.

[14] 李松涛. 有机溶剂中毒性脑病的磁共振成像诊断. 实用医学影像杂志，2014 (6): 454-455.

[15] 孟庆勇，余永强.放射性脑损伤的MRI研究进展.国际医学放射学杂志，2008, 31 (5): 341-344.

[16] 李丹，侯明杰，赵天平,等. 脑桥中央髓鞘溶解症MRI表现分析. 中国中西医结合影像学杂志，2015(3):298-300.

[17] 蒋雯巍，蒋雨平.渗透性脱髓鞘综合征.中国临床神经科学，2007, 15(3):144-147.

[18] 李健，陈立婷，朱元昭，等. 可逆性胼胝体压部病变综合征的临床与MRI表现.临床放射学杂志，2017, 36(3): 319-323.

[19] 陈耿，韩立新，曹惠霞，等. 胼胝体压部可逆性孤立性病变的MRI诊断与鉴别诊断.临床放射学杂志，2012, 31(9): 1229-1232.

第 **15** 章 颅骨肿瘤与肿瘤样病变

概述

颅骨的肿瘤与肿瘤样病变约20%为良性，80%为恶性，其中发病率最高的是转移瘤，其次是骨瘤、纤维结构不良。不同的肿瘤有不同的好发部位，颅盖骨的肿瘤，成人以骨瘤、转移瘤、骨髓瘤等较常见，儿童和青少年以嗜酸性肉芽肿等多见；颅底骨的肿瘤中，位于前颅窝底的主要包括纤维组织来源（纤维结构不良和骨化性纤维瘤）和软骨来源肿瘤，位于中颅底的主要为脊索瘤和软骨肉瘤等，位于颅后窝的多为软骨来源肿瘤；面颅骨的肿瘤常见骨化性纤维瘤、造釉细胞瘤等。颅骨血管瘤和转移瘤好发于富血供的板障区，血管瘤以膨胀性生长为主，转移瘤则以溶骨性破坏为主，少数为成骨性或混合性转移；软骨性肿瘤好发于颅底联合处；脊索瘤则以斜坡为中心；纤维结构不良90%位于颅底部。

颅骨良性病变如骨瘤、表皮样囊肿、骨化性纤维瘤等形状多较规则、边界清楚，破坏区边缘光整，部分见硬化边，引起骨质反应性增生或吸收，无明显软组织肿块形成；少数良性病变如嗜酸性肉芽肿边界不清，可伴邻近软组织肿胀或肿块形成。颅骨恶性肿瘤多呈浸润性生长，骨质破坏明显、边缘不清，一般无硬化边，常被软组织肿块包绕，多见于浆细胞瘤、淋巴瘤、转移瘤等。

第 **1** 节 颅骨骨瘤

一、疾病概述

骨瘤(osteoma)是一种良性骨肿瘤，病因不明，生长缓慢，可见于任何年龄，可发生于颅骨的任何部位，颅骨骨瘤的临床表现和骨瘤的发生部位密切相关，多数患者无自觉症状。根据病理特征将其分为三种类型。①致密型：也称为象牙质样骨瘤，其特点为瘤体的骨质致密、坚硬，多位于颅骨内、外板及鼻窦内，大多无临床症状。②疏松型：也叫海绵状骨瘤，其骨质疏松，外覆骨皮质，多发生于颅骨板障、内板，较大者可因压迫周围脑组织引起头痛、恶心、呕吐、肢体活动障碍等临床症状。③混合型：同时具有致密型骨瘤与疏松型骨瘤两种成分，多为外部坚硬，内部疏松。颅骨骨瘤根据解剖部位分为颅底骨瘤、颅盖骨瘤、硬脑膜骨瘤、脑实质内骨瘤，颅盖骨瘤最多见，脑实质内骨瘤最少见；其中颅盖骨瘤又分为内生型和外生型。颅骨骨瘤的影像学检查方法通常为颅骨X线平片和颅脑CT。

二、病例讨论

病例1 女，39岁，顶枕部触及两处质硬突起，无压痛，不活动。

影像表现：CT骨窗示右侧顶骨、左侧顶骨各见一个大小不等丘状骨性密度影，与颅骨皮质相连，边缘光滑。见图15-1。

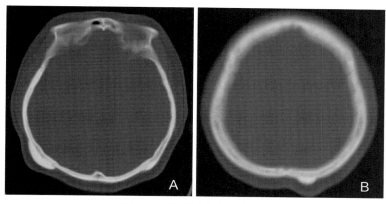

图15-1 颅骨骨瘤（致密型）

病例2 女，64岁，左侧额部触及质硬结节，无活动、无压痛。

影像表现：CT示额骨小结节状骨性突起，边缘光滑，中心呈松质骨密度（混合型骨瘤）。见图15-2。

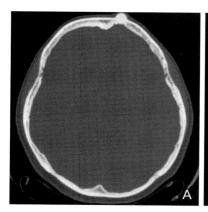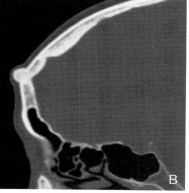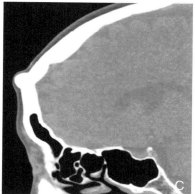

图15-2 颅骨骨瘤

病例3 女，40岁，偏头痛8个月，鼻窦炎病史。

影像表现： CT骨窗示左侧筛窦内可见一结节状致密影，边界清。见图15-3。

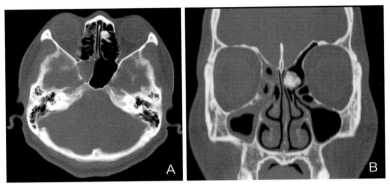

图15-3　筛窦骨瘤

三、诊断要点

（1）可发生于任何年龄、颅面骨任何部位。

（2）一般无临床症状，较大者可引起周围组织压迫症状。

（3）CT　为主要检查方法；表现为半球形、分叶状或结节状，与骨皮质相连的致密度影，边缘光滑；致密型骨瘤密度与皮质骨相当，松质型骨瘤密度似板障，混合型骨瘤外部为致密骨，中央为松质骨。

四、鉴别诊断

（1）脑膜瘤　脑膜瘤主要引起邻近颅骨增生，基底较宽，与颅骨间可见间隙，CT和MR可直接显示颅内肿瘤组织。

（2）骨纤维异常增殖症　病变常较广泛，不规则，与正常颅骨分界不清，多呈磨玻璃密度。

（3）额骨内板增生症　临床多见于停经女性，男性少见；有肥胖、皮肤多毛等症状；病变位置特定，为额骨内板波浪状骨质增生、增厚，增生的骨质密度低于骨瘤。

第2节 纤维结构不良

一、疾病概述

纤维结构不良(fibrous dysplasia of bone,FDB)，又称骨纤维异常增殖症，是一种原因不明的良性骨病变，目前认为本病系原始间叶组织发育异常，骨骼内纤维组织异常增生所致。其病理特点是正常骨组织逐渐被异常增生的纤维组织代替。可累及全身各骨，颅骨是好发部位之一。临床分单骨型、多骨型和骨纤维异常增殖综合征（即Albright综合征）三型。患者可无任何症状，或有视力下降、眼球突出、癫痫等邻近神经功能受损症状，病变进展缓慢。多骨型患者同时伴有皮肤牛奶咖啡斑和性早熟等内分泌功能障碍者称为McCune-Albright综合征(McCune-Albright syndrome，MAS)。

根据CT病变密度高低及均匀程度分为磨玻璃状、丝瓜络状和硬化型三种，以前两种多见。高密度区病理学上为结构异常的骨质为主，低密度区主要以纤维成分为主。病变区纤维成分较多、骨质成分较少且二者构成比例均匀一致时呈磨玻璃状改变；骨质成分多、纤维成分少且构成比例一致时呈硬化型；病变内各个区域纤维成分和骨质成分构成比例不一致时，则表现为高低密度混杂的丝瓜络状。

二、病例讨论

病例1 男，64岁；发作性头晕、视物模糊1年。

影像表现：CT骨窗（图15-4中A～C）示右额骨、蝶骨骨质膨胀、变形，骨髓腔密度增高，呈"丝瓜络状"改变，与正常颅骨分界不清。MR（D为T_2WI；E为T_1WI）示右额骨膨大，信号不均匀，呈等长T_1、不均匀稍长T_2信号为主，内可见低信号。

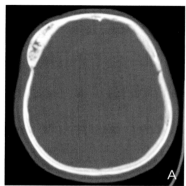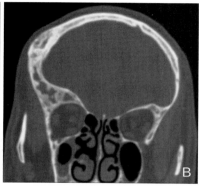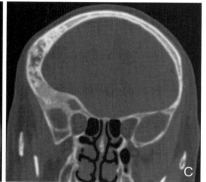

图15-4

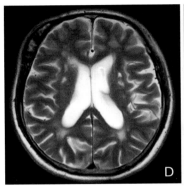
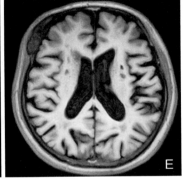

图15-4　颅骨纤维结构不良一

病例2　女，7岁；自出生后逐渐出现颜面部变形。

影像表现：CT骨窗示颅盖骨、颅底骨及颌面骨质膨胀、增厚、变形，骨髓腔密度增高，呈"磨玻璃样"密度，与正常颅骨分界不清。见图15-5。

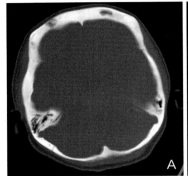
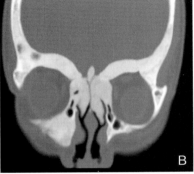
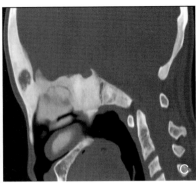

图15-5　颅骨纤维结构不良二

病例3　女，8岁；6年前出现阴道流血，诊断为性早熟、McCune-Albright综合征。

影像表现：CT骨窗（图15-6中A～C）示颅骨弥漫性骨膨大、变形、骨髓腔密度增高，病变区密度较均匀，呈"磨玻璃状"改变，与正常颅骨分界不清。MR（D为横轴位T2WI；E为冠状位T2WI；F为矢状位T_1WI）颅骨膨大，信号较均匀，呈长T_1、短T_2低信号。

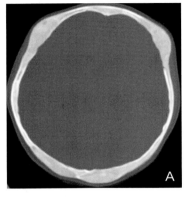
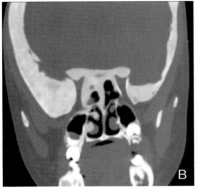
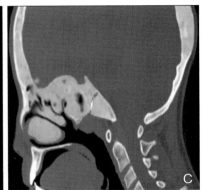

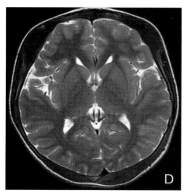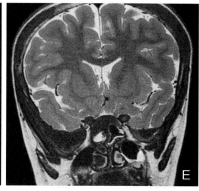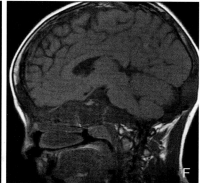

图15-6 颅骨纤维结构不良三

三、诊断要点

（1）CT 受累骨骼局部或弥漫性骨膨大、变形、骨髓腔密度增高。病变区密度较均匀呈"磨玻璃状"，或密度高低不均匀呈"丝瓜瓤状"改变。与正常骨组织无明确分界，无骨膜反应和软组织肿块。

（2）MR 颅骨病变区膨大，信号均匀或不均匀，呈长T_1、短T_2信号，于低信号区中可见稍高信号。因病变所含纤维组织、骨组织的量或比例及成熟程度不同，MRI信号有所差异。

（3）增强扫描后强化方式不一，可以均匀强化、不强化或不均匀轻度强化。

四、鉴别诊断

（1）骨化性纤维瘤 以髓腔为中心向四周膨胀性生长，呈类圆形或分叶状，边界清楚，周边有硬化骨壳，病变内常见钙化灶。而纤维结构不良边界不清，呈磨玻璃样密度为主。

（2）畸形性骨炎 好发于中老年人，可出现活动期以骨吸收为主的海绵型及修复期以成骨为主的硬化型改变，颅骨板障明显增宽，内外板不规则增厚，当颅骨外板还有疏松性变化时，内板就可出现硬化。

第3节 嗜酸性肉芽肿

一、疾病概述

骨的嗜酸性肉芽肿是一种良性肿瘤样病变，为细胞组织增生症（Langerhans cell histiocytosis）三大类型中的一种。嗜酸性肉芽肿、韩-薛-柯病、勒-雪病统称为组织细胞增生症，其共同点是都有一种特殊的组织细胞即朗格汉斯(Langerhans)细胞增生。骨嗜酸性肉芽肿病因尚不清楚，多见于儿童及青少年，好发于颅骨、脊柱、长骨和骨盆等，以颅骨最常发生。嗜酸性肉芽肿以骨质破坏、组织细胞增生和嗜酸粒细胞浸润为主，病变从骨髓腔生长，压迫和破坏骨皮质，并可侵入软组织形成局部质软肿块，多为单发。颅骨嗜酸性肉芽肿临床较少见，表现无特异性，主要为疼痛，局部肿胀，部分可无任何症状；实验室检查可有嗜酸粒细胞增多，血沉加快。

二、病例讨论

病例1 男，12岁；左枕部包块3个月。

影像表现：CT示枕骨可见圆形骨质破坏，边界清晰，边缘轻度硬化，破坏区内见小斑片状致密灶，呈典型"纽扣征"（图15-7中A～C）。病灶周围形成软组织肿块（图中D～F）。

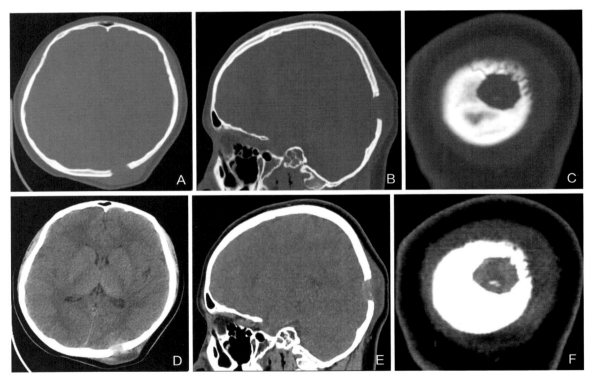

图15-7　颅骨嗜酸性肉芽肿一

病例2 男，6岁；头部肿物伴疼痛1月余。

影像表现：MR示左顶骨骨质破坏，病灶T$_2$WI（图15-8中A为横轴位；E为矢状位）呈不均匀高信号，T$_1$WI（图中B）呈等低信号，DWI（图中C）呈等信号。增强扫描（图中D、F）呈显著不均匀强化，边界不清。

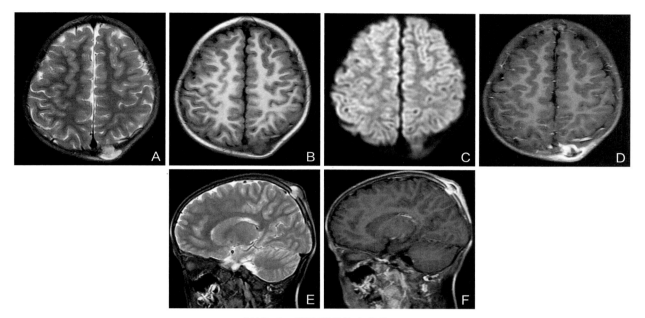

图15-8　颅骨嗜酸性肉芽肿二

三、诊断要点

（1）多见于儿童及青少年，好发于颅骨、脊柱、长骨及骨盆，以颅骨最常见。

（2）CT多呈穿凿样、溶骨样或虫噬样骨质破坏，圆形或类圆形，边界清晰；其内可见斑片状高密度灶，即"纽扣征"；病变不同时期周边骨质硬化的程度不同，早期病灶边缘无硬化，晚期出现硬化；常伴有周围软组织肿块。

（3）影像表现分为四期。①早期病变局限在板障内，破坏、吸收板障，形成小囊状透亮区，边缘清晰。②进展期病变增大，颅板破坏，肉芽组织突出形成软组织肿块。③痊愈期肉芽组织吸收，留下边缘清晰或光整的颅骨缺损。④修复期颅骨破坏边缘出现硬化，由清晰到模糊，先内板后外板由四周向中心骨化，逐渐缩小。

（4）MR病灶T_1WI呈低或等信号，T_2WI呈均匀或不均匀高信号，注射Gd-DTPA后呈均匀或不均匀显著强化。

四、鉴别诊断

（1）骨髓瘤　年龄多在40岁以上；表现为颅骨多发溶骨性破坏，边缘无硬化，无骨膜反应，常见软组织肿块；尿检可见特征性的本-周蛋白，骨髓涂片可见骨髓瘤细胞。

（2）血管瘤　中老年患者多见；CT可见颅骨板障膨胀，内外板破坏，边缘可有硬化，病变内见蜂窝状或日光放射状高密度影。显微镜下见大量增生的毛细血管、扩张的血窦和残留的骨小梁。

（3）转移瘤　中老年人多见，有原发肿瘤病史；影像表现颅骨多发或单发的骨质破坏，边界不清，病灶内无残留小骨片。

第 **4** 节　颅骨血管瘤

一、疾病概述

　　颅骨血管瘤属于一种少见的良性血管性肿瘤，病理学上可分为海绵状型、毛细血管型、动静脉型以及静脉型，其中海绵状血管瘤为最常见的组织类型。骨血管瘤多发生于椎体内，极少发生于颅骨内。发生于颅骨内时，以额骨最多见，其次是顶骨，多单发。起自于颅骨板障，在板障内蔓延生长。病理特征是骨小梁之间掺杂增生的血管组织，形成大量血窦和薄壁血管，从而形成血管瘤。骨小梁压迫吸收改变，残留纤细的骨小梁形成骨峭。大多数颅骨血管瘤多表现为局部包块，仅少数会出现头痛。

二、病例讨论

　　病例1　男，34岁；左额部包块3年，质硬，无压痛。

　　影像表现：CT骨窗（图15-9中A、B为横轴位；图中C为矢状位）示左侧额骨内见膨胀性骨质破坏区，边界清，病变前部见放射状针状高密度影，额骨内板骨皮质变薄。病变局部形成软组织肿块（图中D）。

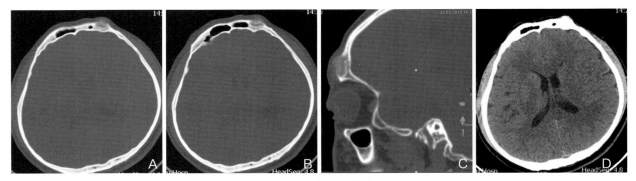

图15-9　颅骨血管瘤

　　病例2　男，5个月；左枕部皮下肿物2个月。

　　影像表现：MRI示左侧顶骨骨质破坏，局部形成肿块影，T_2WI呈不均匀稍高信号，T_1WI呈稍低信号，DWI呈低信号；增强扫描呈不均匀明显强化，内可见条状无强化影（图15-10中A为T_2WI；B为矢状位T_2WI；C为T_1WI；D为DWI；E、F为增强扫描）。

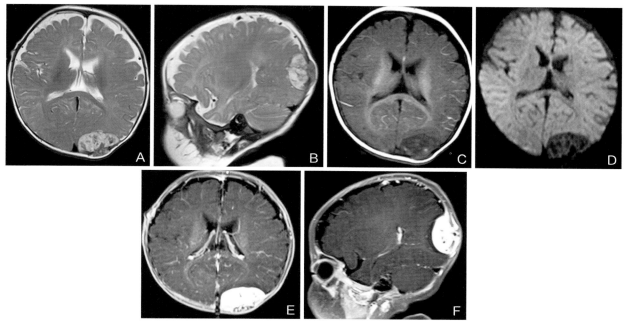

图15-10　颅骨海绵状血管瘤

三、诊断要点

（1）CT　一般呈膨胀性骨质破坏，边界清楚，其中"蜂窝状"或"日光放射状"改变是特征性表现。

（2）MRI　平扫T_1WI可呈稍低或等信号，T_2WI多呈不均匀稍高信号。增强扫描多呈不均匀明显强化，内可见条状无强化影。

四、鉴别诊断

（1）嗜酸性肉芽肿　多见于30岁以下，青少年是发病的高峰年龄。典型的影像学表现是颅骨破坏，内见"纽扣样"死骨。

（2）纤维结构不良　病变区骨皮质膨胀变薄，可呈"磨玻璃样""丝瓜络样"改变。其影像学表现有时与不典型颅骨血管瘤相似，需依靠组织病理学鉴别。

（3）脑膜瘤　多表现为扁平状、宽基底，匍匐于硬脑膜的病灶，邻近颅骨常有增生，MRI呈等T_1、等T_2信号，增强扫描病变明显强化，相应部位可见脑膜强化。

第5节 骨髓瘤

一、疾病概述

骨髓瘤又称浆细胞骨髓瘤，是起源于骨髓造血组织的一种浆细胞异常增生的恶性肿瘤，具有向浆细胞分化的潜能。最常累及的部位是骨髓中造血最活跃的部位，按常见部位依次为脊椎、肋骨、颅骨、骨盆、股骨、锁骨和肩胛骨。常为多发性，多见于40岁以上，其临床特点是多发溶骨性破坏、骨质疏松、病理性骨折、骨痛、高钙血症和贫血，血清中存在单克隆免疫球蛋白、尿中本-周蛋白阳性等。

二、病例讨论

病例1 男，44岁；头晕。

影像表现：CT示颅骨内多发溶骨性骨质破坏，边缘模糊，无硬化，病变突破骨皮质，周围软组织内形成肿块（图15-11中A为CT骨窗；图中B为VR重建）。

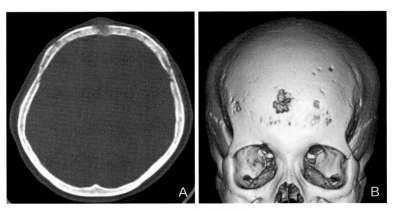

图15-11 颅骨骨髓瘤一

病例2 女，47岁，间歇性头痛、伴视力下降4个月。

影像表现：CT骨窗示颅骨多发溶骨性骨质破坏，边缘模糊（图15-12中A，B）；CT增强扫描（图中C）示病变在颅骨内外形成软组织肿块，增强扫描肿块明显均匀增强。

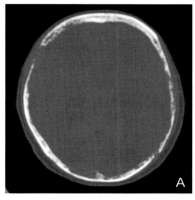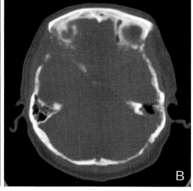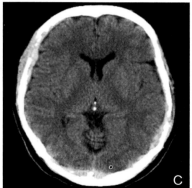

图15-12 颅骨骨髓瘤二

三、诊断要点

（1）CT　颅骨溶骨性破坏，常为多发，也可单发；边缘无硬化；肿瘤突破骨皮质，可形成软组织肿块；肿瘤内可以有钙化；增强扫描呈明显均匀增强。

（2）MRI　T_1WI稍低或等信号，T_2WI与灰质等信号，增强扫描肿瘤明显增强。

四、鉴别诊断

（1）颅底的骨髓瘤需要与斜坡脊索瘤、软骨肉瘤鉴别　斜坡脊索瘤、软骨肉瘤CT表现为溶骨性破坏，肿瘤为混杂密度，肿瘤内可见多发点片状钙化；MR扫描肿瘤为长T_1、长T_2信号，因肿瘤内多发钙化及囊变，病灶信号不均匀，增强扫描为不均匀强化。而骨髓瘤一般为均匀等信号，增强后呈均匀强化。

（2）颅盖骨的骨髓瘤需要与嗜酸性肉芽肿和转移瘤鉴别　颅骨嗜酸性肉芽肿好发于儿童及青少年，而骨髓瘤好发于中老年；嗜酸性肉芽肿表现为颅骨破坏伴软组织肿块，边界清楚，呈长T_1、长T_2信号，与骨髓瘤的信号不同。转移瘤发病年龄较大，病程短，肿瘤生长迅速，可多发或单发，有原发肿瘤病史。

第6节　颅骨脊索瘤

一、疾病概述

脊索瘤来源于原始脊索的胚胎残余组织，是低度恶性骨肿瘤，具有局部侵袭性，以斜坡和骶尾骨最常见，颅底脊索瘤好发于斜坡和蝶骨。脊索瘤分为经典型、软骨样型和去分化型三种组织学亚型，经典型最常见，占总数的80%～85%，肿瘤由大量空泡状上皮细胞和黏液基质组成，纤维组织将肿瘤分隔呈分叶状；软骨样脊索瘤占脊索瘤的5%～15%，含有多少不等的透明软骨样组织；去分化型约占脊索瘤的10%，可经血行转移及蛛网膜下腔种植性播散，可继发于放疗后或恶变。脊索瘤临床表现多样，症状与肿瘤部位相关，起源于斜坡的肿瘤可向邻近组织浸润生长，同时伴有骨质破坏。

二、病例讨论

病例1 女，39岁；头痛、恶心、呕吐。

影像表现：CT（图15-13中A、B）示蝶骨体、斜坡区骨质破坏，边缘不清，无硬化；CT冠状位和矢状位重建图像（图中C、D）可见局部软组织肿块形成。MR示肿块呈等短T_1、不均匀长T_2信号（E为矢状位T_1WI；F、G为横轴位、冠状位T_2WI），MRI增强扫描（图中H）肿块不均匀强化。

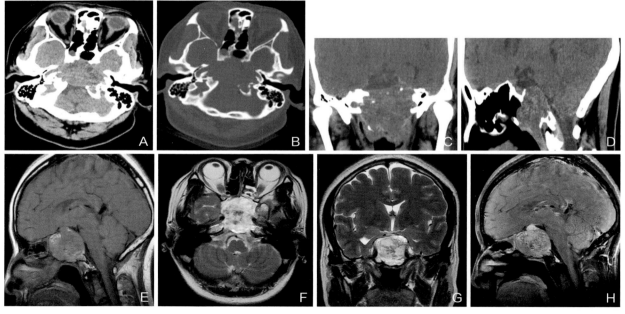

图15-13　脊索瘤一

病例2 男，49岁，头痛1年。

影像表现：MRI示斜坡、齿状突骨质破坏，形成分叶状肿块；T_2WI（图15-14中A、C）肿块呈不均匀高信号，内见蜂窝状低信号纤维间隔，T_1WI（图中B）呈不均匀低信号，DWI（图中D）呈高信号；增强扫描（图中E、F）病变呈不均匀网格状强化。病灶向前凸向鼻咽，向后压迫延髓。

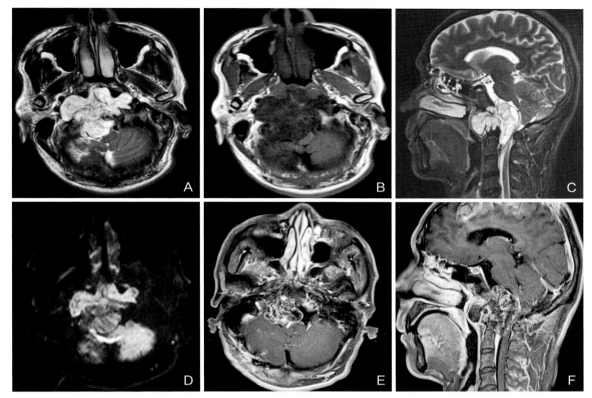

图15-14　脊索瘤二

病例3 女，61岁；头痛10天。

影像表现：CT骨窗（图15-15中A）示右侧颞骨岩锥部、右侧枕髁骨质破坏，无硬化，其内可见斑片高密度灶；右侧颈动脉管受累。MRI示病变呈不规则长T_1、长T_2信号肿块（B为T_1WI；C、D为T_2WI），增强扫描（图中E～G）呈不均匀强化。

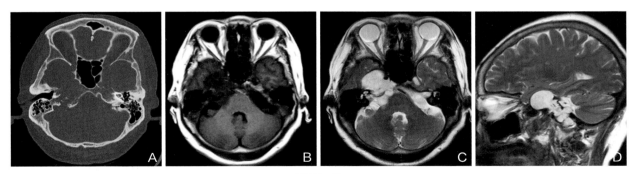

图15-15

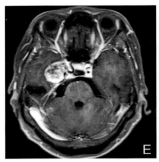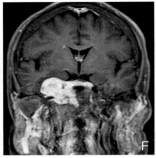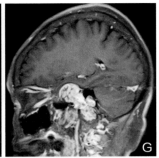

图15-15 脊索瘤三

三、诊断要点

（1）颅底脊索瘤发病高峰在40～60岁，男、女发病率无明显差异。

（2）CT 多数位于斜坡中上部，软骨样脊索瘤位于斜坡旁侧的软骨结合部；膨胀性骨质破坏，边缘一般无硬化；局部可见软组织肿块形成，其内散在斑片状高密度，这些高密度可能为残存骨、钙化灶。

（3）MR T_1WI常为低信号，其内含有蛋白或出血时，可呈部分高信号。T_2WI多为不均匀高信号，当肿瘤伴钙化、出血、残存骨或血管流空时，其内见点状或片状低信号；内含低信号纤维间隔，表现为特征性的"蜂房征"。增强肿瘤呈不均匀缓慢持续强化。

四、鉴别诊断

（1）侵袭性垂体瘤 侵袭性垂体瘤钙化较少见；T_2WI为稍高信号，其内可出现囊变、坏死、出血；增强扫描强化程度较弱。常包绕海绵窦，一般无骨质破坏，临床有垂体激素增多。

（2）脑膜瘤 MRI信号均匀，增强扫描明显均匀强化，"脑膜尾征"是特征性表现，一般没有骨质破坏。

（3）软骨肉瘤 脊索瘤多位于斜坡中线区域，软骨肉瘤多起源于斜坡旁侧的岩-斜软骨结合部。软骨样脊索瘤和软骨肉瘤较难鉴别。

第7节 软骨肉瘤

一、疾病概述

软骨肉瘤是一种具有侵袭性的恶性肿瘤，生长缓慢，好发于蝶筛骨、蝶枕和颞枕骨等骨缝软骨结合处，发生于斜坡者多累及斜坡侧面。常见的病理类型包括普通型、黏液型、间质型、透明细胞型、去分化型等。根据软骨细胞的异型性程度，又可分为低度恶性、中度恶性、高度恶性。普通型软骨肉瘤最常见，属低度恶性，常伴有局部软组织肿块，并有絮状、弧形、环形的软骨基质钙化。黏液型软骨肉瘤病理主要特点是含有大量黏液基质和透明软骨，属中度恶性；间质型和去分化型属高度恶性。颅底软骨肉瘤的临床表现主要源于颅内压力增高、颅脑结构受压以及脑神经改变三方面的影响。

二、病例讨论

病例1 男，34岁；右上颌无痛性肿物1周。

影像表现： CT骨窗（图15-16中A、C）示右上颌窦区膨胀性骨质破坏，内见多发斑点状、絮状钙化；CT软组织窗（图中B）示局部形成软组织肿块。MR示右侧上颌窦区见T_1WI不均匀低信号（图中D）、T_2WI不均匀高信号肿块（图中E），增强扫描不均匀明显强化（图中F）。

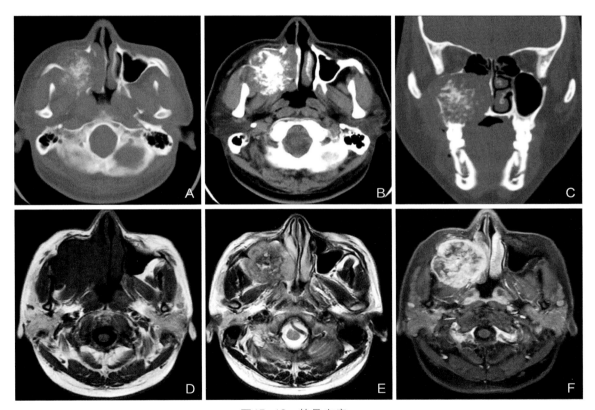

图15-16 软骨肉瘤一

病例2 男，45岁；头痛，左耳听力下降。

影像表现： CT骨窗示（图15-17中A）左侧颞骨乳突部骨质破坏，内见斑点状高密度灶。MRI左侧颞骨破坏，局部见长T_1、混杂T_2信号肿块（B为T_1WI；C为T_2WI），MRI增强扫描病变呈网格样、蜂窝状不均匀强化（图中D、E）。

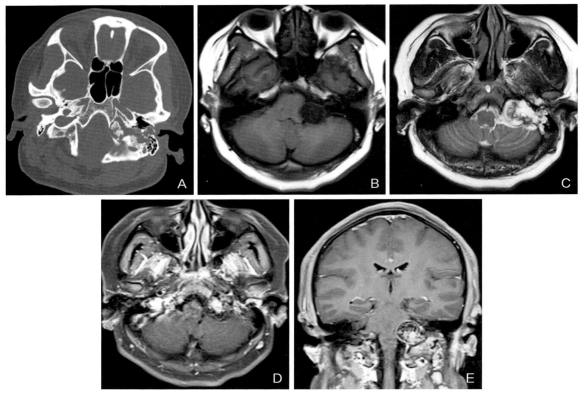

图15-17　软骨肉瘤二

三、诊断要点

（1）软骨肉瘤好发于颅底，蝶筛骨、蝶枕和颞枕骨等骨缝软骨结合处。

（2）CT　表现为骨质破坏，形成等或略低密度软组织肿块，内见斑点状、絮状、环形钙化；钙化是软骨肉瘤的特征，肿瘤恶性程度越高，瘤内钙化越少、钙化越不规则、轮廓越模糊。黏液型软骨肉瘤含有大量黏液基质，CT表现为低密度肿块，肿瘤钙化较轻微。

（3）MRI　平扫为T_1WI低信号，T_2WI为不均匀高信号，增强扫描不均匀强化。普通型软骨肉瘤增强扫描病变呈分隔状强化；黏液型软骨肉瘤富含水分，呈明显长T_1、长T_2信号，未见分隔样改变。

四、鉴别诊断

（1）脊索瘤　大多数脊索瘤发生于中线区，而颅底软骨肉瘤好发于偏离中线的颅底软骨结合处；脊索瘤内部可见残留骨质或钙化，多为不规则、斑片状，脊索瘤内常含有黏液团，在MRI上表现为结节状明显长T_1、长T_2信号；脊索瘤为乏血供，增强扫描多呈缓慢持续强化。

（2）颅底脑膜瘤　脑膜瘤多以宽基底与颅骨相邻，瘤内坏死少见，增强扫描肿瘤实质呈明显均匀强化，邻近脑膜常增厚强化，即"脑膜尾征"。

第8节 颅骨转移瘤

一、疾病概述

　　颅骨转移瘤常见于40岁以上患者，肺癌、乳腺癌和前列腺癌最为常见，其他常见原发肿瘤来源包括甲状腺、肾脏、子宫、消化道等。转移途径多为血行转移。板障是内板、外板之间的骨松质，内含有骨髓，并有板障静脉，因此血行转移通常最早发生于板障，然后向颅骨内板、外板侵犯。颅骨转移瘤早期可无临床症状，或有程度不一的头痛、不适感，有时局部疼痛，随肿瘤的增大可扪及肿块，可单发或多发。有原发肿瘤的病史，又出现颅骨肿块时，应高度警惕颅骨转移瘤的可能。

二、病例讨论

病例1 男，49岁；右肺癌3个月，左顶部触及肿块伴疼痛1个月。

　　影像表现：CT骨窗示左侧顶骨溶骨性破坏，内外板均被破坏（图15-18中A为横轴位；图中B为矢状位重建；图中C为冠状位重建）；CT增强扫描可见混杂密度软组织肿块形成，肿块呈不均匀强化（图中D～F）。

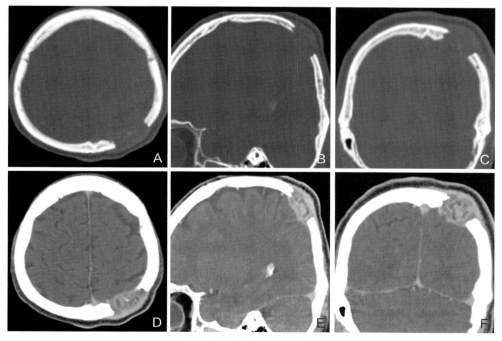

图15-18　颅骨转移瘤一

病例2 男，58岁；原发性肝癌2年，右侧颞顶部肿块1个月。

影像表现：MRI示右侧颞骨骨质破坏，可见等T_1、稍长T_2信号肿块（图15-19中A为T_1WI；B为T_2WI），T_2FLAIR序列病变呈稍高信号（图中C），DWI未见明显扩散受限（图中D）。局部脑组织受压移位。

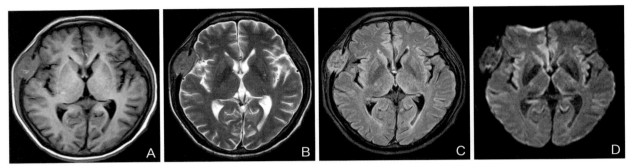

图15-19　颅骨转移瘤二

病例3 女，57岁，确诊乳腺癌1年。

影像表现：MRI示颅底斜坡区骨质破坏，T_1WI呈等信号（图15-20中A），T_2WI、T_2FLAIR可见混杂稍高信号肿块（图中B、C），DWI未见明显扩散受限（图中D），病变前方蝶窦内见T_1WI高信号，T_2WI稍高信号。矢状位T_2WI（图中E）显示斜坡骨质破坏，局部见稍高信号软组织肿块形成。

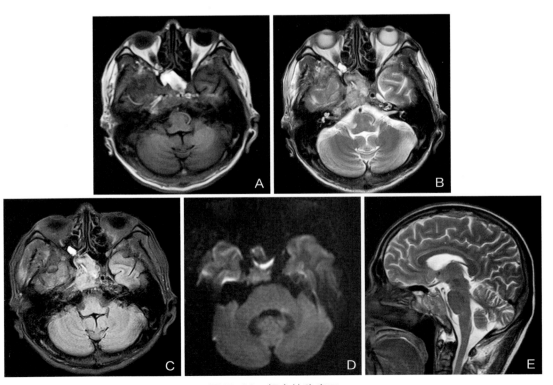

图15-20　颅底转移瘤三

中枢神经系统MRI和CT诊断图解

三、诊断要点

（1）有原发肿瘤病史。

（2）临床表现不一，早期可无症状，或有程度不一的头痛，可在局部扪及肿块。

（3）CT及MR主要表现为单发或多发溶骨性破坏，软组织肿块形成，增强扫描通常明显强化。成骨性转移可呈孤立性和斑点状密度增高区，并可见混杂密度或稍高密度肿块形成。

四、鉴别诊断

（1）骨髓瘤　穿凿样骨质破坏为其特征性表现，常伴有骨质疏松，尿本-周蛋白和骨髓穿刺检查等可明确诊断。

（2）嗜酸性肉芽肿　好发于青少年，骨质破坏较局限，边界清，有轻度硬化。

（3）淋巴瘤　溶骨性破坏，没有硬化边缘，形成的软组织肿块，信号均匀，呈均匀一致强化。与转移瘤有时难以鉴别。

参考文献

［1］南翔，赵洪洋，张方成，等. 颅骨骨瘤临床分类和手术方法的探讨. 中华神经外科杂志，2006，22(3): 166-167.

［2］杨本涛，王振常，鲜军舫，等. 颞骨郎格尔汉斯细胞组织细胞增生症的CT及MRI表现. 中华放射学杂志，2002，36(3): 254-257.

［3］陈福业，丰育功，张丕宁，等. 颅骨海绵状血管瘤20例分析，中国临床神经外科杂志，2017，22(12): 839-841.

［4］陈绪珠，范亦龙，陈谦，等. 颅骨海绵状血管瘤的CT和MRI诊断（附11例报告）. 医学影像学，2011, 21(2): 149-151.

［5］潘斌才，李斌，罗柏宁，等. 颅底脊索样肿瘤的影像学与组织学鉴别诊断. 中国现代神经疾病杂志，2013, 13(7): 611-619.

［6］依凝，程敬亮. 颅底脊索瘤的影像学诊断及研究现状. 临床放射学杂志，2013, 5(11): 479-481.

［7］刘晓虹，许永华，耿道颖，等. 累及颅骨病变的CT诊断与鉴别诊断. 中国医学计算机成像杂志，2003, 9(4): 248-252.

［8］Georgalas C, Goudakos J, Fokkens W J Osteoma of the skull base and sinuses. OtolaryngolClin North Am, 2011, 4(4): 875-890.

［9］Plasschaert F, Craig C, Bell R, et al. Eosinophilicgranuloma. A different behaviourbehaviour in children than inadults J Bone Joint Surg Br, 2002, 84(6): 870-872.

［10］Sommer G, Klarhofer M, Lenz C, et al. Signal characteristics offocal bone marrow lesions in patients with multiple myeloma using whole body T_1WI-TSE, T_2WI-STIR and diffusion-weighted imaging with background suppression. EurRadiol, 2011, 21(4): 857-862.

第**16**章　脊髓病变

概述

　　脊髓位于椎管内，呈长圆柱状，前后径略扁，上端于枕骨大孔处与延髓相延续，下端位于第一腰椎下缘或第二腰椎上部，并以终丝固定于尾骨，全长为40～45cm。脊髓全长粗细不等，有颈膨大（位于第5～6颈椎水平）和腰骶膨大（位于第12胸椎水平）。

　　脊髓表面借两条纵沟（腹侧为前正中裂，背侧为后正中沟）分为左右对称的两半。脊髓侧面有脊神经前根（位于腹侧，由传出的运动纤维组成）和脊神经后根（位于背侧，由传入的感觉神经纤维组成）出入脊髓。后根与前根汇合前有椭圆形膨大的脊神经节，二者于椎间孔处汇合后共同组成脊神经干。在脊髓两侧软脊膜随神经根外延形成多个三角形突起，穿过蛛网膜附着于硬脊膜的内面，称为齿状韧带。脊神经与齿状韧带共同对脊髓起到固定作用。

　　脊髓末端呈圆锥形，称为脊髓圆锥，婴幼儿位于腰2椎体下缘，4岁时达到腰1椎体下缘水平，并固定至成人。在脊髓圆锥以下见多条细长上下平行走行的腰骶神经根，称为马尾神经。

　　颈髓于冠状位宽度不超过2cm，约为蛛网膜下腔宽度的2/3，如果小于蛛网膜下腔宽度的1/2表示颈髓萎缩，超过蛛网膜下腔宽度的4/5表示颈髓水肿。矢状位颈髓前后径小于8mm表示颈髓萎缩。

　　脊髓内部结构大致由H形（蝴蝶型）灰质区及其周围白质区组成。灰质主要围绕脊髓中央管分布，由神经元的胞体和纵横交织的神经纤维构成，脊髓灰质从腹侧到背侧分为前角、中间带和后角。连接两侧灰质的横行结构称为灰质联合。后角接受脊神经后根进入脊髓的传入纤维，与后根传入的神经冲动有关。中间带含有中间内、外侧核。中间内侧核见于脊髓全长，作用与后角类似，中间外侧核见于胸髓和上三节腰髓，是脊髓的交感神经中枢。前角还有大型的多极神经元，其轴突参加组成前根，离开脊髓后分布于骨骼肌。

　　灰质四周的白质是由纵行排列的神经纤维束组成，从腹侧到背侧分为前索（位于前正中裂与前外侧沟之间）、外侧索（位于前、后外侧沟之间）和后索（位于后外侧沟与后正中沟之间）。两侧前索在灰质连合前方互相联结的部分称为白质前连合。

白质中向上传递神经冲动的传导束称上行传导束，向下传导的称下行传导束。后索由上行传导束组成，为薄束及楔束（传导本体感觉和精细触觉）。外侧索由上行及下行传导束组成。上行传导束有：脊髓小脑前、后束（传递本体感觉至小脑）和脊髓丘脑侧束（传导痛觉及温度觉）。下行传导束有：皮质脊髓侧束（控制骨骼肌的随意运动）和红核脊髓束（调节肌肉紧张度，并使运动协调）。前索主要由下行传导束组成，包括脊髓丘脑前束（传导粗略触觉和压觉）、皮质脊髓前束（控制骨骼肌的随意运动）、内侧纵束（协调眼球的运动和头颈部运动，以完成与身体平衡有关的反射）、前庭脊髓束（调节伸肌的紧张度，维持身体平衡）、顶盖脊髓束（在视、听刺激引起的头顶部反射活动中起到重要作用）和网状脊髓束（参与调节骨骼肌的紧张度）。

脊髓的血供主要由起自椎动脉的脊髓前、后动脉和起自节段性动脉的前后根动脉供血。脊髓前动脉在延髓部起源于左、右椎动脉，之后汇合为一，下行于脊髓前正中裂。脊髓后动脉左右两条，起始于同侧椎动脉或小脑后下动脉，沿脊髓后外侧沟下行。神经根动脉为颈、胸、腰各部节段性动脉的分支，随神经根由椎间孔进入椎管，再分前、后两支并汇入脊髓前、后动脉，以供应脊髓。脊髓前动脉供应脊髓前部及中部，脊髓后动脉供应脊髓后部和后索。脊髓前、后动脉间有交通支。脊髓的静脉基本与动脉伴行，汇入椎内静脉丛。

第1节 室管膜瘤

一、疾病概述

室管膜瘤是成人最常见的髓内肿瘤，常见于20～60岁，女性多见，占脊髓内胶质瘤的55%～65%。肿瘤起源于脊髓中央管的室管膜细胞或室管膜残留细胞，组织学类型分为四种，分别为细胞型、乳头型、透明细胞型和伸长细胞型。最常见的是细胞型室管膜瘤，好发于颈髓，沿中央管呈纵向对称性膨胀性生长；其次为乳头型，好发于圆锥、终丝和马尾，可生长到很大至充满整个腰骶管，使腰椎管和椎间孔扩大。大多为WHO Ⅰ～Ⅱ级，呈膨胀性上下蔓延生长，边界清晰，具有假包膜，累及范围约一个或多个脊髓节段。

二、病例讨论

病例1 男，62岁；腰部及双下肢麻木酸痛4个月。

影像表现：MRI示腰2椎体水平椎管内见一大小约为2.2cm×1.1cm的占位病变，

T_1WI为等信号（图16-1中A），T_2WI为等或稍高信号，信号均匀（图中B、E）；增强扫描病灶呈轻度强化（图中C、D、F）。

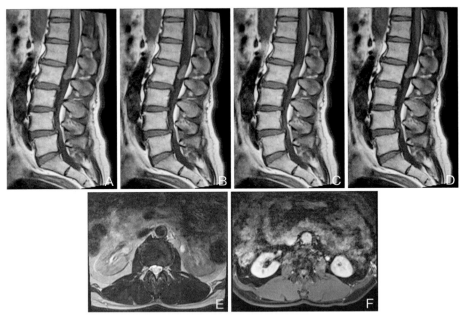

图16-1　室管膜瘤（WHO Ⅱ级）

病例2　女，63岁；腰部麻木5年。

影像表现：MRI示脊髓圆锥部见一长圆形囊实性病变，信号不均匀，病变下部内见液体样信号区，病变上部实性成分内见短T_2含铁血黄素低信号（图16-2中A为T_2WI；B为T_1WI；D为横轴位T_2WI）。T_1WI增强扫描病灶实性部分呈轻度强化（图中C、E、F）。

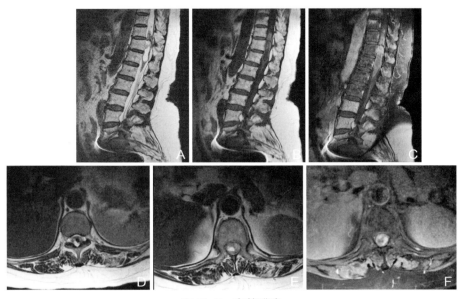

图16-2　室管膜瘤

三、诊断要点

（1）可发生于脊髓任何节段，多发生于腰骶部；发生于圆锥以上的室管膜瘤呈梭形，长轴与脊髓一致；发生于圆锥以下的肿瘤无一定形状，可呈球形、分叶状或塑形生长，也可沿神经孔向髓外和硬膜外生长。

（2）T_1WI 肿瘤呈均匀低信号、等信号或低等混杂信号，少数为略高信号（见于黏液乳头型室管膜瘤，此类肿瘤的细胞内和血管周围聚集大量黏蛋白）。T_2WI 上表现为高信号，其内可见囊变、坏死、出血；增强扫描肿瘤明显强化，边界清晰，光整锐利。

（3）肿瘤容易囊变，50% ～ 90% 有囊变；常并发出血，出血常位于肿瘤边缘，即病灶头侧或尾侧，T_2WI 见含铁血黄素低信号"帽征"；可继发脊髓空洞及周围水肿，空洞多位于肿瘤两端，是肿瘤邻近的脊髓缺血坏死所致。

四、鉴别诊断

（1）星形细胞瘤　是儿童脊髓内最常见的肿瘤（室管膜瘤为儿童第二好发髓内肿瘤），星形细胞瘤主要位于颈髓、胸髓，因浸润性生长，边界欠清晰，出血、囊变发生率较室管膜瘤低。

（2）血管网状细胞瘤　多发生于20 ～ 30岁或以上，属富血供肿瘤，常偏心生长，多位于脊髓背侧，肿瘤结节常很小，强化明显，肿瘤内可出现囊变及出血，可引起脊髓空洞症，常有明显水肿，有时可见脊髓背侧点状、条状血管流空影表现。

（3）转移瘤　转移瘤较小，强化明显，有较大范围的水肿，囊变少见，多有恶性肿瘤病史。

第2节　星形细胞瘤

一、疾病概述

星形细胞瘤是儿童最常见的髓内肿瘤（约60%），成人中发病率仅次于室管膜瘤，常发生在20 ～ 50岁，男性稍多。80% ～ 90%的星形细胞瘤为低级别肿瘤（WHO Ⅰ ～ Ⅱ级），最常见的病理类型为纤维型星形细胞瘤。神经纤维瘤病Ⅰ型患者中脊髓星形细胞瘤发生率较高。

二、病例讨论

病例 男，17岁。

影像表现：MRI示颈3～4椎体水平颈髓局部增粗，内见条片状病变，T_2WI为稍高信号，信号欠均匀，边界不清（图16-3中A），T_1WI为低信号（图中B），增强扫描病灶呈轻度不均匀强化（图中C、D）。

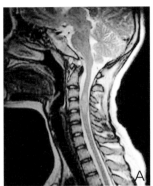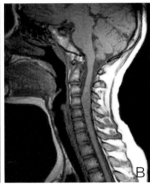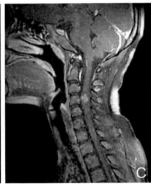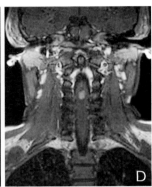

图16-3 星形细胞瘤

三、诊断要点

（1）颈髓及上胸髓最多见，约占75%，常累及多个脊髓节段，全脊髓受累在儿童中可见。

（2）肿瘤生长缓慢，呈膨胀性或沿脊髓纵轴浸润性生长，边界模糊；可偏心生长。信号不均匀，T_1WI常为等低信号，亦可为稍高信号，T_2WI高信号；病变可出血和囊变，囊变多为小而不规则囊变。

（3）肿瘤周围可有或无水肿，可合并脊髓空洞积水，表现为肿瘤头端或尾端发生囊变。

（4）多为中等均匀或不均匀强化，少数病例强化不明显。

四、鉴别诊断

（1）室管膜瘤 发病年龄较星形细胞瘤大，多在30岁以后，多位于胸髓、圆锥和马尾，部分位于颈髓，通常肿瘤边界较清楚，囊变及出血较星形细胞瘤多见，含铁血黄素"帽征"是特征性表现。

（2）脊髓梗死 突然发作，症状严重，常伴有危险因素存在，如高血压、主动脉夹层、糖尿病、动脉硬化等。

（3）多发性硬化 多灶性为主，主要位于脊髓背外侧，累及范围较短（小于2个椎体），表现为结节状、斑片状强化；占位效应较轻，动态观察可见脊髓占位效应逐渐减轻，出血局部脊髓萎缩。

第3节 血管网状细胞瘤

一、疾病概述

血管网状细胞瘤是起源于血管内皮细胞的良性脊髓内肿瘤，占全部脊髓肿瘤的1%～5%。1/3患者合并Von-Hipple-Lindau综合征；由富含血管的肿瘤结节和囊肿构成，有时瘤壁上可见钙化；约1/2发生于胸段脊髓，40%见于颈段脊髓，75%为散发病例；常见于20～30岁或以上，无明显性别差异；因病变常发生在脊髓背侧，最常出现症状为本体感觉减退。

二、病例讨论

病例1 男，39岁。

影像表现：MRI示延髓背侧见一囊性肿瘤，后部囊壁见实性瘤结节，囊腔T_2WI为明显高信号（图16-4中A、D），T_1WI上为低信号（图中B）；增强扫描壁结节明显强化，囊壁无强化（图中C、E）。

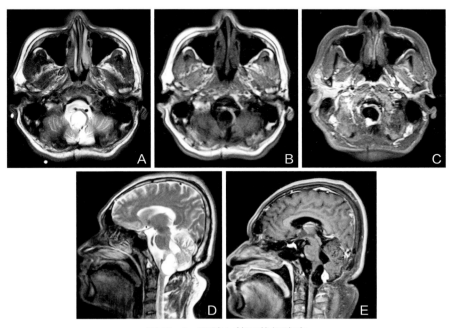

图16-4　延髓血管网状细胞瘤

病例2 男，45岁。

影像表现：MRI示颈2～4椎体水平颈髓内见一囊实性肿瘤，囊性为主，可见实性壁结节，边界清晰（图16-5中A为T_2WI；B为T_1WI）；增强扫描壁结节明显强化（图中C～E）。腹部增强CT显示多囊胰（图中F）。综合考虑为Von-Hipple-Lindau综合征。

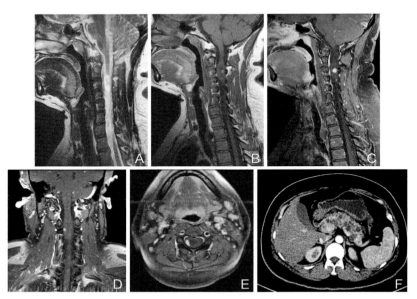

图16-5　颈髓血管网状细胞瘤

三、诊断要点

（1）典型表现为具有附壁结节的脊髓内囊性病变；壁结节多在脊髓背侧，为富血供，明显强化；常可见增粗的供血动脉。

（2）病变较小时，常表现为软脊膜下实性小结节，T_1WI为等信号，T_2WI为均匀高信号，增强扫描显著均匀强化，边界清晰。

（3）病变较大时，T_1WI为高或低信号（与囊内蛋白含量有关），T_2WI为高信号，增强扫描肿瘤内壁结节明显强化。可见出血、粗大引流静脉及供血动脉。

（4）可有或无脊髓水肿，可能与静脉充血或动静脉分流有关，肿瘤切除后水肿可消失。

四、鉴别诊断

（1）室管膜瘤　瘤体囊变较小，实性为主，强化不均匀，强化程度不及血管网状细胞瘤明显，瘤体内及周围看不到流空血管。

（2）脊髓内血管畸形　病灶周围常见含铁血黄素所致T_2WI低信号环，占位效应轻，增强后强化不明显；髓内及脊髓表面可见畸形血管的流空信号。

（3）脊髓空洞症　常继发于脊髓肿瘤、Chiari畸形等，增强后无强化的肿瘤结节。

第4节 皮样囊肿

一、疾病概述

皮样囊肿是椎管内少见的先天性胚胎性肿瘤，由外胚层及中胚层组成。胚胎第3～5周神经沟闭合前，神经外胚层与皮肤外胚层分离时发生障碍，导致胚胎性组织异位，椎管内异位组织在发育过程中分化为皮肤各种成分，形成皮样囊肿；也可由外伤、腰穿、手术等将皮肤带入椎管组织内而继发产生。以儿童和青少年为多，老年人亦可见。约50%椎管内皮样囊肿可伴有背部皮肤窦道。

二、病例讨论

病例 女，17岁。

影像表现：MRI示脊髓圆锥部见一长圆形囊性病变，T_2WI为明显高信号（图16-6中A、D），T_1WI信号不均匀（图中B），囊壁及囊内见高信号区，T_1WI脂肪抑制序列高信号被抑制（图中C）；增强扫描病变囊壁及囊内分隔轻度强化（图中E～G）。

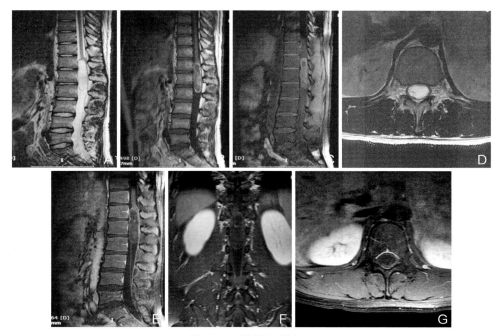

图16-6 脊髓皮样囊肿

三、诊断要点

（1）多发生于腰骶部椎管内，少数见于胸椎管内；肿瘤位于髓内或髓外硬膜内。

（2）表现为类圆形或不规则形囊性肿块，边界清晰；T_1WI呈不均匀高信号，脂肪抑制序列高信号被抑制；T_2WI为等或不均匀混杂信号，包括囊变的高信号，实性部分等信号及钙化的低信号。增强扫描一般无强化，肿瘤边缘也可轻度强化。

（3）囊肿破裂后，蛛网膜下腔内可见高信号脂肪滴或脂液平面，可进入颅内蛛网膜下腔或脑室内。

四、鉴别诊断

（1）星形细胞瘤或室管膜瘤　T_1WI为低或等信号，T_2WI为高信号，肿瘤周围伴有水肿或脊髓空洞，增强扫描肿瘤强化。

（2）表皮样囊肿　影像学两者区分较为困难，皮样囊肿内脂肪高信号多见，可被抑脂序列抑制。囊肿内含有脂肪成分并出现钙化时，更可能为皮样囊肿。

（3）畸胎瘤　信号复杂，增强扫描未见明确强化，若病灶内无特征性骨骼信号，鉴别困难。

第5节　表皮样囊肿

一、疾病概述

先天性表皮样囊肿起自胚胎第4周的神经管闭合异常，由外胚层的组织异位形成；获得性表皮样囊肿多发生于腰穿后数年，可能由于穿刺时带入椎管的皮肤碎片所致。表皮样囊肿的壁由多层鳞状上皮和结缔组织构成，鳞状上皮的脱屑及其角蛋白的分解产物使囊内充满角质、碎屑、胆固醇和液体。本病好发于青少年，男性多于女性；临床主要表现为下肢疼痛、运动障碍、膀胱和直肠功能障碍等，部分患者可合并脊柱裂、脊膜膨出、皮毛窦等异常。

二、病例讨论

 女，14岁；自幼双下肢无力。

影像表现：MRI示脊髓圆锥部见一长圆形囊性病变，边界清楚，T_2WI呈高信号，内部信号欠均匀（图16-7中A、E）；T_1WI呈低信号（图中B）；增强扫描病变显示边缘条状强化（图中C、D、F）。

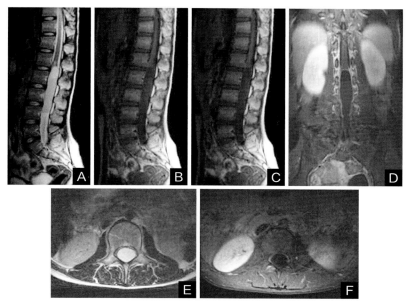

图16-7　脊髓表皮样囊肿一

病例2 男，24岁。

　　影像表现：T$_2$WI矢状位（图16-8中A）及横轴位（图中C）胸髓内见一长圆形病变，呈均匀低信号；T$_1$WI为均匀高信号（图中B）；T$_1$WI脂肪抑制序列增强扫描病变无明显强化，高信号不能被抑制（图中D～F）。

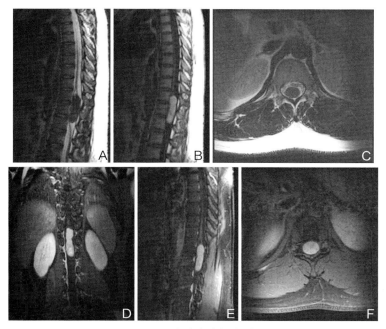

图16-8　脊髓表皮样囊肿二

三、诊断要点

（1）可发生于椎管内任何部位，以胸髓、圆锥和马尾部最多见。

（2）呈类圆形或分叶状囊性肿块，病变边界清晰，有包膜，长轴与椎管方向一致；位于脊髓内或髓外硬膜内，其中髓内占40%，表现为病变部位脊髓明显增粗，病变上下可有或无脊髓空洞形成。

（3）因囊内容物成分及比例不同，MRI信号多变；T_1WI 多数信号低于脊髓，高于脑脊液，少数可以表现为高信号，不能被脂肪抑制序列抑制；T_2WI 表现为与脑脊液信号相似的高信号，低信号及等信号较少见；当成分混杂时，T_1WI 及 T_2WI 上表现为高或低混杂信号。增强扫描肿瘤内部无强化，边缘因反应性纤维组织增生而轻度强化。

四、鉴别诊断

（1）星形细胞瘤　多见于颈胸髓，肿瘤边缘不清，呈长 T_1、长 T_2 信号，增强扫描肿瘤内可见多发不规则的斑片样强化。

（2）室管膜瘤　好发于脊髓圆锥附近，边缘比较清楚，增强扫描多可见肿瘤内部强化，可见含铁血黄素"帽征"。

（3）皮样囊肿　二者鉴别较困难；皮样囊肿内含中胚层和外胚层结构，与表皮样囊肿的组织来源不同，其内成分更复杂，MRI信号亦多变，皮样囊肿含脂肪及钙化更常见。

（4）畸胎瘤　来源于三种胚层的组织成分，实性部分相对较多，可见特征性脂肪及骨性成分和钙化。

第6节　脊髓空洞积水症

一、疾病概述

本病是脊髓内一种慢性进行性变性疾病，因脊髓空洞症与脊髓中央管扩张积水影像上难以区分，故统称为脊髓空洞积水症。病因和发病机制尚不明确，最常见的形成原因是枕骨大孔区阻塞性病变，导致第四脑室出口不畅，具有搏动的脑脊液通过正中孔不断冲击中央管，使之不断扩大。根据形成原因分为先天性（胚胎期神经管发育不全所致）和继发性（外伤、感染、肿瘤、血液循环障碍等所致缺血、软化、囊变形成）。根据是否与中央管连通，分为交通性（与中央管相通，大多伴有颅颈连接部畸形、Chiari畸形等）和非交通性。

二、病例讨论

病例1 女；42岁。

影像表现：MRI矢状位显示小脑扁桃体下缘变尖下移，下端低于枕骨大孔水平约10mm，延髓受压变形；所示颈胸髓中央管扩张，呈条状长T_1、长T_2信号（图16-9中A为T_1WI；B、C为T_2WI）。

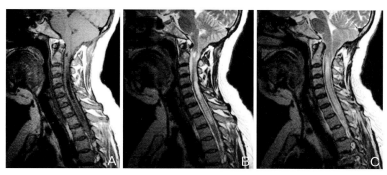

图16-9 Chiari型畸形伴脊髓空洞积水症

病例2 男，36岁，无诱因出现双手麻木。

影像表现：T_2WI颈髓内（C7椎体水平）见高低混杂信号肿瘤，T_1WI呈低信号，增强扫描肿瘤呈明显不均匀强化，边缘模糊。肿瘤上下段脊髓内见条状、串珠样长T_1、长T_2液体信号，增强扫描壁呈轻度线状强化（图16-10中A、B为T_2WI；C为T_1WI；D、E为增强扫描）。

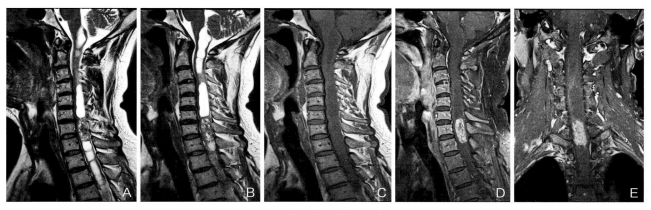

图16-10 星形细胞瘤继发脊髓空洞积水症

三、诊断要点

（1）最常见于颈段或颈胸段脊髓，向上可达延髓，向下可达胸段或腰段，也可节段性分布。

（2）脊髓内条状异常信号，T_1WI及T_2WI呈脑脊液信号；大多数位于脊髓中央，边界清晰，脊髓膨大或萎缩。

（3）同时可见伴发疾病如颈颅交接区畸形、Chiari畸形、脊髓肿瘤、血管畸形等。

第7节 脊髓栓系综合征

一、疾病概述

脊髓栓系综合征是指硬膜内终丝增粗缩短、纤维粘连、脂肪团块、肿瘤等病变，使终丝或马尾固定于椎管，在脊柱生长发育过程中，圆锥受牵拉不能向头侧移位而导致脊髓或圆锥损害的一系列临床症状及体征。分为原发性脊髓栓系和继发性脊髓栓系两种。原发性脊髓栓系是指脊髓圆锥低位，终丝增粗，终丝直径超过2mm，并排除其他原因所致的脊髓栓系。继发性脊髓栓系是指脊髓本身发育畸形、脊膜膨出、蛛网膜下腔粘连、椎管内肿瘤、外伤及手术因素等其他继发原因所致的脊髓栓系。多见于幼儿及青少年，男女比例相当，常引起大小便及双下肢运动障碍，感觉迟钝或丧失，足部畸形，骶部包块，骶尾部皮毛窦或脊柱畸形等。

二、病例讨论

病例1 男，8岁；大小便异常病史。

影像表现：MRI示脊髓圆锥位于腰2椎体以下，终丝增粗，腰4/5水平左侧椎板发育不良，椎管可见纵性骨性分隔（图16-11中A为矢状位T_2WI；B为矢状位T_1WI；C为横轴位T_2WI）。

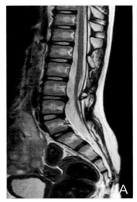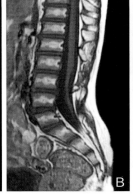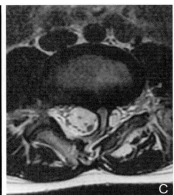

图16-11 脊髓栓系综合征

病例2 女，50岁。

影像表现：MRI示脊髓圆锥位于腰3椎体水平以下，终丝增粗，贴于椎管背侧。腰1至骶2水平椎管明显扩大，腰椎椎体后缘受压变形，胸12至腰1水平见脊髓空洞，腰1～4椎体水平见脊髓纵裂（图16-12中A为T₂WI；B为T₁WI；C、D为横轴位T₂WI）。

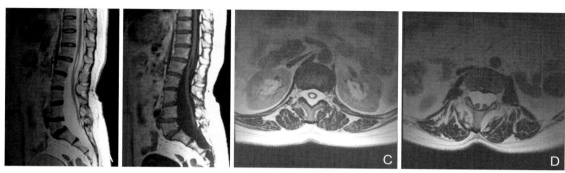

图16-12 脊髓栓系综合征、脊髓空洞、脊髓纵裂

三、诊断要点

（1）脊髓圆锥位于腰2椎体水平以下，轴位MRI显示终丝增粗，直径大于2mm。

（2）终丝与拉长的脊髓紧贴腰段椎管的背侧。

（3）可伴有脊髓纵裂、脂肪瘤、脊膜膨出、骶椎硬膜囊扩大、椎管骨性结构异常等。

四、鉴别诊断

（1）正常变异的脊髓圆锥低位　终丝、马尾的形态及分布正常，无终丝脂肪瘤等异常或畸形。

（2）术后脊髓圆锥低位　需要依据临床病史、症状提示。

第8节 脊髓纵裂

一、疾病概述

在胚胎时期，由于脊髓或椎管发育畸形，使脊髓分裂为两半，称为脊髓纵裂，裂隙中无或有骨性、软骨性或纤维性间隔。脊髓纵裂主要分为两型。Ⅰ型：两个半侧脊髓拥有各自独立的硬膜囊，中间隔膜为骨性或软骨组织。Ⅱ型：两个半侧脊髓都位于一个共同的硬膜囊内，中间隔膜为纤维性组织。儿童多见，常合并脊柱发育异常，如脊柱分节异常（椎体融合、蝴蝶椎、半椎体）或脊柱闭合不全。临床可有双下肢不对称、足部畸形、背部皮肤异常、腰背部疼痛、感觉减退、神经性跛行、下肢无力、大小便失禁等症状。

二、病例讨论

病例1 女，43岁。

影像表现：MRI示胸1～4椎体融合，颈7至胸4水平脊髓纵裂，椎管增宽，纵裂的脊髓位于同一硬膜囊内，其间无纤维或骨性分隔，皮下组织结构紊乱（图16-13中A为矢状位T_2WI；B为横轴位T_2WI）。

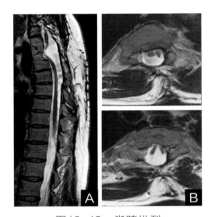

图16-13 脊髓纵裂

病例2 女，19岁。

影像表现：MRI示脊髓圆锥低位，椎管增宽；腰骶部脊髓纵裂，纵裂的脊髓部分位于同一硬膜囊内，部分层面内见纤维分隔，形成两个硬膜囊；双侧脊髓中央管扩张；腰1～4椎体棘突未融合（图16-14中A为T_2WI；B为T_1WI；C、D为横轴位T_2WI）。

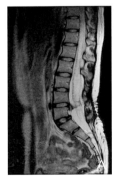 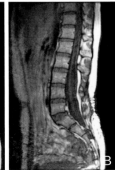 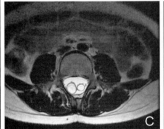 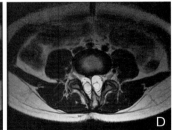

图16-14 脊髓纵裂伴脊髓空洞积水

三、诊断要点

（1）以胸腰段常见，可见分裂的两个脊髓；分裂的每个脊髓都含有一个中央管、一个背角和腹角，背角和腹角分别发出同侧背根和腹根。纵裂脊髓大多数在其远端再融合形成单一的脊髓，少数延至圆锥和终丝。

（2）约50%的纵裂脊髓有各自的硬膜囊，中央有骨、软骨或纤维组织分隔；另50%位于同一硬膜囊内，其间无纤维分隔，或仅在其背侧有纤维脂肪组织相隔。

（3）可合并Chiari畸形、脊髓栓系、脂肪瘤、脊髓空洞积水、脊膜（脊髓）膨出等。

四、鉴别诊断

需与脊髓双干鉴别：罕见，每个脊髓都有两个背角和腹角，并分别发出一对完全的背根和腹根。

第9节　脊髓、脊膜、脂肪膨出

一、疾病概述

脊柱神经管闭合不全又称为先天性脊柱裂，可累及皮肤、骨骼和神经组织。根据是否有神经组织外露、脊髓外翻、脑脊液漏，分为开放性和闭合性脊柱裂；根据有无脊膜或神经组织通过脊柱裂膨出至椎管外、形成囊性包块分为显性和隐性脊柱裂。临床以脊膜膨出及脊髓脊膜膨出最常见，多伴有骶尾椎发育不全，脊柱附件的骨质缺损。新生儿即可诊断，临床表现为出生后背部可见囊性肿物，随年龄增长而增大，可伴有不同程度下肢迟缓性瘫痪和膀胱、肛门括约肌功能障碍。

二、病例讨论

病例1 女，17岁，神经纤维瘤病（Ⅰ型）。

影像表现：MRI示颈胸段水平椎管及硬膜囊扩大，硬膜囊经左侧扩大的椎间孔向左侧椎旁膨出（图16-15中A为矢状位T_2WI；B为横轴位T_2WI），增强扫描囊壁可见强化，囊内未见强化（图中C、D）。皮下组织多发强化的小结节灶为多发神经纤维瘤。

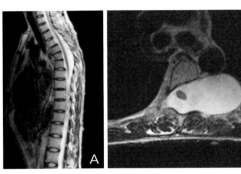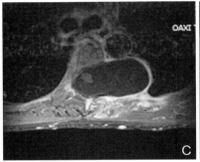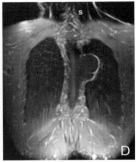

图16-15　脊膜膨出（神经纤维瘤病Ⅰ型）

病例2　男，7个月，腰骶部皮肤色素沉着。

影像表现：MRI示脊髓下端低位，达L5椎体水平；骶管内见片状长T₂、短T₁脂肪信号，与脊髓分界不清；骶管内脂肪病变向椎管后方膨出（图16-16中A为T_2WI；B为T_1WI）；脂肪抑制T_2WI病变呈低信号（图中C）；横轴位T_2WI（图中D）可见骶椎裂。

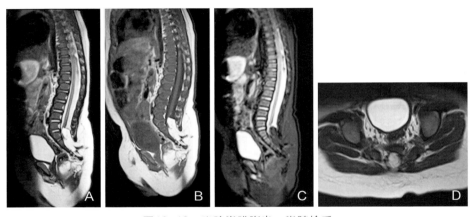

图16-16　脂肪脊膜膨出、脊髓栓系

三、诊断要点

（1）脊柱骨性闭合不全　脊髓、脊膜、脂肪自脊柱裂向椎管外膨出；腰骶部最常见，颈胸段少见。

（2）脊膜膨出内部不含脊髓，但包括脊膜和脑脊液，可见终丝；脊髓脊膜膨出内部可见脊髓；若膨出的脊髓脊膜内含有脂肪组织或脂肪瘤，称为脂肪脊髓脊膜膨出。

（3）通常伴有脊髓低位、脊髓栓系，部分可伴有脊髓空洞积水等。

四、鉴别诊断

（1）椎管内畸胎瘤　实性肿瘤内可见脂肪、钙化及实性成分，囊性肿瘤内多见脂-液分层现象。

（2）神经源性肿瘤　边缘清晰，周围结构受压、移位、椎间孔常扩大，增强扫描可见强化。

第10节　脊髓梗死

一、疾病概述

脊髓的动脉包括一条脊髓前动脉、两条脊髓后动脉和多条根动脉；脊髓前动脉由两侧椎动脉发出，汇合成一条后沿脊髓前正中裂下行；两条脊髓后动脉起自两侧椎动脉，分别向下走行于脊髓背侧的后外侧沟内；根动脉由各节段性的肋间动脉、腰动脉经椎间孔进入椎管吻合组成。脊髓前动脉供应脊髓前2/3区，脊髓后动脉供脊髓后1/3区。部分脊髓节段（主要位于颈4至胸4水平）由于动脉之间吻合不够充分，血供薄弱，易发生缺血性损害。脊髓梗死的病因很多，包括动脉夹层、动脉瘤、低血压、动脉炎、血液病、动脉手术等，椎间盘脱出压迫根动脉也可能引起脊髓梗死。脊髓前动脉梗死最常见，脊髓后动脉梗死较少见；临床常突然发病，出现根性疼痛、截瘫、大小便功能障碍、感觉分离、深感觉障碍、共济失调等症状。

二、病例讨论

病例1　男，19岁，突发肢体无力。

影像表现：MRI示矢状位颈髓内见条状长T_1、长T_2异常信号（图16-17中A、B为T_2WI；C、D为T_1WI）；T_2WI横轴位（图中E、F）病变对称性累及脊髓前1/2，符合脊髓前动脉供血区域。图F显示病变呈典型"鹰眼征"。

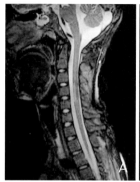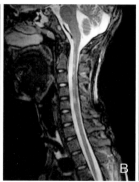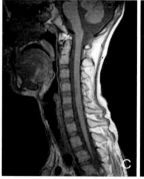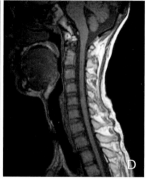

图16-17

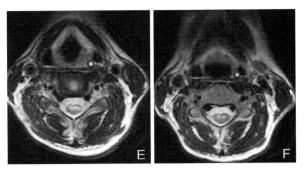
图16-17 脊髓梗死一

病例2 男，59岁；胸10水平硬膜动静脉瘘术后，四肢麻木，大小便障碍。

影像表现：MRI示矢状位胸5椎体水平以下脊髓内见条状长T_1、长T_2异常信号（图16-18中A为T_1WI；B为T_2WI），轴位T_2WI（图中C）示病灶位于脊髓中央部，累及脊髓灰质。T10椎体区见术后所致低信号伪影，局部结构变形。

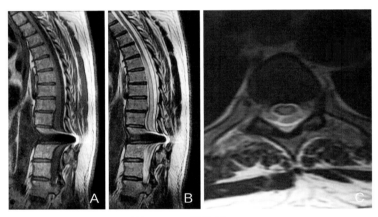
图16-18 脊髓梗死二

三、诊断要点

（1）以颈髓、上胸髓最常见。

（2）矢状位T_2WI脊髓病变区呈条状高信号；轴位主要累及脊髓腹侧前1/2～2/3；对称性脊髓前角高信号，呈典型的"鹰眼征"。急性期增强扫描无明显强化。

（3）急性期脊髓轻度增粗，慢性期可见脊髓萎缩。

四、鉴别诊断

（1）脊髓肿瘤 起病缓慢，脊髓膨胀或增粗，肿瘤常有囊变坏死，弥漫性或结节状强化，瘤周水肿明显，常见脊髓空洞形成。

（2）脱髓鞘疾病 病程反复发作；上下径一般小于3个椎体节段；病灶多呈非对

称性偏心分布，小于脊髓横断面1/2；急性期可见强化。

（3）亚急性联合变性　起病缓慢，多由维生素B_{12}缺乏引起；好发于胸段脊髓；脊髓背侧条状高信号，横轴位主要累及脊髓后索、侧索。

第11节　海绵状血管畸形

一、疾病概述

脊髓海绵状血管畸形亦称海绵状血管瘤，是由扩张的薄壁毛细血管和血窦构成，其内无神经组织、供血动脉和引流静脉，是隐匿性脊髓血管畸形的一种。瘤体缺乏弹力纤维和肌层，易反复出血，导致新旧出血、血栓机化、纤维增生和新生血管等多种成分并存，病变周围含铁血黄素沉积，并有胶质增生。本病可发生于脊髓的任何节段，无男女差别，常见于30～60岁。主要症状为肢体感觉、运动及括约肌功能障碍，病变出血时可引发急性症状，与脊髓受累范围、节段有关。

二、病例讨论

病例1　女，38岁。

影像表现：MRI示胸10椎体水平脊髓内见小斑片状异常信号，T_2WI病灶中央为点状高信号，病变周围有含铁血黄素低信号环绕（图16-19中A、D）；T_1WI为等信号，内见点状高信号灶（图中B）；增强扫描病灶可见轻度强化（图中C、E）。

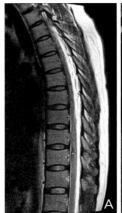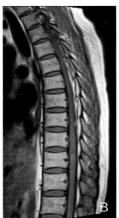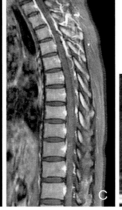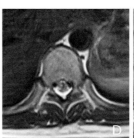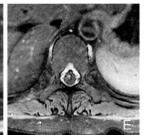

图16-19　脊髓海绵状血管畸形一

病例2 女，33岁。

影像表现：MRI示颈4水平颈髓内见异常信号，T$_2$WI为中心低信号，周围环状高信号（图16-20中A）；T$_1$WI为高信号（B为T$_1$WI；C为脂肪抑制T$_1$WI）；增强扫描病灶可见轻度强化（图中D、E）。

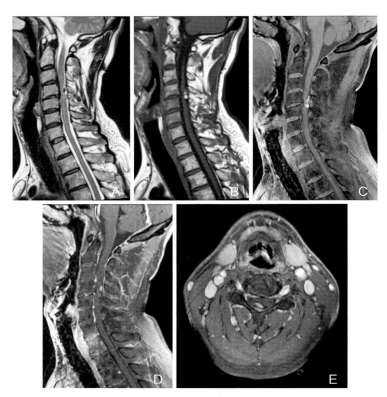

图16-20　脊髓海绵状血管畸形二

三、诊断要点

（1）可发生于脊髓的任何部位，最常见于胸髓。

（2）脊髓内见不均匀混杂信号，出血位于瘤体内形成"爆米花"样改变；亚急性期病灶T$_1$WI、T$_2$WI均为高信号；T$_2$WI病灶周围可见低信号含铁血黄素环；脊髓水肿罕见。

（3）增强扫描病灶多数有不同程度强化，少数无明显强化。

四、鉴别诊断

（1）室管膜瘤　病灶范围较大，脊髓肿胀，肿瘤内常见囊变、出血，其出血多位于肿瘤的上端或者下端形成含铁血黄素"帽征"，邻近脊髓常出现脊髓水肿、脊髓空洞。

（2）血管网状细胞瘤　囊性病变，囊壁见富血供的附壁结节，轴位常见有流空血管影。

（3）动静脉畸形　脊髓表面可见迂曲增粗的流空血管，脊髓内可见血管性瘤巢。

第12节　脊髓动静脉畸形

一、疾病概述

脊髓血管畸形按发生部位分为三型：脊髓动静脉畸形（病灶位于脊髓内）、髓周动静脉瘘（病灶位于髓周，软脊膜/蛛网膜内）、硬脊膜动静脉瘘（病灶位于髓外，硬脊膜内）。脊髓 DSA 是确诊脊髓血管畸形的金标准，可以准确显示畸形血管团、明确瘘口位置、供血动脉及引流静脉。脊髓内动静脉畸形是动脉、静脉之间存在不同程度的直接吻合所形成的血管团，病灶内缺乏正常毛细血管床。本病多见于 20 ～ 40 岁，好发于胸段、腰段脊髓，临床常见的症状包括肢体无力、后背痛、轻瘫、感觉障碍、括约肌功能障碍、性功能障碍、蛛网膜下腔出血等。

二、病例讨论

病例1　女，30岁；持续性头痛伴双上肢麻木。

影像表现：MRI 示颈髓内可见片状短 T_2、长 T_1 低信号，T_1WI 病变下部见稍高信号；T_2WI 颈髓背侧表面见多发迂曲扩张的流空血管影，呈点状、串珠样改变（图 16-21 中 A 为矢状位 T_2WI；B 为矢状位 T_1WI；C、D 为横轴位 T_2WI）。

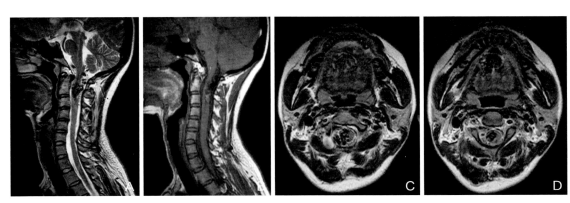

图16-21　颈髓动静脉畸形

病例2　男，13岁。

影像表现：MRI 示胸 7 ～ 9 椎体水平脊髓内见斑片状短 T_2、长 T_1 低信号区，脊髓表面可见点状、串珠样流空信号影，增强扫描可见斑点状、迂曲样强化血管影。（图

16-22中A、B为矢状位T$_2$WI；C为矢状位T$_1$WI；D为横轴位T$_2$WI；E、F为增强扫描矢状及冠状位）。

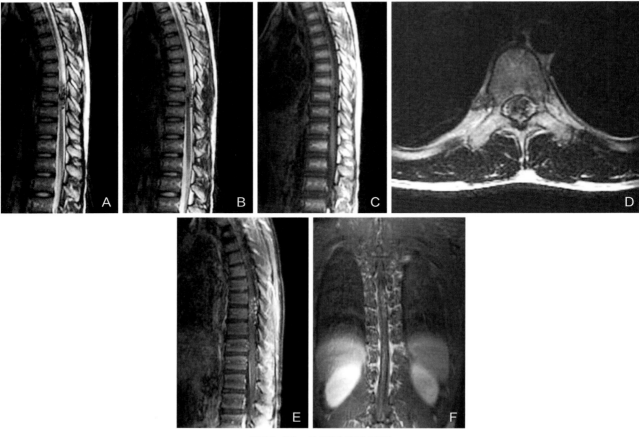

图16-22　胸髓动静脉畸形

三、诊断要点

（1）病灶部位脊髓增粗，多见于颈段及上胸段，T$_2$WI因含铁血黄素沉积呈低信号，T$_1$WI可呈等、低或高信号；如并发出血，则MRI信号随出血不同时期而变化。常伴有周围脊髓水肿，可继发脊髓空洞改变。

（2）脊髓表面可见迂曲增粗的畸形血管，呈范围不等的串珠状、蚯蚓状、蜂窝状流空信号。

（3）增强扫描髓内病灶、脊髓周围血管均可见不同程度强化。

四、鉴别诊断

（1）脊髓肿瘤　增强扫描可见肿瘤强化；脊髓表面一般见不到串珠状或迂曲增粗的血管流空影。

（2）海绵状血管瘤　　海绵状血管瘤增强扫描瘤巢强化程度较弱，脊髓表面常无增粗迂曲的血管流空影。

第13节　多发性硬化

一、疾病概述

常见于20～40岁，约10%发生在50岁以上，儿童少见；颈髓受累多见，90%合并脑内多发性硬化病灶。约一半患者首发症状为单侧或双侧肢体无力或麻木；临床过程多为复发-缓解交替，两次发作期间病情明显好转或完全改善，但病情常逐渐演变为进行性加重。

二、病例讨论

病例1　女，31岁，肢体麻木无力。

影像表现：MRI示延髓、颈髓、胸髓内见多发短节段、斑片状长T_2、长T_1信号病灶（图16-23中A、B为颈髓矢状位T_2WI及T_1WI；C为胸髓矢状位T_2WI）；横轴位T_2WI显示多数病变呈偏心分布（图中D、E），部分病变可累及灰质呈中心分布（图中F）。

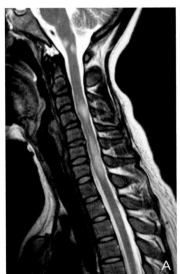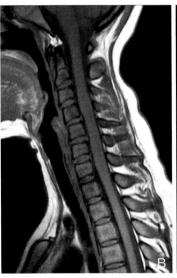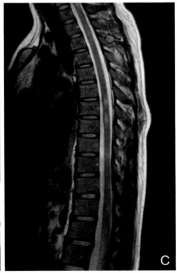

图16-23

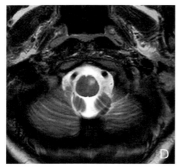
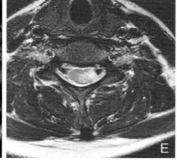
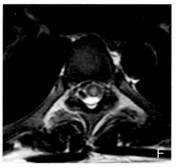

图16-23　多发性硬化一

病例2　女，19岁，双上肢无力、感觉减退。

影像表现：MRI示颈6～7水平脊髓略增粗，内见斑片状长T_2、稍长T_1信号（图16-24中A为矢状位T_2WI；B为矢状位T_1WI）；横轴位T_2WI显示病变呈偏心分布（图中C）。颅脑T_2WI左侧额叶侧脑室旁见斑片状异常信号（图中D）。

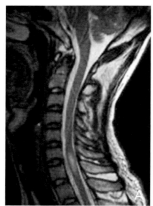
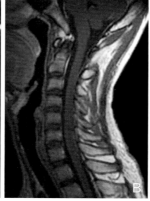
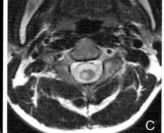
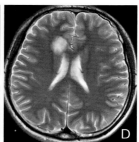

图16-24　多发性硬化二

三、诊断要点

（1）病变多发，也可单发；主要分布在脊髓白质，也可累及灰质，以脊髓后部及外侧部最多见。

（2）横断面显示病变为非对称、偏心分布，范围不超过横断面的50%，上下径不超过3个椎体节段。

（3）活动期病灶可强化，陈旧的病灶一般无强化。

四、鉴别诊断

（1）视神经脊髓炎　同时有视神经和脊髓的炎性脱髓鞘改变；病变呈长节段，通常超过3个椎体节段；脊髓内病变呈中心性分布，范围多超过横断面的50%；常有血清NMO-IgG阳性。

（2）急性播散性脑脊髓炎　多有疫苗接种和病毒感染史；表现为脑白质及脊髓急性脱髓鞘；病情进展较快。

第14节　视神经脊髓炎

一、疾病概述

视神经脊髓炎是一种免疫介导的以视神经和脊髓受累为主的中枢神经系统炎性脱髓鞘疾病，以视神经炎和纵向延伸的长节段横贯性脊髓炎为特征表现。见于各年龄阶段，以青壮年居多，20～40岁多见，大于50岁患者少见；女性多见。常与一些自身免疫疾病如干燥综合征、系统性红斑狼疮、桥本病等发生共病现象。多数患者呈急性或亚急性发病，病程中常见缓解和复发；视神经症状可为单侧或双侧，脊髓症状多呈横贯性障碍，病变以颈胸段多见。AQP4-IgG是本病特异性的免疫标志物。

二、病例讨论

病例　女，48岁；左眼视力下降3年，乏力半月。

影像表现：MRI示颈胸段脊髓内见长节段条状长T_2、长T_1信号（图16-25中A为矢状位T_2WI；B为矢状位T_1WI），横轴位T_2WI病变呈脊髓中心性分布（图中C、D）；眼眶T_2WI显示左侧视神经呈高信号（图中E）。

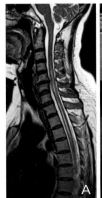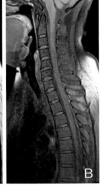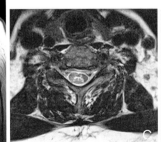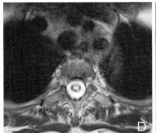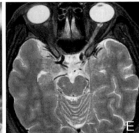

图16-25　视神经脊髓炎

三、诊断要点

（1）视神经病变主要位于视神经，也可位于视交叉，有时可伴有视束病变；表现为单侧或双侧视神经弥漫性肿胀，T_2WI 为高信号。慢性期视神经萎缩。

（2）脊髓病变好发于颈段和上胸段，为长节段（大于3个脊髓节段）横贯性脊髓炎，中央灰质受累较显著。

（3）脊髓病变急性期表现为脊髓轻度肿胀，T_1WI 稍低信号，T_2WI 稍高信号，慢性期为散在点状、小片状稍高信号。

（4）增强扫描视神经病变可强化，脊髓病变急性期可无强化或仅轻度强化。

四、鉴别诊断

需与多发性硬化鉴别：多为局限性、短节段、多发病灶；常累及脊髓白质，偏心分布；可出现新旧病灶共存表现；寡克隆蛋白是本病特异性的免疫标志物。

第15节 亚急性联合变性

一、疾病概述

亚急性联合变性（SCD）是由于胃黏膜分泌内因子缺乏，导致胃肠道维生素 B_{12} 吸收不良，引起的神经系统变性疾病。主要累及颈胸段脊髓后索或侧、后索，且可引起脑白质、视神经、周围神经等损害。部分患者血清维生素 B_{12} 水平也可正常，可能与组织利用维生素 B_{12} 障碍有关。本病多发于中老年人，男、女均可发病；多见于胃肠道疾病、胃肠道术后、严重贫血、严格素食、老年人、免疫功能紊乱者。亚急性或慢性起病，早期症状为对称性足及手指末端感觉异常，后逐渐出现下肢无力、步态不稳、痉挛性瘫痪或感觉性共济失调，少数患者可出现视力减退、精神症状。

二、病例讨论

病例1 男，70岁。

影像表现：MRI示颈2～6水平颈髓内见长条状长 T_1、长 T_2 信号（图16-26中A为 T_2WI；B为 T_1WI），横轴位 T_2WI（图中D）病变主要位于脊髓后索，呈高信号，可见"八字征"。增强扫描病灶未见明显强化（图中C）。

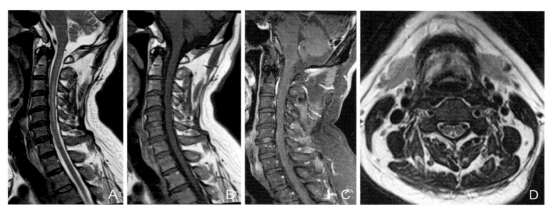

图16-26 亚急性联合变性一

病例2 女，22岁，四肢乏力、麻木。

影像表现：MRI示颈段脊髓内可见纵行的长T_2、长T_1信号，边界不清晰（图16-27中A为T_2WI；B为T_1WI）；横轴位T_2WI（图中C）病变位于胸髓后索，呈"八字征"高信号。

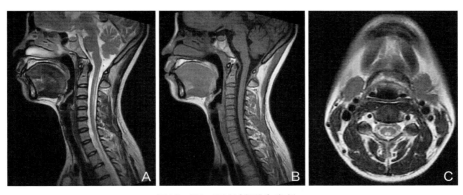

图16-27 亚急性联合变性二

三、诊断要点

（1）病变常累及颈段、上胸段脊髓；可同时累及多个脊髓节段；矢状位T_2WI病变呈长条状高信号。

（2）轴位显示病变主要位于脊髓后索和侧索，两侧对称分布，呈等长T_1、长T_2信号；T_2WI呈"八字征""倒V征"或"反兔耳征"。

（3）病灶一般无强化。

四、鉴别诊断

（1）多发性硬化 多为短节段、局限性、多发病灶；活动期病灶可强化；反复发作，激素治疗有效。

（2）视神经脊髓炎　同时有视神经和脊髓的改变；脊髓病变呈长节段，通常超过3个椎体节段；脊髓内病变呈中心性分布。

参考文献

［1］潘力，李忠华，马廉亭，等. 椎管内静脉丛的应用解剖学研究. 中华临床神经外科杂志，2006, 11(11): 664-666.

［2］庞磊，孔博玉，仇金鹏，等. 成人脊髓圆锥的位置. 中华麻醉学杂志，2010, 30(6): 690-691.

［3］王娇燕，尹化斌. 颈段脊髓血供及颈段脊髓前动脉的影像学评价. 实用放射学杂志，2014, 30(5): 864-867.

［4］徐强，代远斌. 胸腰段脊髓动脉的解剖学. 解剖学杂志，2011, 34(2): 253-256.

［5］Abul-Kasim K, Thurnher M M, McKeever P, et al. Intradural spinal tumors: current classification and MRI features. Neuroradiology, 2008, 50(4): 301-314.

［6］Yuh E L, Barkovich A J, Gupta N. Imaging of ependymomas: MRI and CT. Childs Nerv Syst, 2009, 25(10): 1203-1213.

［7］Blooomer C W, Ackerman A, Bhatia R G. Imaging for spine tumors and new applications. Top Magn Reason Imaging, 2006, 17(2): 69-87.

［8］Traul D, Shaffrey M E, Schiff D. Part 1: Spinal-cord neoplasms-intradural neoplasms. Lancet oncol, 2007, 8(1): 35-45.

［9］李明利，石海峰，陈正光，等. 椎管内表皮样囊肿和皮样囊肿的MRI诊断. 中国医学影像学杂志，2003, 11(1): 66-67.

［10］金惠明，孙莲萍，鲍南，等. 小儿椎管内皮样和表皮样囊肿. 中华小儿外科杂志，2005, 26(8): 410-412.

［11］孙小兵，李金良，陈雨历，等. 腰骶部脊髓脊膜膨出的诊断和治疗. 中国脊柱脊髓杂志，2001, 11(5): 291-292.

［12］吴永峻，陈武标，黄泽光，等. MR血管成像诊断脊髓动静脉畸形的价值. 实用放射学杂志，2009, 25(5): 717-719.

［13］Bemporad J A, Sze G. Magnetic resonance imaging of spinal cord vascular malformations with an emphasis on the cervical spine. Neuroimaging Clin N Am, 2001, 11(1): 111-129.

［14］Ge Y, Law M, Herbert J, et al. Prominent perivenular spaces in multiple sclerosis as a sign of perivascular inflammation in primary demyelination. AJNR Am J Neuroradiol, 2005, 26(9): 2316-2319.

［15］李璐，郭水洁，郭会利，等. 磁共振对脊髓亚急性联合变性的诊断价值. 医学影像学杂志，2018, 28(4): 583-586.

第17章 髓外硬膜下病变

概述

脊髓表面有三层被膜，由外向内分别是硬脊膜、蛛网膜和软脊膜。各层膜之间以及硬脊膜与椎管骨膜之间都存在腔隙。髓外硬膜下病变是指发生于硬脊膜下、脊髓外的原发性或继发性病变。髓外硬膜下肿瘤约占椎管内肿瘤的60%，多数为良性，起源于脊神经或脊膜，其中脊膜瘤和神经鞘瘤最常见。脊髓外硬膜下病变的定位特点表现为脊髓受压向对侧移位，患侧蛛网膜下腔增宽。

第1节 神经鞘瘤

一、疾病概述

神经鞘瘤来源于施万细胞，是最常见的髓外硬膜下的原发性肿瘤。好发年龄为40～60岁，90%为单发，60%～80%的神经鞘瘤起自离开硬膜囊前的神经根，位于硬膜囊内，可发生于椎管内任何节段，最常累及腰骶部（因马尾神经根在硬膜囊内有较长的走行距离）。神经鞘瘤由Antoni A区和Antoni B区构成，A区细胞致密，CT密度偏高，MR上T_2WI呈稍高信号为主，增强扫描明显强化；B区细胞稀疏，富含黏液基质，CT呈低密度，MR呈长T_1、长T_2信号，增强扫描轻度强化或无明显强化。

二、病例讨论

病例1 女，39岁；腰部及双下肢麻木不适1年。

影像表现：MRI示腰1椎体水平髓外硬膜下见一长圆形肿瘤，T_2WI呈不均匀等高信号，内见多发斑片状高信号(图17-1中A)，T_1WI呈不均匀等低信号(图中B)，横轴位T_2WI显示肿瘤压迫脊髓变扁并左移(图中C)；增强扫描肿瘤呈不均匀明显强化(图中D～F)。

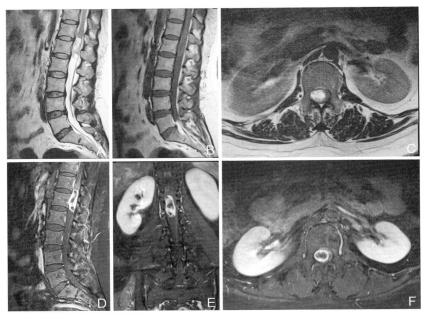

图17-1　神经鞘瘤一

病例2 男，53岁；胸背部痛，双上肢无力2个月。

影像表现：MRI示颈7至胸1椎体水平髓外硬膜下见一长圆形肿瘤，T_2WI呈不均匀等高信号，邻近蛛网膜下腔增宽(图17-2中A)，T_1WI呈不均匀等低信号(图中B)，横轴位T_2WI显示肿瘤压迫脊髓变扁并向左后移位(图中C)；增强扫描肿瘤呈不均匀明显强化(图中D、E)。

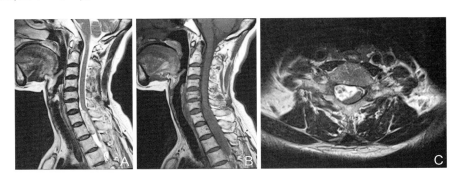

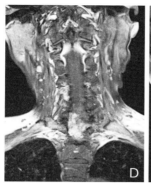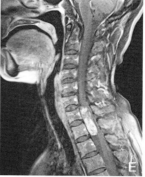

图17-2　神经鞘瘤二

三、诊断要点

（1）肿瘤呈圆形或卵圆形，有完整包膜，边缘清楚；肿瘤邻近脊髓受压、移位，同侧蛛网膜下腔增宽、对侧变窄；肿瘤常与脊神经根相连，可进入椎间孔，跨越硬膜内外呈哑铃状；压迫椎间孔变形、扩大。

（2）T_1WI呈等或低信号；T_2WI呈等或高信号，均匀或不均匀混杂信号；增强扫描病变明显强化，因神经鞘瘤由Antoni A区和B区构成，平扫及增强扫描病变信号常不均匀。

四、鉴别诊断

（1）脊膜瘤　MR呈等T_1、等T_2信号，信号均匀，增强扫描明显均匀强化，宽基底附着于硬脊膜，可出现硬膜尾征。肿瘤易钙化，向椎间孔侵犯者较少。

（2）椎间盘脱出的髓核　脱出并移位的髓核T_2WI呈低信号，增强扫描不强化，周围可见轻度环形强化的硬膜外组织包绕。

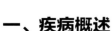

第2节　脊膜瘤

一、疾病概述

脊膜瘤是第二常见的髓外硬膜下良性肿瘤，最常见于中上胸段椎管内（约占80%），颈段次之（约占15%）；好发于中老年，女性多见；多为单发，呈实质性，质地较硬，约10%可见钙化；肿瘤生长缓慢，宽基底与硬脊膜粘连，很少浸润到脊髓内。少数脊膜瘤可发生于硬膜外及硬膜内外，或经椎间孔延伸到椎管外。硬膜外脊膜瘤是一种少见类型脊膜瘤，目前认为肿瘤可能起源于神经根出硬膜囊处的蛛网膜帽状细胞或异位蛛网膜细胞。临床最常见的症状包括背痛、运动障碍、感觉障碍、括约肌功能不全等。

二、病例讨论

病例1 女，58岁；双下肢麻木无力2个月。

影像表现：MRI示胸8椎体水平髓外硬膜下见一椭圆形肿块，T_2WI为等信号（图17-3中A、C），T_1WI为等信号（图中B），相邻脊髓受压变扁、向右后移位，前部蛛网膜下腔增宽；增强扫描病灶显著均匀强化，宽基底附着于前部硬脊膜，并见硬膜尾征（图中D～F）。

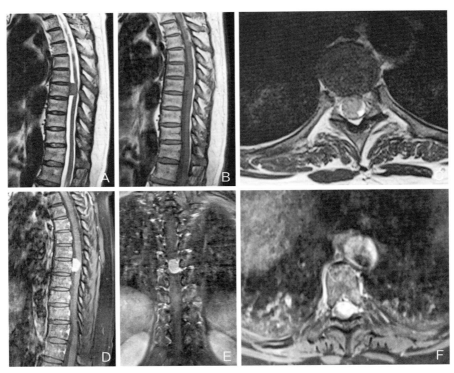

图17-3　脊膜瘤

病例2 女，64岁；双手麻木3个月。

影像表现：MRI示颈5～6水平硬膜内外见一不规则肿块，T_1WI为等信号（图17-4中A），T_2WI为等信号（图中B）；横轴位T_2WI病变经右侧椎间孔向椎管外延伸呈哑铃状（图中C、D）；增强扫描病灶显著均匀强化，并见病灶上方右侧硬脊膜呈扁平状增厚，相邻脊髓受压移位（图中E～H）。颈部CT平扫病变呈均匀等密度，向椎管外延伸，右侧椎间孔扩大。

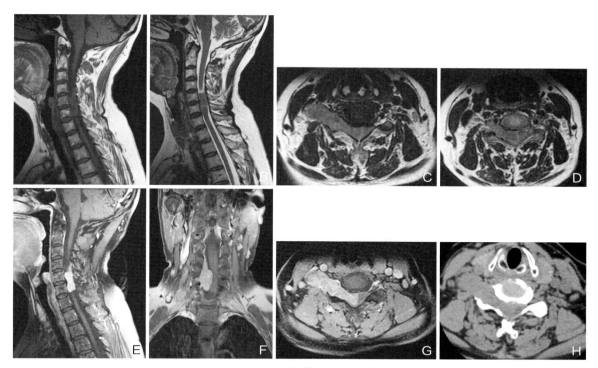

图17-4 （颈椎管内外）脊膜瘤

三、诊断要点

（1）肿瘤多位于胸腰段、颈段椎管内，90%位于脊髓外硬膜下；5% ～ 10%肿瘤跨脊膜生长呈哑铃状，或位于硬膜外。

（2）T_1WI 为等或略低信号，T_2WI 为等或略高信号，信号均匀；增强扫描明显强化，多数可见"硬膜尾"征（肿瘤附着处硬脊膜线状强化）。病灶内钙化在 T_1WI 及 T_2WI 上均为低信号，增强扫描不强化。

（3）肿瘤可引起脊髓内水肿。

（4）硬膜内外或硬膜外脊膜瘤影像学可分为三种类型，即扁平形、哑铃形和椭圆形，以扁平形和哑铃形多见，肿瘤包绕硬膜纵向或跨越椎间孔向椎管外生长，硬脊膜不同程度增厚，增厚的硬膜强化明显。

四、鉴别诊断

（1）神经鞘瘤　平扫 T_2WI 呈高信号，中心常见囊变，T_1WI 呈低信号，增强扫描肿瘤信号常不均匀，没有脊膜尾征；钙化率相对低；易向椎间孔生长，引起神经孔扩大，形成哑铃形结构。

（2）脂肪瘤　具有脂肪典型的 T_1WI 及 T_2WI 高信号，脂肪抑制序列可见高信号被抑制。

（3）畸胎瘤　常可见脂肪成分，多为混杂信号，增强扫描肿瘤强化不明显，可伴有脊髓低位和腰骶部发育畸形。

第3节 神经纤维瘤病

一、疾病概述

神经纤维瘤病是最常见的一种神经皮肤综合征。神经纤维瘤病 I 型属于常染色体显性遗传,与17号常染色体长臂上肿瘤抑制基因失活有关,典型三联征为骨骼改变(蝶骨大翼发育不全、脊柱侧弯或后凸、附件发育不全、假关节、飘带状肋骨等)、皮肤异常(多发牛奶咖啡斑、腋部或腹股沟区雀斑)和神经系统病变(丛状神经纤维瘤、多发性周围神经纤维瘤、视神经胶质瘤、颅内多发星形细胞瘤等);神经纤维瘤病 I 型椎管内常见神经纤维瘤。神经纤维瘤病 II 型也属于常染色体显性遗传,与22号常染色体肿瘤抑制基因缺失或突变有关,发病率低于 I 型,很少合并皮肤和骨骼病变,多合并颅内神经鞘瘤、脑膜瘤或室管膜瘤;神经纤维瘤病 II 型椎管内病变主要是脊髓内室管膜瘤、硬膜下脊膜瘤、神经鞘瘤。

二、病例讨论

病例1 女,45岁;皮肤多发神经纤维瘤。

影像表现:MRI示颈2至胸4椎体水平、腰骶部椎管内见多发沿神经走行的条状病变,呈较均匀长 T_2 信号,病变沿椎间孔向椎管外生长,椎间孔扩大。皮下见多发神经纤维瘤结节影(图17-5中A、B为颈椎、腰骶椎矢状位椎间孔平面 T_2-STIR;C、D为颈椎、腰椎横轴位 T_2WI)。

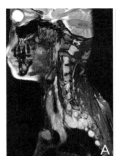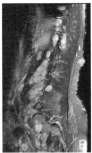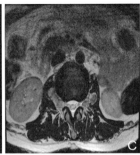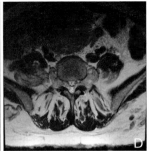

图17-5 神经纤维瘤病 I 型

病例2 女,16岁;间断性颈部疼痛伴头晕。

影像表现:MRI示颈4~5椎体水平髓外硬膜下见一肿瘤,T_2WI 呈高信号(图17-6中A),T_1WI 为稍低信号(图中B),增强扫描呈不均匀环形强化,颈髓受压变形,为神经鞘瘤（图中C～E）。颈1～2椎体水平颈髓内见两处病变，T_2WI为高信号，局部脊髓增粗（图中A），增强扫描病灶斑片状强化（图中D、F），为颈髓内胶质瘤。

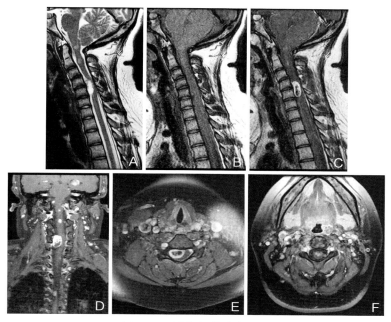

图17-6　神经纤维瘤病Ⅱ型

三、诊断要点

（1）神经纤维瘤病Ⅰ型　椎管内主要表现为沿脊神经分布的多发性神经纤维瘤，形态呈梭形，沿神经长轴生长，很少囊变、坏死；T_1WI等低信号，T_2WI呈稍高信号，常见"靶征"（中心为低信号，周围高信号），增强扫描明显强化。

（2）神经纤维瘤病Ⅱ型　椎管内主要表现为硬膜下神经鞘瘤、脊膜瘤，脊髓内室管膜瘤。

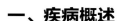

第4节　脂肪瘤

一、疾病概述

椎管内脂肪瘤是一种发病率较低的先天性良性肿瘤，发病机制不清，可能与神经管闭合时包含一些异位的中胚层成分有关。多位于椎管背侧，60%病灶位于硬脊膜下，可向髓内生长，40%位于硬膜外。多发生于腰骶部，常与马尾神经粘连，常合并先天性脊柱裂、脊膜膨出或脊髓栓系等先天畸形。终丝纤维的异常脂肪浸润（称为脂性终丝或终丝纤维脂肪瘤）约占脂肪瘤的12%。椎管内脂肪瘤好发于儿童及青少年，2/3患者在30岁之前发病；临床症状出现缓慢，常以肢体感觉异常为首发，后期出现括约肌功能障碍和运动障碍。

二、病例讨论

病例1 女，65岁。

影像表现：MRI示腰2～3椎体水平脊髓圆锥低位，脊髓背侧硬膜下见一长圆形肿块，沿脊髓纵向生长，T_1WI及T_2WI上为高信号（图17-7中A为T_1WI；B为T_2WI；C为T_2WI横轴位）；脂肪抑制T_2WI序列病变信号明显衰减（图中D）。多个椎体压缩性骨折，注入骨水泥术后，椎体内可见多发低信号。

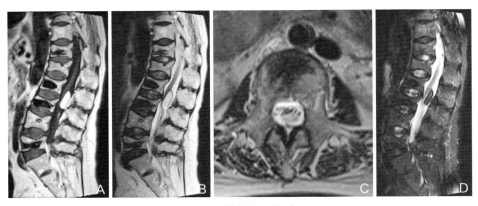

图17-7　椎管内脂肪瘤一

病例2 男，29岁。

影像表现：MRI示脊髓圆锥下方见不规则形T_1WI及T_2WI高信号肿块，包裹着终丝（图17-8中A为T_1WI；B为T_2WI）；脂肪抑制序列矢状位及横轴位病灶呈低信号（图中C、D）。

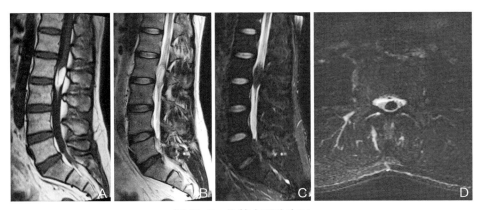

图17-8　椎管内脂肪瘤二

三、诊断要点

（1）多见于髓外硬脊膜下，好发于脊髓背侧，常包绕圆锥或终丝；病变易纵向生长，范围可以较长，累及数个椎体节段。

（2）椎管内脂肪信号肿块，T_1WI 及 T_2WI 上呈高信号，脂肪抑制序列呈低信号。

（3）常与脊髓发育畸形并存，如脊髓低位、脊髓脊膜膨出、脊髓栓系综合征等。

四、鉴别诊断

（1）亚急性期血肿　T_1WI 及 T_2WI 呈高信号，脂肪抑制序列可以鉴别诊断。

（2）皮样囊肿或畸胎瘤　肿瘤信号不均匀，可含脂肪信号，与脂肪瘤的均质脂肪信号不同。

第5节　畸胎瘤

一、疾病概述

畸胎瘤为含有三个胚层组织的先天性肿瘤，分为成熟型、未成熟型和畸胎瘤恶变三个亚型。成熟型畸胎瘤是良性肿瘤，由分化良好的组织构成，为囊性或部分囊性。未成熟型畸胎瘤为恶性肿瘤，常为实性，瘤组织分化差。若瘤组织内某一胚层的组织发生恶性转变，如上皮成分的癌变等，则称为畸胎瘤恶变。儿童、青少年的畸胎瘤约30%为未成熟型，成人椎管内畸胎瘤绝大多数为成熟型。椎管内畸胎瘤可分布于整个椎管内，多位于脊髓圆锥、马尾区，绝大多数位于硬膜下，约35%位于脊髓内。未成熟畸胎瘤和恶性畸胎瘤可出现血清和脑脊液甲胎蛋白（AFP）和 β-人类绒毛膜促性腺激素（β-HCG）水平升高，尤以脑脊液升高明显；而良性畸胎瘤正常；如影像学怀疑为畸胎瘤，应进一步检查AFP及 β-HCG等肿瘤标志物。临床常见的症状为感觉异常、腰腿痛、下肢无力、浅感觉减退、大小便功能异常等；常伴有脊膜膨出、脊髓纵裂、脊髓栓系等先天发育畸形。

二、病例讨论

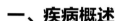 男，33岁；腰部胀痛。

影像表现：MRI示腰2～3水平椎管内见一类椭圆形病变，边界清晰，T_1WI 大部分为均匀稍高信号，其后部见结节状高信号（图17-9中A、B）；T_2WI 病变为高信号，但低

于脑脊液信号（图中C、D）；脂肪抑制序列T$_2$WI可见后部高信号结节被抑制呈低信号（图中E）；增强扫描病变未见强化（图中F）。脊髓圆锥低位，终丝增粗，附着于骶管后壁。

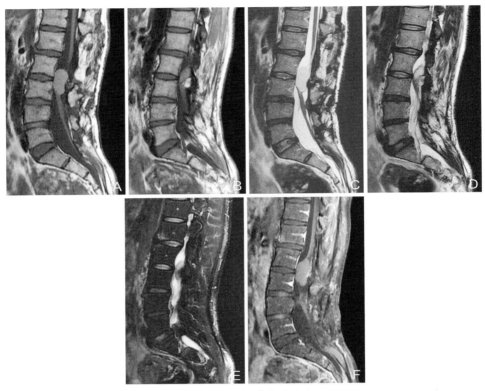

图17-9　囊性成熟畸胎瘤

病例2　女，21岁；急性尿潴留10天。

影像表现：MRI示腰1～2椎体水平椎管内见一类椭圆形病变，T$_2$WI为高信号（图17-10中A、D），T$_1$WI为不均匀高信号（图中B）；其上方脊髓内另可见两个点状短T1高信号灶；脂肪抑制序列T$_1$WI高信号区均被抑制呈低信号（图中C）。增强扫描病变下部见斑片状轻度强化（图中E～G）。

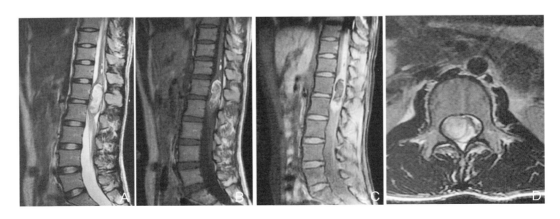

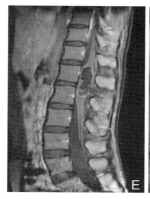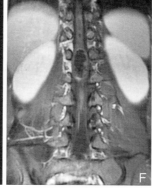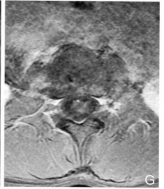

图17-10　成熟性畸胎瘤

三、诊断要点

（1）椎管内畸胎瘤多数发生在髓外硬脊膜下，少数发生于脊髓内；多位于胸腰段，以脊髓圆锥部最常见；呈类圆形或分叶状。

（2）肿瘤信号多不均匀，内可见脂肪信号（T_1WI 及 T_2WI 均为高信号，脂肪抑制序列呈低信号）、钙化或骨化（T_1WI 及 T_2WI 均为低信号）；无钙化、骨骼的椎管内畸胎瘤也常见。畸胎瘤属乏血供肿瘤，增强扫描无明显强化，或有轻度强化。

（3）畸胎瘤破裂，囊性内容物沿蛛网膜下腔播散，表现为椎管及脑内蛛网膜下腔、脑室内多发脂肪信号灶。

四、鉴别诊断

（1）脂肪瘤　好发于颈胸交界和腰骶段；T_1WI、T_2WI 均为高信号，信号均匀，脂肪抑制序列高信号可以被完全抑制。

（2）表皮样囊肿　好发于马尾部，多数为 T_1WI 低信号，T_2WI 高信号，DWI 为高信号。

（3）星形细胞瘤　多见于颈胸髓，肿瘤多边缘不清，呈长 T_1、长 T_2 信号，增强扫描肿瘤内可见多发不规则的斑片样或明显强化

第6节　肠源性囊肿

一、疾病概述

肠源性囊肿又称前肠囊肿、神经管原肠囊肿，是一种罕见的先天性良性内胚层囊肿。发病机制不清，目前认为是由于胚胎发育第3周神经管与原肠分离障碍，由残留

或异位的组织演变而来。囊壁上皮类似胃肠道或呼吸道上皮，能分泌黏液，病变可缓慢增大。可发生于中枢神经系统任何部分，以椎管内常见，颅内次之；椎管内肠源性囊肿多位于颈段，胸腰交界段次之，少数位于骶管内；大多数位于髓外硬膜下。可发生于任何年龄，以青少年为多。临床表现与囊肿所处位置有关，表现为疼痛、肢体感觉运动障碍、括约肌功能障碍等。可合并脊柱闭合不全、脊柱侧弯、脊柱裂、脊髓纵裂等畸形。

二、病例讨论

病例1 女，27岁；头痛、头晕10年。

影像表现： MRI示延髓左前方见条片状异常信号灶，T_2WI呈低信号（图17-11中A、B），T_1WI呈均匀高信号（图中C），脂肪抑制T_1WI呈高信号（图中D）。

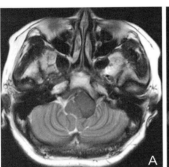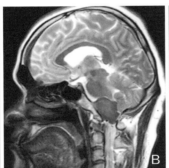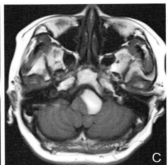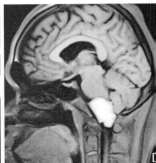

图17-11　肠源性囊肿一

病例2 女，30岁。

影像表现： MRI示颈1～3水平颈髓腹侧髓外硬膜下见一囊性病变，T_1WI为低信号（图17-12中A），T_2WI为高信号（图中B、C），未见实性成分，脊髓受压移位。患者小脑下蚓部发育不良，枕大池增大。

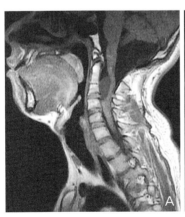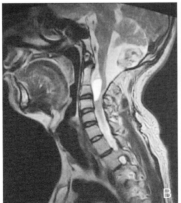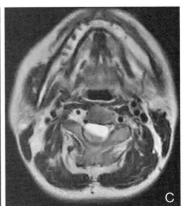

图17-12　肠源性囊肿二

三、诊断要点

（1）好发于颈胸段；多位于脊髓腹侧髓外硬膜下，少数位于脊髓背侧。

（2）囊肿多呈圆形或椭圆形，境界清楚，长轴与脊髓走行一致，可对脊髓形成压迫，致脊髓变形。

（3）MR信号取决于其内容物的成分，T_1WI呈等或低信号，T_2WI高信号；囊内蛋白含量过多或有出血时，T_1WI可高信号，T_2WI低信号；增强扫描囊壁无强化，少数可见轻度强化，可能与感染有关。

四、鉴别诊断

（1）神经鞘瘤　肿瘤信号多不均匀，常引起椎间孔扩大，形成哑铃状结构，增强扫描明显强化。

（2）畸胎瘤　多位于胸腰段，以脊髓圆锥部最常见，信号不均匀，可见脂肪组织信号。

（3）表皮样囊肿　多位于腰骶段，长T_1、长T_2信号，可见分隔、钙化以及囊壁强化。

（4）椎管内脂肪瘤　脂肪抑制序列可见脂肪瘤信号被抑制。

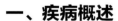

第7节　硬脊膜动静脉瘘

一、疾病概述

硬脊膜动静脉瘘(SDAVF)是脊髓血管畸形中最常见的一种类型，是指硬脊膜处的动脉分支和髓周静脉之间的低流量动静脉短路。瘘口一般位于神经根袖处，供血动脉通过瘘口直接进入脊髓静脉系统，产生静脉高压和充血，导致脊髓静脉回流障碍，脊髓淤血、水肿、缺血、变性、坏死等一系列病理改变。瘘口多为一个，引流静脉多位于脊髓背侧，少数向腹侧面引流。临床多见于男性患者，常见的症状包括步态异常、肢体无力、感觉异常、括约肌功能障碍及性功能障碍等。

二、病例讨论

病例1　男，52岁；双下肢无力，大小便功能障碍。

影像表现：T_2WI胸髓背侧及腹侧表面见多发点状、串珠样流空信号影（图17-13中A），T_1WI病变呈低信号，脊髓轮廓不清（图中B）；增强扫描脊髓表面见强化的迂曲血管影（图中C、D）。胸9水平以下脊髓内T₂WI见条状高信号水肿区（图中A、E）。

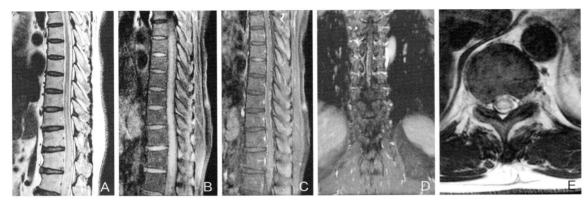

图17-13　硬脊膜动静脉瘘一

病例2　男，61岁；双下肢麻木，间歇性跛行。

　　影像表现：T₂WI显示胸6～12水平脊髓前、后方见串珠样、迂曲走行流空血管影（图17-14中A）；T₁WI呈低信号（图中B）；胸髓内见长条状T₂WI水肿高信号（图中A、C）。

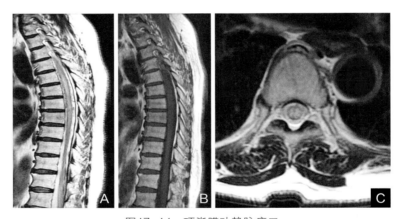

图17-14　硬脊膜动静脉瘘二

三、诊断要点

　　（1）颈段、胸段多见。

　　（2）T₂WI髓周有多发斑点状或"串珠状"迂曲扩张的血管流空信号，背侧较腹侧明显；T₁WI脊髓表面不规则、花边征，是扩张的引流静脉所致。增强扫描脊髓表面有迂曲条状、斑点状异常强化影，沿脊髓纵向走行。

　　（3）脊髓肿胀增粗、脊髓水肿，常累及多个节段；T₂WI呈脊髓中央条片状高信号，T₁WI呈低信号。增强后一般无强化，也可有髓内片状增强影，与血-脊髓屏障的破坏有关。

四、鉴别诊断

需与脊髓动静脉畸形鉴别：脊髓内可以见到异常的畸形血管巢，同时伴有脊髓表面扩张的流空血管影；常为急性起病。

参考文献

[1] 蒯新平，王胜裕，陶晓峰，等. 脊膜瘤的MRI诊断及临床分析. 实用放射学杂志，2011, 27(6): 830-832.

[2] 陆紫微，田霞，孙琪，等. 椎管内脊膜瘤和神经鞘瘤MRI鉴别. 医学影像学杂志，2012, 22(8): 1250-1253.

[3] 陈宇，徐坚民，孙国平，等. 腰骶段椎管内病变的MRI征象：附82例分析. 中国CT和MRI杂志，2004, 2(3): 44-47.

[4] Grimm S, Chamberlain M C. Adult primary spinal cord tumors. Expert Rev Neurother, 2009, 9(10): 1487-1495.

[5] Abul-Kasim K, Thurnher M M, McKeever P, et al. Intradural spinal tumors: current classification and MRI features. Neuroradiology, 2008, 50(4): 301-314.

[6] Liu W C, Choi G, Lee S H, et al. Radiological findings of spinal schwannomas and meningiomas: focus on discrimination of two disease entities. Eur Radiol, 2009, 19(11): 2707-2715.

[7] Pierre-Kahn A, Lacombe J, Pichon J, et al. Intraspinal lipomas with spina bifida, prognosis and treatment in 73 cases. J Neurosurg, 1986 ,65: 756-761.

[8] Bloomer C W, Ackerman A, Bhatia R G. Imaging for spine tumors and new applications. Top Magn Reason Imaging, 2006, 17(2): 69-87.

[9] Van Goethem J W M, Hauwe L, Ozsarlak O, et al. Spinal tumors. Eur J Radiol, 2004, 50(2): 159-176.

[10] Tureyen K, Senol N, Sahin B, et al. Spinal extradural arachnoid cyst. Spine J, 2009, 9(8): e10-e15.

[11] Spetzler R F, Detwiler P W, Riina H A, et al. Modified classification of spinal cord vascular lesions. J Neurosurg, 2002, 96(2 Suppl): 145-156.

[12] Kim L J, Spetzler R F. Classification and surgical management of spinal arteriovenous lesions: arteriovenous fistulae and arteriovenous malformations. Neurosurgery, 2006, 59(5 Suppl 3): S195-201.

第 **18** 章　椎管内硬膜外病变

概述

　　脊髓表面有三层被膜，由外向内分别是硬脊膜、蛛网膜和软脊膜。各层膜之间以及硬脊膜与椎管骨膜之间都存在腔隙。硬膜外腔位于椎管骨膜与硬脊膜之间，其内填有脂肪组织、椎管内静脉丛和淋巴管，并有脊神经根及其伴行血管通过。脊柱肿瘤及肿瘤样病变大部分均可突入椎管形成椎管内硬膜外病变，这些病变多属于骨源性疾病，不在本章节讨论范畴内。

　　椎管内硬膜外病变的定位征象表现为病变压迫硬膜囊，连同其内脊髓一起向对侧移位，使患侧硬膜囊变窄；肿瘤上下两端蛛网膜下腔变窄呈笔尖样表现，T_2WI 有时可见线状移位的硬脊膜影。

第 **1** 节　神经鞘瘤

一、疾病概述

　　神经鞘瘤是最常见的硬膜外原发性肿瘤，来源于施万细胞。神经鞘瘤由 Antoni A 区和 B 区构成，A 区细胞致密，CT 密度偏高，MR 上 T_2WI 呈稍高信号，增强扫描强化明显；B 区细胞稀疏，富含黏液基质，CT 呈低密度，MR 呈长 T_1、长 T_2 信号，轻度或无明显强化。因病灶起自神经根离开硬膜囊的位置，往往既有硬膜囊内部分又有硬膜囊外部分。

二、病例讨论

病例 男，61岁；腰部疼痛。

影像表现：MRI示胸10椎体水平椎管内硬膜外见一圆形病变，T_1WI为低信号（图18-1中A），T_2WI为不均匀等、高混杂信号（图中B）；横轴位T_2WI病变沿左侧椎间孔向外生长，硬膜囊受压变形并向右侧移位（图中C）；增强扫描病灶不均匀明显强化，内可见囊变区（图中D）。

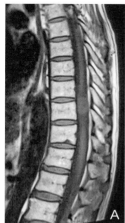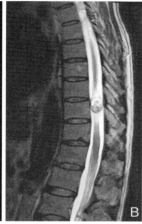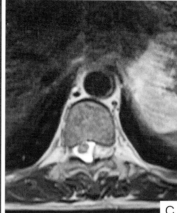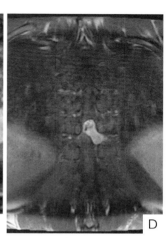

图18-1 神经鞘瘤

三、诊断要点

（1）神经鞘瘤由Antoni A区和B区构成，平扫及增强扫描病变信号常不均匀；T_1WI呈等或低信号；T_2WI呈等或高信号，均匀或不均匀混杂信号；可见囊变、出血，钙化少见，部分可表现为"靶征"，即周边为高信号，中间为低信号。增强扫描均质、不均质或环状强化。

（2）神经鞘瘤常同时累及硬膜内外，约15%仅位于硬膜外；沿神经根向椎间孔延伸呈哑铃状，常伴同侧椎间孔扩大；有时可延伸至椎旁形成软组织肿块。

四、鉴别诊断

（1）神经纤维瘤 病变多呈梭形，信号较均匀，囊变相对少见；增强扫描呈较均匀强化。

（2）脊膜瘤 病变呈等T_1、等T_2信号，信号均匀；强化均匀；宽基底附着于硬脑膜，可见特征性"脊膜尾征"；向椎间孔侵犯者较少。

第2节 淋巴瘤

一、疾病概述

　　椎管内淋巴瘤较少见，一般发生于硬膜外，占硬膜外肿瘤的10%～30%；硬膜内及髓内侵犯者罕见。可分为霍奇金病及非霍奇金淋巴瘤，后者更多见，80%～90%为B细胞性；霍奇金病好发年龄为20～30岁，非霍奇金淋巴瘤好发年龄为40～70岁，男性多见。好发部位为胸椎，其次是腰椎、颈椎及骶椎，硬膜外和硬膜囊受累最多见，易破坏相邻的椎体及附件。临床症状主要表现为脊髓和神经根浸润、受压症状，以局部腰背疼痛最多见，逐渐出现下肢运动、感觉障碍和括约肌功能紊乱。

二、病例讨论

　　病例1　女，57岁；腰背痛，双下肢无力。

　　影像表现：MRI示胸10～11椎体水平硬膜外软组织肿块，T_1WI及T_2WI为等信号，病变侵犯并包绕硬膜囊生长，脊髓受压变形；侵犯双侧椎旁软组织及椎体附件、双侧肋骨；增强扫描病变呈明显均匀强化（图18-2中A、B为矢状位T_2WI；C为矢状位T_1WI；D为横轴位T_2WI；E～G为增强扫描）。胸椎CT平扫病变呈均匀等密度肿块，与硬膜囊界限不清，侵犯右侧椎旁软组织，右侧椎体边缘，右侧横突，左侧肋骨头骨质侵蚀破坏（图中H）。

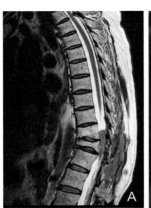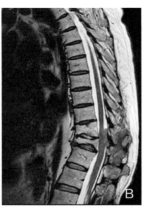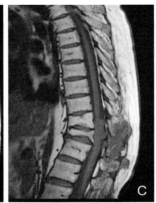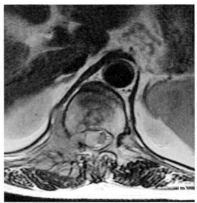

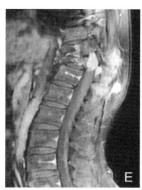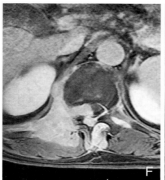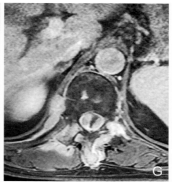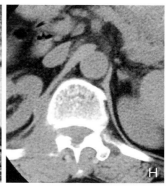

图18-2 弥漫性大B细胞淋巴瘤

病例2 女，52岁；腰痛伴低热。

影像表现：MRI示腰1椎体水平椎管内硬膜外肿瘤，沿双侧椎间孔延伸至椎旁形成软组织肿块，T₁WI及T₂WI上均为等信号（图18-3中A为矢状位T₂WI；B为矢状位T₁WI；C为横轴位T₂WI）。

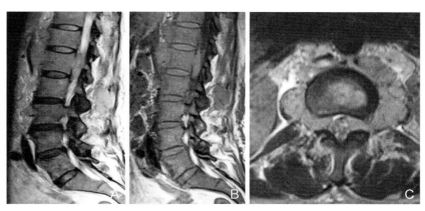

图18-3 非霍奇金B细胞性淋巴瘤

三、诊断要点

（1）椎管内淋巴瘤多位于硬膜外间隙，表现为浸润性、团块状或条片状软组织影；包绕硬膜囊塑形生长，与硬膜囊间无明显分界；硬膜囊受压、狭窄；神经根可受累而增粗。

（2）可经椎间孔向椎管外延伸，侵犯椎旁软组织；可见邻近骨质侵蚀破坏。少数淋巴瘤位于脊髓内或硬膜囊内。

（3）病变CT为等密度或略高密度肿块；T₁WI和T₂WI呈中等信号，增强扫描明显均匀强化；较少坏死、囊变、出血及钙化。

四、鉴别诊断

（1）转移瘤 多有原发肿瘤病史，很少环绕硬膜囊塑形生长，常破坏邻近骨骼。

（2）结核　常破坏相邻椎体，椎间盘受累，椎旁有脓肿形成。

第3节　血管脂肪瘤

一、疾病概述

　　椎管内血管脂肪瘤是一种少见的良性病变，由不同比例成熟的脂肪和畸形血管组成，脂肪成分可多、可少，发育不良的血管成分为毛细血管、血窦及薄壁血管等。按照有无包膜及生长方式分为：①有包膜型，多见，非浸润性生长；② 无包膜型，以血管成分为主，浸润性生长，可侵犯邻近椎体。女性妊娠、激素水平增加可致瘤体增大、瘤内脂肪含量增加。本病好发于脊髓背侧或背外侧的硬膜外间隙，生长缓慢，无恶变倾向。多见于中年女性，主要表现为压迫症状，如背痛、肢体麻木、无力、括约肌功能障碍等，少数因瘤内出血、血栓可致病情急性发作，手术是首选的治疗方法。

二、病例讨论

病例　男，39岁。

　　影像表现：MRI示胸5 ~ 7水平椎管内硬膜外见梭形肿块，压迫硬膜囊和脊髓变形，T_2WI呈不均匀高信号（图18-4中A）；T_1WI呈等信号，内见小斑片状稍高信号灶（图中B）；T_2WI横轴位显示病灶沿胸6/7右侧椎间孔向外生长，呈哑铃状（图中C）。增强扫描可见病变显著强化，信号均匀（图中D、E）。

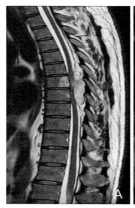
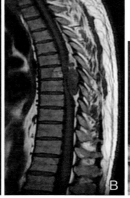
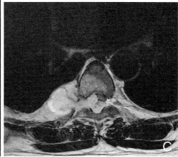

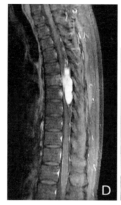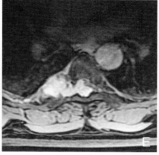

图18-4　血管脂肪瘤

三、诊断要点

（1）肿瘤信号取决于血管成分与脂肪成分的比例，血管成分呈等T_1、长T_2信号，合并出血时，可见混杂高信号，由于肿瘤内的血管主要为毛细血管和静脉，血管流空信号少见；脂肪成分呈短T_1、长T_2高信号，也可能含量较少观察不到；注射对比剂后血管成分明显增强或呈渐进性增强。

（2）多见于胸腰椎背侧硬膜外间隙；常呈梭形，可压迫硬膜囊和脊髓变形；可侵犯周围骨质，引起反应性骨质增生。

四、鉴别诊断

（1）硬膜外脂肪瘤　也常见于硬膜外背侧或背外侧，T_1WI及T_2WI为高信号，脂肪抑制序列呈低信号，增强扫描不强化。

（2）神经源性肿瘤　呈长T_1、长T_2信号，信号不均匀，可发生囊变，实性成分明显强化，常沿椎间孔延伸呈哑铃状，椎间孔扩大。

第4节　硬膜外脂肪增多症

一、疾病概述

硬膜外脂肪增多症为椎管内硬膜外间隙内正常脂肪组织异常增生；正常人椎管内硬膜外脂肪组织分布于两侧椎板和硬膜之间，其厚度上限值为 7 mm，超过此值即为脂肪增多。与外源性甾体类激素长期摄入和原发库欣综合征有关，也可见于单纯肥胖患者。男性青壮年多见；最常见于腰骶椎，其次为胸椎。病变常为连续性分布，无包膜的脂肪组织在背侧硬膜外沉积，沿椎管呈梭带状纵向分布。临床可出现背痛、下肢无力、感觉减退等相应的脊髓压迫症状。

二、病例讨论

病例 男，61岁，腰痛。

影像表现：MRI示腰4水平以下椎管内硬膜外见较多脂肪信号，呈T_1WI高信号（图18-5中A），T_2WI为稍高信号（图中B、D），脂肪抑制序列椎管内脂肪组织呈低信号（图中C），硬膜囊受压变窄。

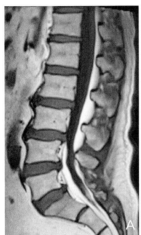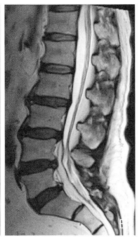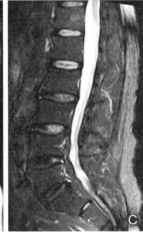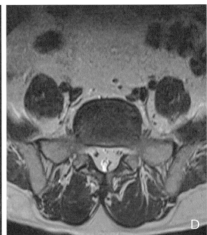

图18-5 硬膜外脂肪增多症

三、诊断要点

（1）椎管内硬膜外脂肪明显增多，呈连续的带状或片状，T_1WI为均匀高信号，T_2WI为稍高信号，脂肪抑制序列呈低信号。

（2）胸椎水平脂肪通常堆积于椎管后方，腰椎水平脂肪通常包绕整个硬膜囊；硬膜囊受压变窄；部分患者可合并硬脊膜增厚，致椎管进一步狭窄，可能与硬膜外增多的脂肪组织刺激硬脊膜增生有关。

四、鉴别诊断

（1）血管脂肪瘤 好发于胸腰椎硬膜外间隙，肿瘤边界清晰，呈等长T_1、长T_2信号，增强后呈不同程度强化。

（2）皮样囊肿 腰骶部椎管内囊性肿块，信号混杂，可有轻度强化，常伴有脊髓栓系和腰骶部发育畸形。

第5节 神经根鞘囊肿

一、疾病概述

神经根鞘囊肿又称Tarlov囊肿、神经束膜囊肿、神经根憩室等，起自脊神经后根与背侧神经节连接处的神经内衣与束膜之间，与蛛网膜下腔潜在相通或不通，特征为囊壁和囊腔内含神经纤维或神经节细胞。可见于任何节段，以腰骶部最常见，位于椎间孔区、脊神经周围间隙；病因和发病机制尚不清楚，炎症、创伤、退变、先天性发育缺陷等均可能与本病的发生有关。因囊肿压迫周围脊神经根而产生相应症状，包括腰背痛、肢体乏力、麻木、大小便障碍、胸腹部束带感等。

二、病例讨论

病例1 女，32岁，腰背痛。

影像表现：MRI示胸椎双侧椎间孔区见多发小圆形脑脊液样信号影（图18-6中A为脂肪抑制矢状位T_2WI；B为矢状位T_1WI；C、D为横轴位T_2WI）。

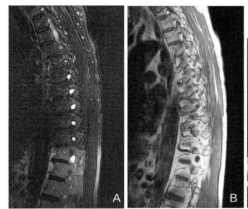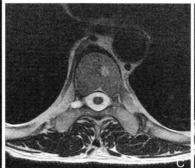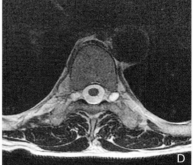

图18-6 神经根鞘囊肿一

病例2 女，72岁。

影像表现：MRI示胸椎双侧椎间孔区多发圆形及类圆形脑脊液样信号，以左侧胸10椎间孔处为著，增强扫描囊壁未见强化（图18-7中A为冠状位T_2-STIR；B为冠状位增强扫描）。

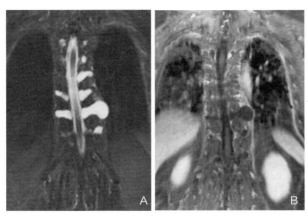

图18-7 神经根鞘囊肿二

三、诊断要点

（1）见于脊柱任何节段的椎间孔区，可与硬膜囊延续；单发或多发，单侧或双侧，对称或不对称分布。

（2）一般呈圆形、卵圆形、囊柱状或哑铃形，边缘光滑锐利。MR信号与脑脊液一致，T_1WI低信号，T_2WI高信号，增强扫描无强化。

参考文献

［1］ Grimm S, Chamberlain M C. Adult primary spinal cord tumors. Expert Rev Neurother, 2009, 9(10): 1487-1495.

［2］ Abul-Kasim K, Thurnher M M, McKeever P, et al. Intradural spinal tumors: current classification and MRI features. Neuroradiology, 2008, 50(4): 301-314.

［3］ Van Goethem J W M, Hauwe L, Ozsarlak O, et al. Spinal tumors. Eur J Radiol, 2004, 50(2): 159-176.

［4］ 宋玲玲，王学建，魏渝清. 156例正常人L5-S1椎体水平椎管内硬膜外脂肪的MRI研究. 贵州医药，2002, 26(5): 395-395.

［5］ 杨国庆，林建，吴雷. 神经根膜囊肿CT、MR诊断. 中国医学影像学杂志，2004, 12(2): 148-149.

［6］ Paulsen R D, Call G A, Murtagh F R. Prevalence and percutaneous drainage of cysts of the sacral nerve root sheath(Tarlov Gysts). AJNR, 1994, 15(2): 293-297.

［7］ 周欢，许宏伟，袁慧书. 椎管内硬膜外血管脂肪瘤的MRI表现及鉴别诊断. 中国医学影像技术，2017, 33(8): 1252-1255.

［8］ 樊树峰，于景明. 神经根鞘囊肿的病理及影像诊断. 放射学实践，2006, 21 (7): 752-754.